Basic Researches and Clinical Applications of Er:YAG Laser in Dentistry

歯科用
Er:YAGレーザーの
基礎と臨床

― 作用機序と臨床応用を徹底追及 ―

編 集／松本光吉
監 修／高速切削Ｅｒ：ＹＡＧレーザー勉強会

財団法人　口腔保健協会

序文

　身近な生き物を観察してみると草だけ食べて生きている動物，水の中でしか生活できない生き物，夜だけ活動する動物など，それぞれの生き物には特徴があり，個性があります．人間の場合も同じです．話が上手な人，物を書くのが得意な人，音楽が得意な人，スポーツが得意な人など，その人によって得意，不得意があります．レーザーも同じです．軟組織の切除を得意とする炭酸ガスレーザーや高出力の半導体レーザー，硬組織の除去を得意とするＥｒ：ＹＡＧレーザーなど，レーザーの種類により特徴があり適応症が決まってしまいます．もちろん，それぞれのレーザーの特性を上手に応用して実際の臨床で患者の治療を行うのは術者であり，それなりの知識と熟練を必要とします．また同じレーザーでも工夫次第では，思いがけない臨床応用が可能になることもあります．レーザーの臨床応用に関する探究には終わりはありません．

　Ｅｒ：ＹＡＧレーザーは，う蝕の除去や窩洞形成を目的に開発されたレーザーです．しかし，エナメル質の切削時間がかかり過ぎて実際の臨床に使用されなくなっています．ところが，数年来から高速切削Ｅｒ：ＹＡＧレーザーの開発が進められ，長年の念願が叶い，今日では短時間であらゆるう蝕の除去や窩洞形成が無麻酔下で大方可能になりました．われわれは，Ｅｒ：ＹＡＧレーザーを硬組織の治療だけに使用するだけでなく，工夫を凝らし象牙質知覚過敏症や軟組織疾患などの鎮痛・消炎，軟組織の外科処置，更に歯の漂白や色素沈着の除去などの臨床応用も試みてきたところ，有効であることが確認されてきました．

　そこで，これらの治療法を広めると共に臨床応用拡大のために，今回，（財）口腔保健協会からＥｒ：ＹＡＧレーザーの臨床応用と疑問点や作用機序についても述べた本を出版することになりました．すでにＥｒ：ＹＡＧレーザーを購入しても十分活用していない先生方や，これからＥｒ：ＹＡＧレーザーを購入しようとしている先生方の参考書となり，お役に立てれば編集者，著者共々嬉しい限りです．

　最後に，御多忙のところ原稿を執筆戴いた先生方，編集に御協力戴いた出版社の方々に心からお礼を申し上げます．

平成20年3月吉日

昭和大学歯学部教授　松本光吉

目次

基礎編

第1章　レーザー総論
1　レーザー開発の歴史 …… 2
2　レーザーとは何か？ …… 3
3　レーザー発振の機序 …… 4
4　各種レーザーの特徴 …… 4
5　安全性 …… 6

第2章　Er：YAGレーザーの基礎知識
1　Er：YAGレーザーの利点, 欠点 …… 7
2　何故, 歯が切削されるのか …… 8
3　切削効率を左右する因子 …… 9
4　歯髄, 骨, 軟組織に対する刺激 …… 10
5　なぜ痛みが出難いのか …… 10
6　う蝕予防の機序 …… 11
7　充填物との接着力と充填物の脱落 …… 11

第3章　Er：YAGレーザーの臨床応用に関する基礎知識
1　う蝕の除去と照射条件 …… 12
2　窩洞形成と照射条件 …… 13
3　シャープな窩洞辺縁を形成するにはどうするか …… 13
4　窩洞底を平坦にする方法は …… 14
5　窩洞形成時の誘発痛を少なくする方法 …… 14
6　露髄を避ける方法は …… 15
7　露髄をしてしまったらどうするか …… 15
8　いかにして歯髄刺激を少なくするか …… 16
9　二次う蝕を少なくする方法 …… 16
10　脱落を予防する方法は …… 16
11　窩洞辺縁部の微少漏洩はどうか …… 17
12　歯内療法処置の問題点と今後の課題 …… 17
13　外科処置の止血の方法は …… 18
14　火傷を避けるためには …… 19
15　軟組織の外科処置 …… 19
16　レーザー治療時の気腫を避けるためには …… 19

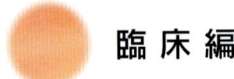
臨床編

総説

第1章　う蝕の除去
1　はじめに …… 24
2　レーザーによるう蝕の除去 …… 24
3　エナメル質う蝕 …… 26
4　浅い象牙質う蝕 …… 28
5　中等度の象牙質う蝕 …… 29
6　深い象牙質う蝕 …… 31

第2章　窩洞形成
1　窩洞形成的総説 …… 33
2　1級窩洞 …… 35
3　2級窩洞 …… 37
4　3級窩洞 …… 39
5　4級窩洞 …… 41
6　5級窩洞 …… 43
7　乳歯の窩洞形成 …… 46

第3章　象牙質知覚過敏の鎮痛消炎療法
1　はじめに …… 51
2　根面部の象牙質知覚過敏症 …… 51
3　歯頸部象牙質知覚過敏症 …… 52
4　う蝕を伴う象牙質知覚過敏症 …… 53
5　歯肉退縮と充填処置後の象牙質知覚過敏症 …… 53
6　歯冠修復後の象牙質知覚過敏症 …… 54

第4章　歯内治療処置
1　歯髄炎の鎮痛消炎 …… 56
2　歯髄腔穿孔 …… 57
3　天蓋の除去 …… 60
4　生活歯髄切断時の根管口部の処置 …… 62
5　根管拡大 …… 63
6　根管清掃 …… 66
7　根管形成 …… 69
8　打診痛の軽減 …… 71

第5章　歯周病の鎮痛消炎療法

1 歯周病の鎮痛消炎療法 総論 ……………………………………………… 73
2 急性歯周炎 ………………………………………………………………… 74

第6章　歯肉の除去

1 歯肉の除去：総論 ………………………………………………………… 80
2 智歯周囲炎 ………………………………………………………………… 82
3 歯肉炎 ……………………………………………………………………… 83
4 辺縁性歯周炎 ……………………………………………………………… 84
5 増殖性歯肉炎 ……………………………………………………………… 86

第7章　歯肉膿瘍切開

1 歯肉膿瘍の切開：総論 …………………………………………………… 88
2 歯肉膿瘍切開の症例 ……………………………………………………… 89

第8章　歯肉膿瘍穿孔

1 歯肉膿瘍穿孔：総論 ……………………………………………………… 91
2 歯肉膿瘍穿孔の症例 ……………………………………………………… 92

第9章　歯石除去

1 歯石除去：総論 …………………………………………………………… 94
2 歯石除去の症例 …………………………………………………………… 95

第10章　根面清掃

1 根面清掃：総論 …………………………………………………………… 98
2 根面清掃の症例 …………………………………………………………… 99

第11章　軟組織疾患の鎮痛消炎療法

1 軟組織疾患の鎮痛消炎療法：総論 ……………………………………… 101
2 アフタ性口内炎 …………………………………………………………… 102
3 ヘルペス …………………………………………………………………… 104
4 口角炎 ……………………………………………………………………… 105
5 口唇炎 ……………………………………………………………………… 106

第12章　軟組織の外科処置

1 はじめに …………………………………………………………………… 108
2 小帯切除 …………………………………………………………………… 110
3 腫瘍の切除 ………………………………………………………………… 113

第13章　三叉神経痛の疼痛・麻痺の軽減

1 はじめに …………………………………………………………………… 115
2 症例 ………………………………………………………………………… 115

第14章　メラニン色素沈着の除去

1. メラニン色素沈着の除去:総論 ... 119
2. 軽度の沈着の症例 ... 121
3. 中等度の沈着の症例 ... 123
4. 重度な沈着の症例 ... 124

第15章　インプラントへの応用

1. インプラントへの応用:総論 ... 126
2. 一次オペのパンチングにおけるEr：YAGレーザーの応用 ... 127
3. 抜歯即時埋入オペにおけるEr：YAGレーザーの応用 ... 128
4. インプランタイティス ... 130

第16章　歯の漂白

1. 歯の漂白:総論 ... 131
2. 臨床例1 ... 133
3. 臨床例2 ... 135
4. まとめ ... 136

第17章　顎関節症の処置

1. はじめに ... 137
2. 顎関節症におけるEr：YAGレーザー治療 ... 137
3. レーザー装置と照射方法 ... 138
4. 鎮痛療法 ... 139
5. 開口障害の改善 ... 141
6. 関節雑音の改善 ... 142

第18章　小児歯科への応用

1. 乳歯のう蝕除去 ... 144
2. う蝕予防 ... 147
3. 初期う蝕の再石灰化と予防 ... 148
4. レジン充填とう蝕予防 ... 150
5. 象牙質知覚過敏の鎮痛消炎効果 ... 151
6. 歯周疾患の治療 ... 152
7. 歯内治療 ... 154

索引 ... 156

基礎編

第1章 レーザー総論

　最近のノーベル化学賞や物理学賞の研究内容を拝見すると，研究装置の一つとしてレーザーが使用されている．レーザー開発の最初の目的は大量の情報を瞬時のうちに遠方に送ることであった．その後，兵器，医療機器，計測機器，識別機器，分析機器，加工機器，印刷機器，さらに美容機器にまで応用されるようになった[1]．

　レーザーの原理は極めて簡単である．この簡単な原理に気がついたのはAlbert Einsteinであった．しかし，この原理を思いつかせた幾つかの基礎的な研究があった．デンマークの物理学者Niels Bohrが原子核模型を提唱したことに端を発し，Plankなどによる理論物理学，Nernstなどによる分子物理学，Bohrなどによる量子物理学や数理物理学などが提唱され，活発に原子に関する理論的研究がなされていた時代的な背景があった[1]．

　医科の領域でのレーザー応用は早かった．1960年にMaimanがルビーレーザーの開発に成功するや否や，癌の治療にレーザーが応用できるかどうか検討された．また，メスによる外科処置は必ず出血を伴うがレーザーを用いると出血がほとんど無いことから，失血しやすい部位の外科処置への応用が検討された．わが国でも，渥美らが皮膚癌の治療にレーザーを応用している．さらに，レーザーには損傷部位の治癒促進作用や，鎮痛消炎効果があることが臨床で経験的に判明し，低出力レーザーの臨床応用も試みられるようになった[1]．

　歯科の領域でも，1960年代にすでにアメリカのGoldmanらがレーザーによるう蝕の除去と予防の研究を始めたが，熱による歯質や歯髄の損傷が大きく失敗に終わっている．その後，各種レーザーの開発や改良によって硬組織のレーザー治療は飛躍的に発展した．今日ではEr：YAG，ER，Cr：YSGGレーザーの開発と，改良により，長年の夢であったレーザーによるう蝕の治療と窩洞形成が可能になった．今後の課題は，臨床におけるレーザー治療の改良と普及である．そのためには，レーザー機器の価格の問題を解決しなければならない[1~7]．

1 レーザー開発の歴史

誰がレーザーを予言したのか

　1905年Albert Einsteinは，26歳の時に$E=MC^2$という方程式で光量子仮説と2つの論文をAnnalen der Physに発表し，1917年にこの論文をZur Quantentheorie der Strahlung Phys. Z., 18:121-128, 1917に掲載した．光そのものは粒子的な構造を持ち，光の速度で空間を走る量子というものからできていると考え，この光エネルギーの基本的な量子を光子（photon：フ

ォートン)と名づけた．光は光子の雨である，と表現した．光子は多数集合すると波動的な性格を示し，波長の極めて小さなエックス線や，ガンマ線になると粒子的な性格を示す[1]．

　Einsteinは1879年にドイツのウルム市に生まれ，1955年に米国のプリンストンで亡くなった．子どもの頃のEinsteinは普通の子どもと変わらなかった．電気技師であった父の影響もありチューリッヒ工科大学を卒業したが，就職難の時代で友人の紹介で特許庁に勤めながら理論物理学の勉強を続け，原子核の電子を励起すれば光子が放出される事を予言した．しかし，当時Einsteinは未だ26歳の若さであり，誰にも彼の書いた論文は理解されなかった．誤解している人が多いがAlbert Einsteinが書いた3大論文，相対性理論，ブラウン運動の理論，光量子仮説の中でノーベル物理学賞を受賞した論文は，相対性理論の論文ではなく光量子仮説であった[1]．

　その後，Einsteinの業績は認められ数々の賞を受賞し，世界中から講演の依頼があり日本にも1922年(大正11年)講演で来日し全国各地ですばらしい講演をした．特に彼の話すドイツ語の響きと，通訳を担当した東北大学の石原教授の通訳は観衆を魅了したと語り継がれている．

2 物質の最小単位は何か？そこに莫大なエネルギーが潜んでいる？

　受験勉強で学んだ物理学はつまらなかった．しかし，物理学は本当に面白い学問である．たとえば，われわれの身の回りにあるすべての物質は，原子で構成されているのは誰でも知っている．そして，原子の内部には陽子，中性子，中間子などを含む原子核と，原子核を中心にある一定の力のバランスを取りつつ旋回している電子があることも誰でも知っている．最近では，さらに研究が進んで3つのクオークが発見され，その中に4個のヒックス粒子が発見された．これらの物質を操作することにより莫大な原子エネルギーが発生する．多分，何年か後には新しい素粒子がさらに発見されるであろう．

　このように物質を細かくして行くと未知の世界に辿り着く．宇宙についても同じである．太陽系では太陽を中心に惑星が旋回している．衛星を持つ惑星もある．原子核に良く似ている．われわれの生活している社会を考えてみると同じことに気がつく．宇宙や物質だけでなく，われわれの生活までもが同じような原理に従って動かされているような気がする．

3 実際にレーザーを作ったのは誰か

　米国の通信会社であるヒューズ研究所で働いていたSeodol Maimanが，活性物質としてルビーを用いてルビーレーザーの発振に成功した．すなわち，レーザーは一瞬の内に大量の情報を送る手段としての光伝送システムの手段として研究開発された．今日ではレーザーは多くの領域で利用され，最先端の研究には欠かせない存在となっている．彼が初めてレーザー(LASER：Light Amplification by Stimulated Emission of Radiation)という言葉を用いたといわれているが異論を唱える人もいる[1]．

2　レーザーとは何か？

(1) 人工的に作られた光である．
(2) 普通の光と異なる点は，
　① 光の波長を一定に保つことができる．
　② 光の強さが調整できる．
　③ 干渉性に優れている．
　④ 指向性に優れている．
　⑤ 情報を大量に送ることができる．
　⑥ レーザーの種類により強力なエネルギーを出すことができる．
　⑦ 波長特性を生かして正確な計測ができる．
　⑧ 波長特性を生かして組織の蒸散，止血，切開，鎮痛，消炎ができる．

3 レーザー発振の機序

(1) 希望する波長の光を作るにはどの元素を励起するか．
(2) どのような元素が励起されやすいか（Al，As，He）．
(3) どのような方法で電子を励起するのか（電気，レーザー等）．
(4) 生じた光をどのようにして鏡を使って増幅するか．
(5) 増幅光をどのようにして鏡やファイバーを用いて取り出すか．

4 各種レーザーの特徴

1 波長の分類

(1) エックス線：……………………10^{-8}nm
(2) 光波：
　・紫外線：10^{-8}～約400nm
　・可視光線：約400～約720nm
　・赤外線：約720nm～約10μm
　　近赤外線：約720nm～約2μm
　　中赤外線：約2～約5μm
　　遠赤外線：約5～10μm
(3) 電波：
　・マイクロ波：10μm～約1m
　・ラジオ波：約1m～

2 硬組織の処置に使用するレーザー

(1) Er：YAGレーザー（2.94μ）
(2) Er,Cr：YSGGレーザー（2.78μ）
(3) Er：YSGGレーザー（2.79μ）
(4) Nd：YAGレーザー（1.062μ）
(5) 炭酸ガスレーザー（9.3μ，9.6μ）

3 硬組織の処置に使用するレーザー装置

(1) DEKA社：Smart 2940D（図1）
　・波長：2,940nm
　・0～7.7W
　・パルス可変：5～20Hz
　・レーザーチップ：ミラー型，ファイバー型
　・最大エネルギー密度：ミラー型（51万mJ／cm²），ファイバー型（12.7万mJ／cm²）
　・ガイド光：5mw～670nm　ダイホドレーザー
(2) Opus社：Opus20™（図2）
　・波長：2,940nm
　・0～10W
　・パルス固定：20Hz

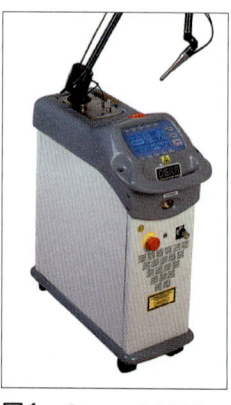
図1　Smart 2940D

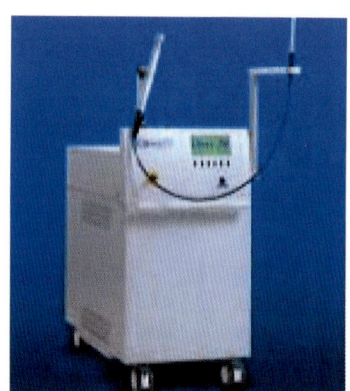
図2　Opus20™

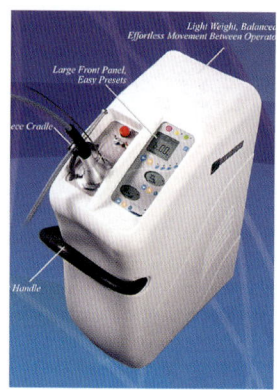
図3　Water lase

(3) Biolase社：Water lase（図3）
・波長：2,780nm
・0～6W
・パルス固定：20Hz
・レーザーチップ：各種ファイバー
・注水，気銃調整可能

(4) MORITA社：アーウインアドベール（図4）
・波長：2,940nm
・30～350mJ
・パルス10～25Hz
・レーザーチップ：ファイバー型
・ガイド光：650nm

(5) OSADA社：エルファイン400（図5）
・波長：2,940nm
・10～400mJ
・パルス1～25Hz
・ガイド光：赤色半導体レーザー
・レーザーチップ：サファイアチップ，石英チップ

(6) Kavo社：Key－Laser（図6）
・波長：2,940nm
・0～5W，60～500mJ
・パルス可変：1～15Hz
・各種ファイバー
・ガイド光：635nm

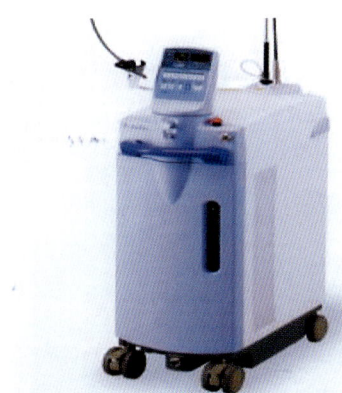 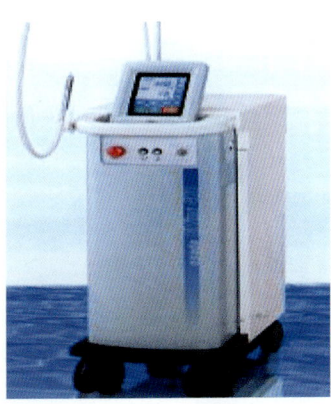 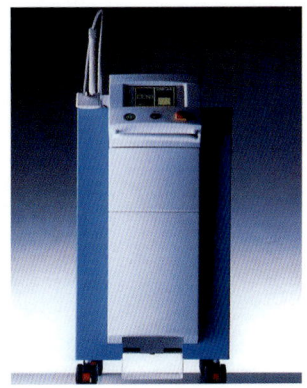

図4　アーウインアドベール　　図5　エルファイン400　　図6　Key－Laser

表1　代表的なレーザーの開発年代と波長，開発者

年代	レーザー	波長	開発者
1960年	ルビーレーザー	694.3nm 347.2nm	Maiman, T.H.
1961年	He-Neレーザー	632nm 1,150nm 3,390nm	Javan, A. et al
1962年	半導体レーザー GaAlAs InGaAsP	700～900nm 1,200～1,600nm	Nathan, M.I. et al
1963年	N_2紫外線レーザー	337.1nm	Heard, H.G.
1964年	Arイオンレーザー CO_2レーザー	457.9～514.5nm 9,280nm 9,620nm 10,640nm	Bridges, W.B. Patel, C.K.N.
1965年	Nd:YAGレーザー KTP	1,064nm 532nm	Geusic, et al
1970年	Xe_2エキシマーレーザー	460.3～627.0nm	Basov, N.G. et al
1990年代	Er:YAGレーザー	2,940nm	
1990年代	Er,Cr:YSGGレーザー	2,780nm	

5 安全性

1 目の保護

患者，術者，介添者―波長をカットする保護メガネの着用，レーザー光を直視しない(図7)．

2 歯髄刺激

十分な注水による水冷，空冷(図8)．

3 軟組織

出力，照射時間，照射距離，塗布剤，含水量，色素などにより差が生じるが，通常の医科や歯科用レーザーであれば大きな損傷は生じない．

■照射時の注意事項
① レーザー光の裸眼での直視は絶対禁忌
② 戯れてレーザーを直視しない
③ ミラー使用時も同様に禁忌
④ 周囲の人，通行人にも注意する
⑤ レーザー照射野から目を離さない
⑥ 至適出力，照射時間，距離，冷却法を厳守する

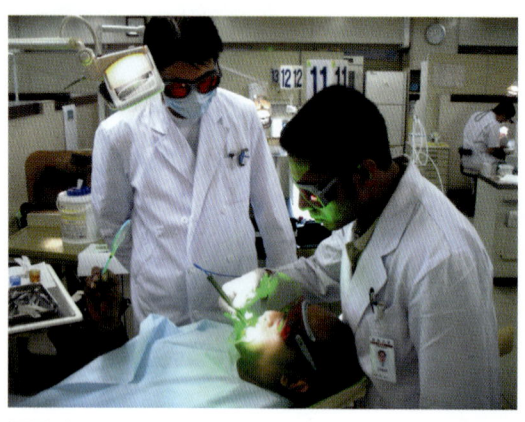

図7-1 保護メガネによる方法

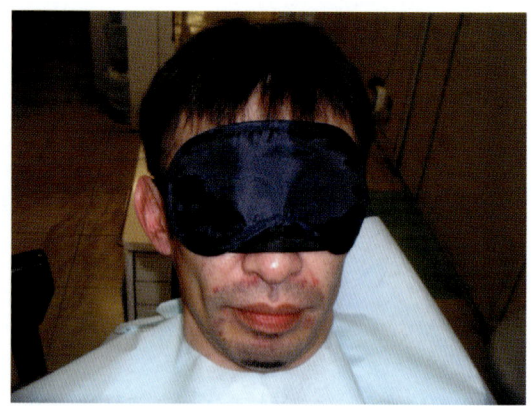

図7-2 アイマスクによる方法

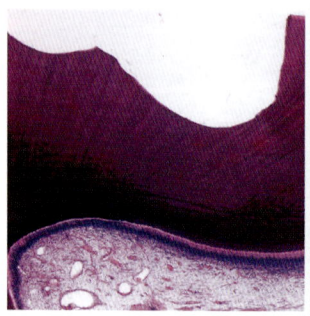 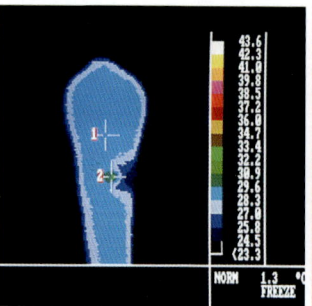 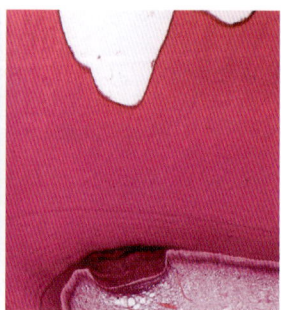

図8 十分な注水下で窩洞形成を行えば，歯髄刺激にはならない．温度の上昇も瞬間で数秒間である

第2章 Er：YAGレーザーの基礎知識

　歯をいかに痛くなく，患者に不快感や恐怖感を与えないで素早く切削するか．この問題は歯科治療を研究する人達の長年の大きなテーマである．しかし，人間が月に行って帰還したり，遺伝子操作により新しい生命体を作ることができる今日に，未だに完全には解決されていないのは誠に残念である．最近になって，最先端のレーザー技術を駆使することにより，歯科界の長年の夢が実現しようとしている[1〜9]．

　レーザーのエネルギーは熱エネルギーである．なぜ，熱エネルギーによってダイヤモンドバーで切削可能なエナメル質や象牙質の処置ができるのか理解ができない人も多い．また，殺人光線という異名のために歯科治療に応用するのは極めて危険であるとレーザーを歯科治療に反対する人も多い．われわれ臨床家は副作用，危険性，痛みなどが無く，短時間で歯の切削が可能であれば良いと思っているが，中には作用機序に拘る人もいる．治療効果を高めるための作用機序の解明は必要であるが，いたずらにエネルギーを作用機序の解明に費やすのはどうかと思う．

1　Er：YAGレーザーの利点，欠点（図9〜11）

(1) ハイドロキシアパタイトに吸収されやすい波長である．
(2) 適度な注水により蒸散が加速される．
(3) 止血作用が弱い．
(4) メスや炭酸ガスレーザーに比較して軟組織の切開効率が良くない．

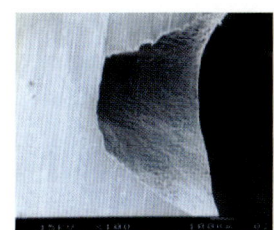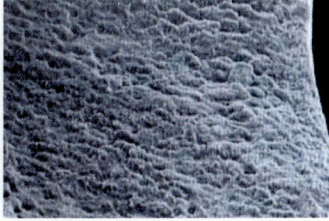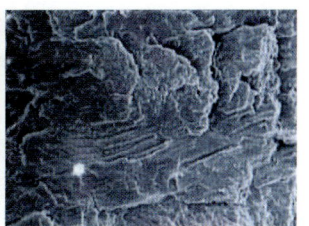

図9　エナメル質部のレーザー蒸散と切削面のSEM所見
　　　弱拡大では滑沢な窩洞面が観察されるが，強拡大では魚の鱗状を示す

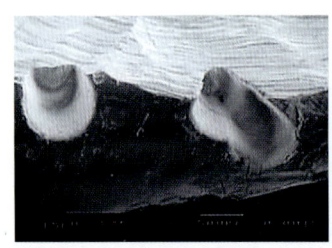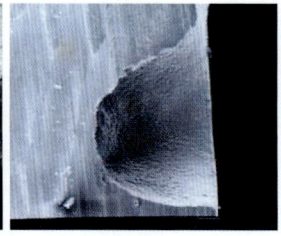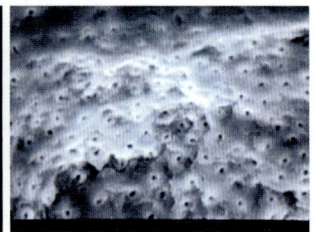

図10　象牙質部のレーザー蒸散と切削面のSEM所見
　　　弱拡大では滑沢な窩洞面が観察されるが，強拡大では象牙細管が観察される

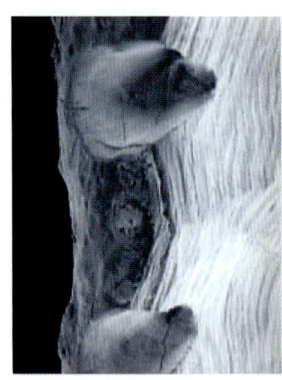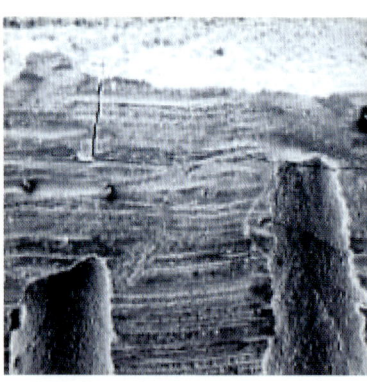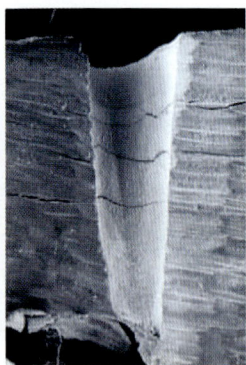

図11　歯髄腔穿孔時窩洞の切削内面のSEM所見
　　　円柱状を呈し窩洞壁面は滑沢である

2　何故，歯が切削されるのか（図12～15）

(1) 光エネルギーがハイドロキシアパタイトに吸収され，組織を蒸散（abrasion）する時の微小爆発（microexplosion）による．
(2) 適度な注水下では，レーザーの熱エネルギーと水の分子が反応して，硬組織の蒸散がさらに促進され微少爆発が促進され切削効果を挙げる．
(3) その際に生じる音（音響効果：acoustic effect）と振動，爆風圧が更に切削効果を促進する．

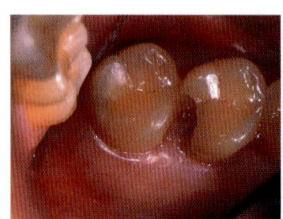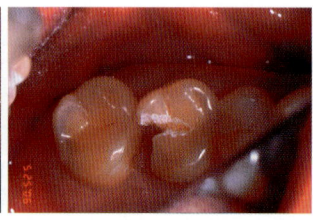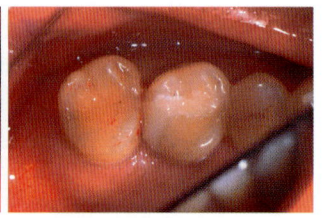

図12　2級窩洞の形成
　　　従来は臼歯部の窩洞生成は数10分かかったが改良が進み数分で可能になった

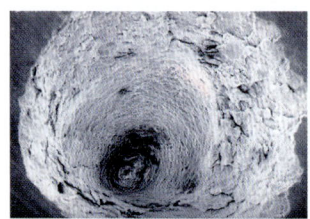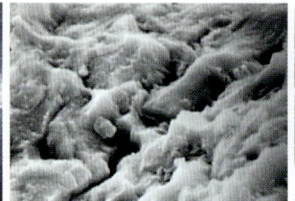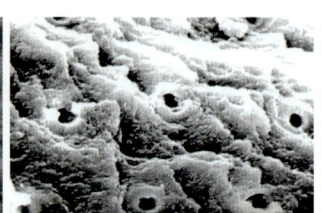

図13　蒸散されたエナメル質，象牙質のSEM所見
　　　スメヤー層は観察されない

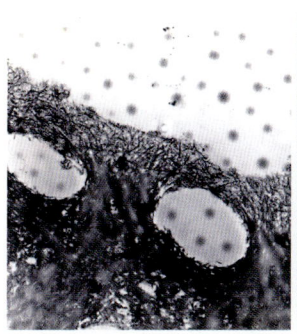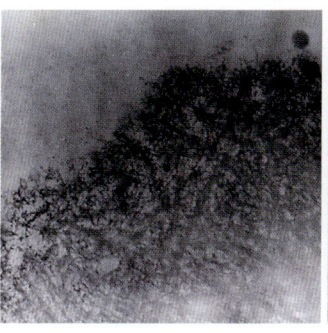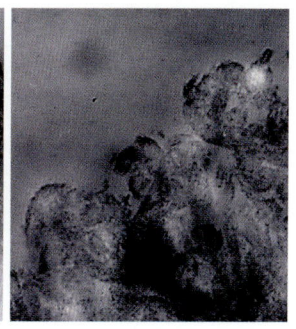

図14 蒸散された象牙質のSEM，TEM所見
象牙質の基質であるコラーゲン線維が飛散，凝固しているのが観察される

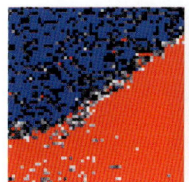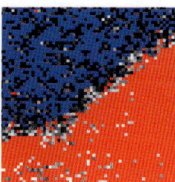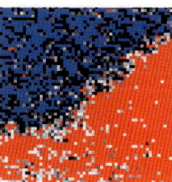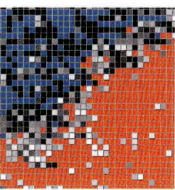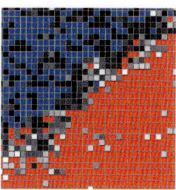

図15 レーザー顕微鏡による切削面の連続微細構造
3次元的に微細構造を観察すると象牙質蒸散の複雑性が理解できる

3 切削効率を左右する因子

切削効率を左右する因子として，以下のような因子を挙げることができる．われわれ臨床家は，実際のレーザー治療に際してこれらの因子を常に念頭におき，臨機応変に対応しなければならない．そのためには多くの臨床経験を積まなければならない（図16）．

(1) 波長：2,780，2,940，2,790，9,280，9,620nm
(2) パルス波，連続波，周波数，ピーク値
(3) 出力，エネルギー密度

　デカ社のSmart2940Dのエネルギー密度（エネルギーフルエンス）はミラー型が51,000mJ／cm²，ファイバー型が1,270mJ／cm²である．

① レーザーチップ：ミラー，ファイバー，ホロチュウブ式
② ファイバーの先端形状，ミラーの状態：曇り，汚物，損傷
③ 焦点距離，焦点の大きさ（スポットサイズ）
④ 切削部位の位置：焦点よりも手前か焦点部か，焦点よりも下かにより異なる
⑤ 照射距離
⑥ 注水の量，強さ，速さ，温度
⑦ 気銃の強さ，持続時間
⑧ 術者のテクニック

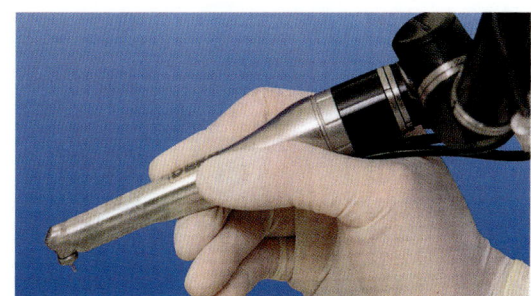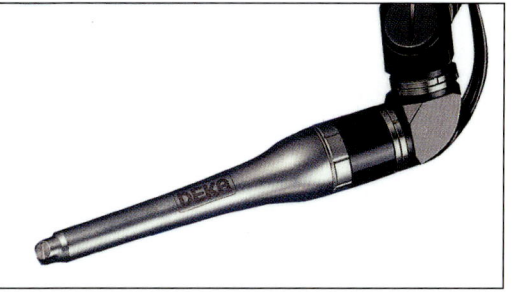

図16 高速切削Er：YAGレーザー
DEKA社，Smart2960D．ミラー型レーザーチップを使用すると，先端から約10mmの位置が正焦点となりエネルギー密度が高くなる

4 歯髄，骨，軟組織に対する刺激 (図17〜19)

(1) 注水には十分注意する．必要に応じて水銃を併用する．
(2) 至適出力，照射時間，距離．
(3) 露髄しやすいので出力，パルス，照射時間，う窩，窩洞の深さに注意し，途中でチェックしながら窩洞形成を行う．
(4) 軟組織の処置は，止血が困難なので適応症を厳選する．
(5) チップの形態を工夫して切開，蒸散効果を上げる．

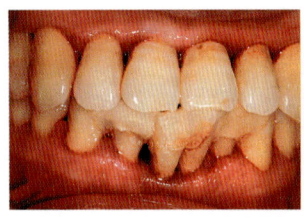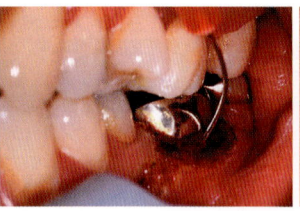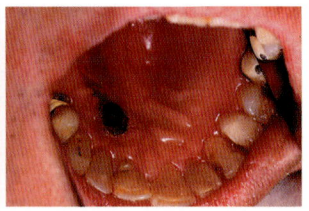

図17 レーザーを用いて血液循環を改善し，病変部周囲の細胞を活性化させることができる（レーザーによる瀉血療法）

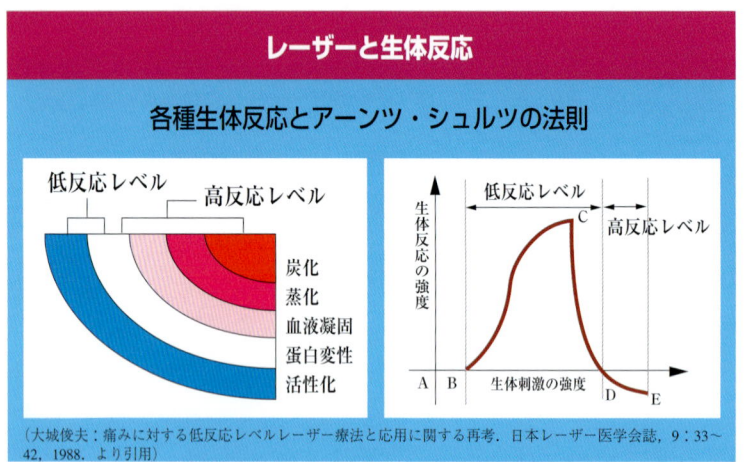

図18 程々の刺激が細胞を活性化する

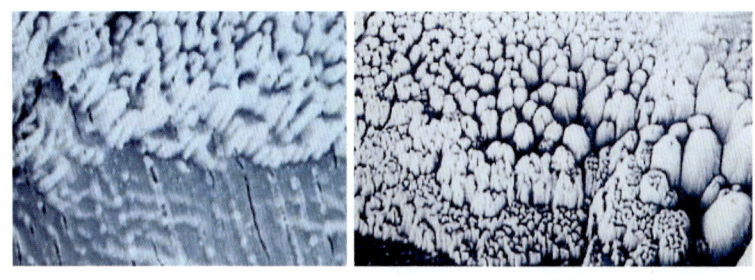

図19 波長が194nmの紫外線フッ化アルゴン（ArF）レーザーを用いて象牙質(左)，骨(右)等を蒸散するとほとんど熱的な作用がなく，切削されるような所見を示す

5 なぜ痛みが出難いのか (図20)

(1) 連続切削でないため，持続的に三叉神経の中枢側細胞を刺激しない．したがって細胞が興奮し難たく，痛みが生じない[10]．
(2) 1秒間に10〜20発のレーザーパルス発振が良い

ことが，著者らの長年の臨床経験から分かっている．
(3) 照射時接触面積，すなわち一回で切削する量が極めて少なく，ワンポイント照射法であるため刺激量も少なくなる
(4) 冷却水を併用しているので2〜3度の瞬間的な温度上昇であり，痛みの刺激源になり難い．ただし注水が十分でないと誘発痛と歯髄刺激の原因になる．
(5) レーザー治療中に中枢細胞の閾値が上がることから，レーザーには麻酔効果があることがわかる．

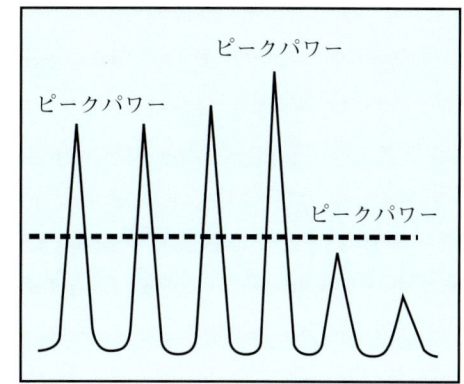

図20 パルス型レーザーを用いることが大切である．パルスの数を調整することにより，痛みを軽減したり麻酔効果を高めることができる

6 う蝕予防の機序 (図21)

(1) 薬液併用なし：歯質の溶岩化—耐酸性の付与
(2) 薬液併用：薬液の浸透促進—耐酸性の強化フッ素系薬剤，アンモニア銀溶液

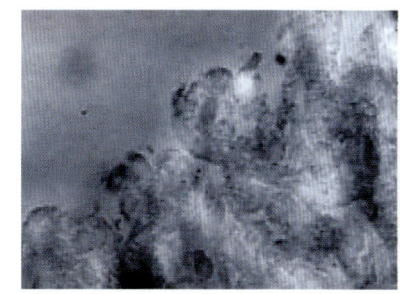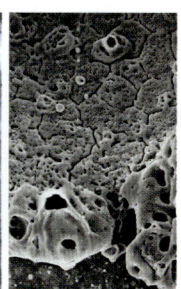

図21 歯質の表面が溶岩状になり，酸からの侵食を保護する

7 充填物との接着力と充填物の脱落 (図22)

(1) レーザーにより蒸散された歯面は様々な形態を示す．コラーゲンの線維が露出した部位では，化学的な接着が期待できるが，溶岩状の歯面では化学的な接着は期待できない．
(2) アンダーカットの多い窩洞形成：機械的な結合が強化され脱落が困難となる．
(3) 耐酸性が付与され う蝕予防が期待できる．

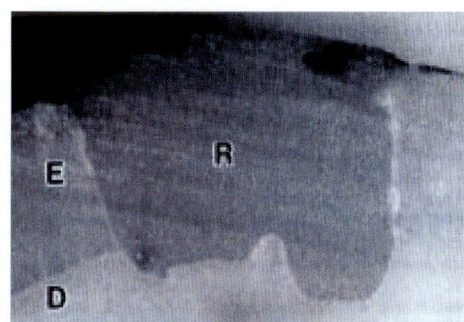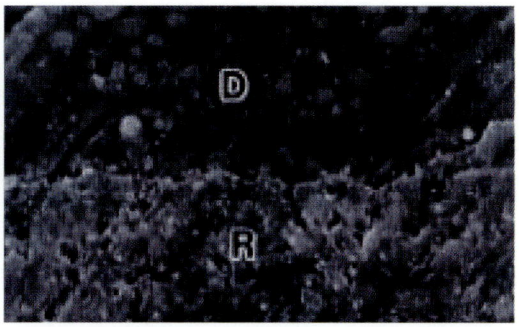

図22 SEM所見によるとレーザーによって形成された窩洞壁には凹凸が著しく，レジン充填により閉塞され脱落防止の作用をする．また，微少漏洩も少なく，さらに耐酸性が付与される

第3章

Er：YAGレーザーの臨床応用に関する基礎知識

　何事を行う場合も同じであるが，事前に十分検討して実地しても実際に行ってみると改善すべきことが幾つか出てくる．

　レーザーによるう蝕歯質の除去は可能になったが如何に早く，痛みが無く，歯髄刺激も無く除去するか，更にレジン窩洞だけでなくインレー窩洞の形成もできないかどうか検討するようになった．そのためには，窩洞辺縁部と窩洞壁の境界部の形態や窩洞底部の形態についても，インレー窩洞に相応しく形成しなければならない．デカ社のSmart2940Dのエネルギー密度（エネルギーフルエンス）は

ミラー型が51,000mJ/cm²，ファイバー型が1,270mJ/cm²である．ミラー型のチップを使用すれば象牙質は勿論のこと，エナメル質の蒸散も容易となった[1]．

　Er：YAGレーザーの特徴は，硬組織の蒸散にあるが軟組織の切開への応用分野も開拓する必要がある．そこで，われわれはレーザーのチップを工夫したり，注水の有無により止血を調整することを試みている．

　以上の点について，以下更に詳細に検討していきたい．

1　う蝕の除去と照射条件

　サファイアチップでは象牙質の除去は可能であるが，エナメル質の除去は時間がかかり実用的ではない．現実的にはミラーチップが使われる．デカ社のSmart2940Dのエネルギー密度（エネルギーフルエンス）は，ミラー型が51,000mJ/cm²，ファイバー型が1,270mJ/cm²である．ミラー型のチップを使用すれば象牙質はもちろんのこと，エナメル質の蒸散も容易で数分以内には処置が終了する．

(1) 基本的な照射条件（表2）
　①エナメル質う蝕の除去：4～5W，15PPS．3～4秒で象牙質に達する．
　②象牙質う蝕：3～4W，15PPS．約5～6秒で歯髄腔に達する．

(2) 急いで除去したい場合：ミラーチップ

表2　エナメル質，象牙質除去時の標準的な照射条件

1. エナメル質う蝕：	ミラーチップ	100～300mJ
	サファイアチップ	400～600mJ
2. 浅い象牙質う蝕：	ミラーチップ	200～300mJ
	サファイアチップ	500～700mJ
3. 中程度の象牙質う蝕：	ミラーチップ	200～300mJ
	サファイアチップ	500～700mJ
4. 深い象牙質う蝕：	ミラーチップ	200～300mJ
	サファイアチップ	300～700mJ
5. 露髄寸前の象牙質う蝕：	ミラーチップ	100～200mJ
	サファイアチップ	300～400mJ
6. 失活歯のう蝕除去：	ミラーチップ	500～700mJ
	サファイアチップ	600～700mJ

ミラーチップ：10mm焦点，サファイヤチップ：非接触，接触（消耗大）

①エナメル質う蝕の除去:6〜7W, 15〜20PPS. 約1〜3秒で象牙質に達する.
②象牙質う蝕:5〜6W, 15〜20PPS. 約3〜4秒で歯髄腔に達する.
(3)ゆっくり時間をかけて除去したい場合:ミラーチップ

①エナメル質う蝕の除去:3〜4W, 15〜20PPS
②象牙質う蝕:2〜3W, 15〜20PPS
③露髄寸前の窩洞:
・1〜1.5W, 10〜20PPS.
・サファイアチップで慎重にう蝕を蒸散しても良い結果が得られる

2 窩洞形成と照射条件

3, 4, 5級の窩洞形成はサファイアチップで行うことが可能であるが, 1, 2級の窩洞形成は時間がかかりすぎて実際的ではない. 場合によっては30分以上も時間がかかる(表3). それに比べ, ミラータイプのチップを使用すれば, 数分で1.2級の窩洞形成が可能である. デカ社のSmart2940Dのエネルギー密度(エネルギーフルエンス)はミラー型が51J/cm², ファイバー型が12.7J/cm²である. ミラー型のチップを使用すれば, 象牙質はもちろんのことエナメル質の蒸散も容易である.

(1)基本的な照射条件
　①エナメル質の窩洞:4〜5W, 10〜20PPS
　②エナメル質の除去:5〜6W, 15〜20PPS
　③象牙質窩洞:3〜4W, 15〜20PPS
(2)急いで窩洞形成をしたい場合
　①エナメル質の窩洞:6〜7W, 10〜15PPS
　②エナメル質の除去:6〜7W, 15〜20PPS
　③象牙質窩洞:5〜6W, 10〜15PPS
(3)ゆっくり時間をかけて窩洞形成したい場合
　①エナメル質の窩洞:4〜5W, 10〜15PPS

表3 窩洞形成時の標準的な照射条件

1.	エナメル質窩洞形成:ミラーチップ	100〜300mJ
	サファイアチップ	400〜600mJ
2.	浅い象牙質窩洞形成:ミラーチップ	200〜300mJ
	サファイアチップ	500〜700mJ
3.	中程度の深さの象牙質窩洞形成:ミラーチップ	
	前歯部, 歯頸部	300〜600mJ
	咬合面	400〜700mJ
4.	深い象牙質窩洞形成:ミラーチップ	
	エナメル質:	400〜700mJ
	象牙質:	300〜400mJ
5.	露髄寸前の象牙質窩洞形成:サファイアチップ	100〜200mJ
6.	失活歯の窩洞形成:ミラーチップ	400〜700mJ

ミラーチップ:10mm焦点, サファイヤチップ:非接触, 接触(消耗大)

　②エナメル質の除去:5〜6W, 15〜15PPS
　③象牙質窩洞:2〜3W, 10〜15PPS
(4)特に深い窩洞で露髄の心配のある場合
　①ミラーチップ:1〜2W, 10〜20PPS
　②サファイアチップ:3〜4W, 15〜20PPS
　③注水量を多めにする. 水銃を併用する

3 シャープな窩洞辺縁を形成するにはどうするか (図23, 24)

(1)浅く小さな窩洞を形成する場合(3, 4, 5級)
　①3〜4Wで約10mmの焦点直下で窩洞を形成する.
　②サファイアチップ型のレーザーチップを使用する.
(2)深く大きな窩洞を形成する場合(エナメル, 象牙質:1, 2級)
　①最初, 4〜7Wの高出力で窩洞の外形を形成する.
　②3〜4Wの出力で焦点直下で辺縁部の修正を行う. または, サファイアチップ型のレーザーチップを使用する.

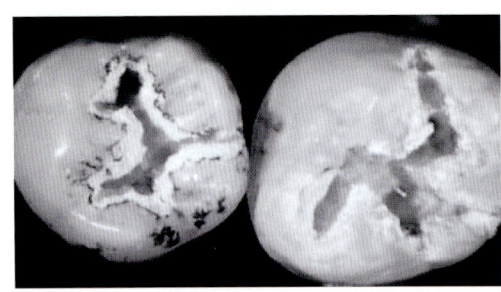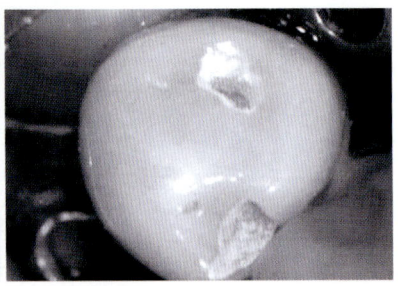

図23 窩洞の窩洞辺縁をシャープに形成するためには工夫が必要である

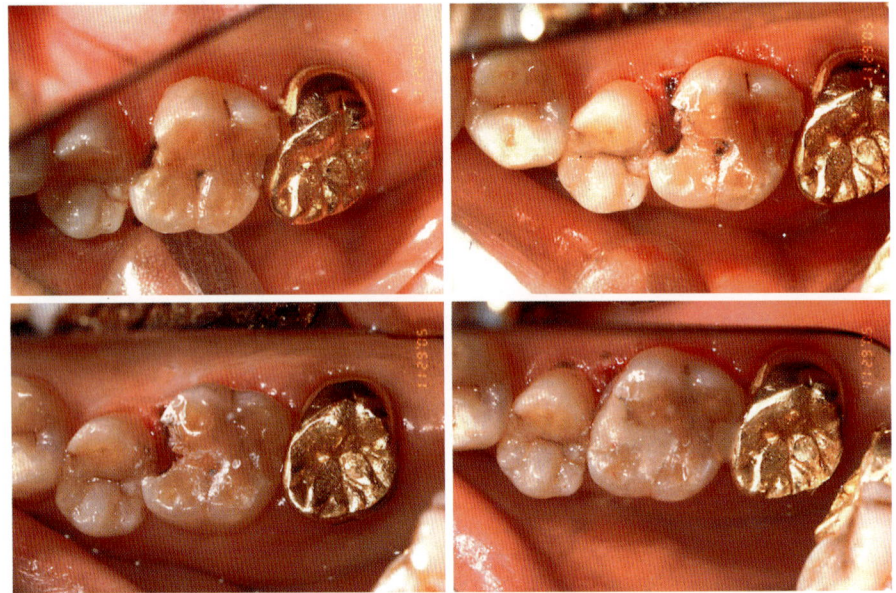

図24 2級窩洞形成の臨床症例
6W, 15Hzでエナメル質部．4W, 20Hzで象牙質部の窩洞形成を行った．約5分で窩洞形成は終了した

4 窩洞底を平坦にする方法は (図25)

(1) エナメル質の厚い大きな窩洞の場合
　① 1, 2級窩洞窩洞の外形を高出力で形成する．
　② 一点に集中して形成せず，広く浅く形成する．
　③ 窩洞の窩底を調べて突出しているところを低出力で平坦にする．

(2) 浅い窩洞の場合：5, 3, 4級窩洞
　① 窩洞の外形を低出力で形成する．
　② 一点に集中して形成せず，広く浅く形成して行く．
　③ 窩洞の窩底を調べて突出しているところを平坦にする．

※窩洞の壁面や咬合面の修正も大方同じような方法で修正していくと上手に行う事ができる．

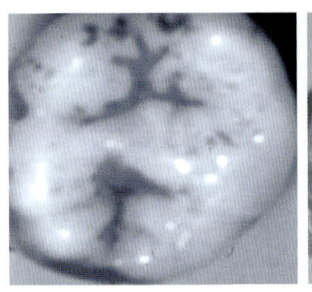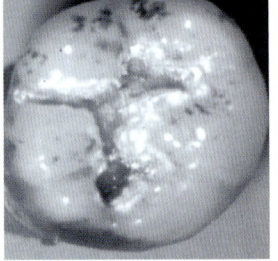

図25 窩洞の底部を平坦にする方法
う蝕歯質を除去後突出部を蒸散

5 窩洞形成時の誘発痛を少なくする方法

レーザーを使用すれば，すべての症例が無痛下でう蝕の治療が可能ということはない．確かに従

来の方法に比べて痛みが出難い事は事実であるが症例により，また術式により左右されるので，術前に症例や照射条件を検討して処置に当たることが大切である．
(1) 事前の診査で誘発痛がない症例
　① 定法に従って窩洞形成を行う．
　② 誘発痛が生じた場合は注水を強くする，パルスの数を少なくする，出力を下げる．
(2) 診査時に軽度の誘発痛のある症例
　① エナメル質や歯肉上にパルスレーザーを照射して麻酔効果を術前に高める．
　② 注水量を多くする．
　③ パルスの数を10PPS前後と少なくする．
　④ 出力を2～3Wに下げる．
(3) 診査時に中程度の誘発痛のある症例
　① レーザー麻酔を行う．
　② 気銃による注水を併用する．
　③ 可及的にう蝕を除去し，鎮痛消炎療法を行い，後日再治療を行う．
　④ 局所麻酔を併用する．
(4) 診査時に強度の誘発痛のある症例
　① レーザー麻酔を試みる．
　② 歯髄の鎮痛消炎療法を試みて，後日再治療を行う．
　③ 局所麻酔を併用する．
(5) 誘発痛に関する臨床成績[11～16]
　① 5級窩洞形成．60症例中48症例(80％)が痛みがなく窩洞形成が可能であった(松本ら1996)．
　② 従来の方法では11％の症例で局所麻酔が使用されたが，レーザーを使用した場合は6％であった．また82％の患者がレーザー治療を希望した(Kellerら1997)．
　③ Er,Cr：YSGGレーザー使用時の臨床成績では，68％の患者が痛みがなく窩洞形成が可能であった(松本ら2002)．

6　露髄を避ける方法は

(1) エナメル質は高出力，高周波数で削除する(7～5W，15～20Hz)．
(2) 象牙質は残存象牙質の歯髄までの厚みを考えて出力を決める(4～1W，1～20Hz)．
(3) 水の量も考慮する．水量を多くすれば切削効率は下がる．
(4) 電気抵抗値の測定法を併用する．
(5) 誘発痛に注意する．
(6) 歯質の色の変化に注意する．
(7) エナメル質，象牙質を切削している時の切削音と露髄したときの音が異なるので参考にする．

7　露髄をしてしまったらどうするか[5]

(1) ラバーダム防湿を行い無菌処置を行う．
(2) 5～2.5％次亜塩素酸ナトリウム溶液と3％過酸化加水素水で，最低でも1～2分はケミカルサージャリーを行い，水酸化カルシウムを塗布し経過を観察する．
(3) 止血が困難な場合はどうするか．5分から10分も止血を試みても止まらない時は，一応水酸化カルシウムの粉末を塗布して様子を見る．仮封を行い後日再度薬剤の塗布を行う．
(4) レーザーで誤って露髄した場合は約90％以上の成功率である，という報告もあるが可及的に避けなければならない(Jan Walter 2005)．
(5) 最悪の場合は断髄か抜髄となる(医原性疾患)．

8 いかにして歯髄刺激を少なくするか (図26)

(1) 浅いう蝕や窩洞
　① 通常の注水下で十分である．
　② 同じ部位に長い時間照射しない．
(2) 中程度のう蝕や窩洞
　① 少々多めの注水下で行う．
　② 一カ所に1〜2秒以下の照射とする．
　③ う蝕部を狙い撃ちして除去する．

(3) 深いう蝕や窩洞
　① 十分な注水下で行う．
　② 心配な時はシリンジによる注水を併用する．
(4) 歯髄炎の症例
　① 十分な注水下で行う．
　② 麻酔下で行う．
　③ 歯髄の鎮痛消炎療法を忘れない．

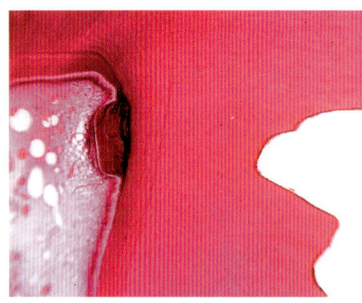 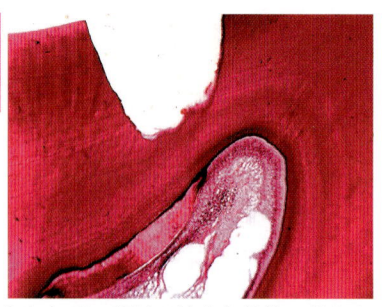

図26 十分な注水下で窩洞形成が行われれば，歯髄は健康な状態に保たれるが，不十分であると歯髄は変性したり炎症が持続する

9 二次う蝕を少なくする方法

　各種の高出力レーザーをエナメル質や象牙質に照射すると，歯質の表面が凝固，融解，再結晶，溶岩化などの熱的変化を生じ，その結果酸に対する抵抗性が生じてう蝕予防効果が発揮される[17, 18]．
(1) レーザー単独照射法
　ルビーとNd：YAGレーザーが最も耐酸性効果があるといわれている．ついで炭酸ガスレーザー，さらにEr：YAGやEr, Cr：YAGGレーザーにも僅かではあるが耐酸性効果があることが証明されている．
(2) う蝕予防剤の併用
　以下のような薬剤を併用すると効果がある．詳細は臨床応用の項目を参考にする．
　① フッ化化合物：フッ化ナトリウム溶液
　② 銀溶液：フッ化アンモンニア銀溶液

10 脱落を予防する方法は

　一昔前はレジン充填物が脱落することがあった．しかし，今日ではエナメル質のエッチング効果やボンディング剤の開発により，ほとんどの症例でレジン充填物が脱落することがなくなった．しかし，酸を用いてエッチングを行うため，酸処理されたエナメル質や象牙質がう蝕になり易いという危険もある．
　また，象牙細管を伝わってエッチング剤が歯髄に達し歯髄傷害の危険性もある．レーザーによるエッチングは，熱による危険性はあるが従来の欠点を補うことができる．また，窩洞は平坦ではなくアンダーカットが多く脱落防止の作用がある (図27)[13〜15]．
(1) 窩洞形態にアンダーカットを付与する
(2) エッチング剤の併用
(3) ボンデング材の併用

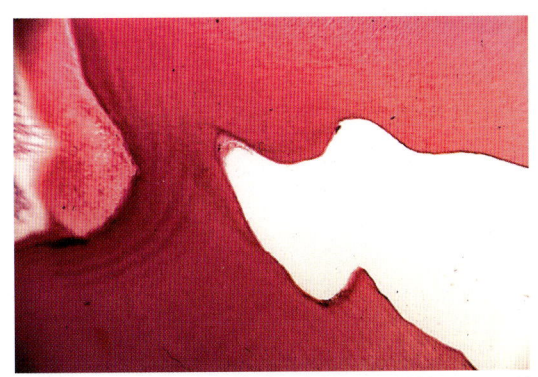

図27 レーザーによる窩洞形成は必然的にアンダーカットの窩洞が多くなる．したがって充填物の脱落はほとんどありえない

(4) 窩洞とレジンの接着に関しては，数多くの研究論文が報告されている（Roeland J Gら 2006）

① FDIによりレーザーエッチング効果は認められている．
② 何も処置しない窩洞に比較すればボンデング効果はある．
③ 酸処理剤，酸処理方法による差がある．
④ ボンデング材やボンデング操作により差がある．
⑤ 窩洞の清掃状態に左右される．
⑥ 一般的にはレーザーエッチングよりも酸による方法のほうが強い．
⑦ レーザーによるエッチング：機械的酸処理（Mechanical Etching）．
⑧ 酸によるエッチング：化学的酸処理（Chemical Etching）う蝕になりやすい．

11　窩洞辺縁部の微少漏洩はどうか

発表論文によると統計学的には有意差はない．エナメル質の亀裂や充填の技術，充填物の差，窩洞の清掃，辺縁部の研磨の影響が大きい[11]．

12　歯内療法処置の問題点と今後の課題

Nd：YAGや炭酸ガスレーザーの歯内療法への応用はかなり進んでいるが，Er：YAGレーザーの歯内療法領域への応用は確立されていない[1]．その最大の理由は，根管内に挿入可能で切削効率が優れているファイバーが開発されていないことにある．今後の課題の一つである．

以下，Nd：YAGや炭酸ガスレーザーを用いた場合と同じ効果が得られるかどうか，Er：YAGレーザーを使用して検討したので概略を述べることにする（図28，29）．

(1) 歯髄処置
　① 象牙質知覚過敏症の治療法への応用
　② 歯髄の鎮痛消炎療法
　③ 露髄部のレーザー処置
　④ 生活歯髄切断法への応用
(2) 歯髄腔穿孔
(3) 天蓋除去
(4) 根管口明示
(5) 根管拡大
(6) 根管洗浄：レーザー光線洗浄法
(7) 根管口部の拡大
(8) 根管形成
(9) 歯根端切除
(10) 瘻孔を伴う症例のレーザー治療

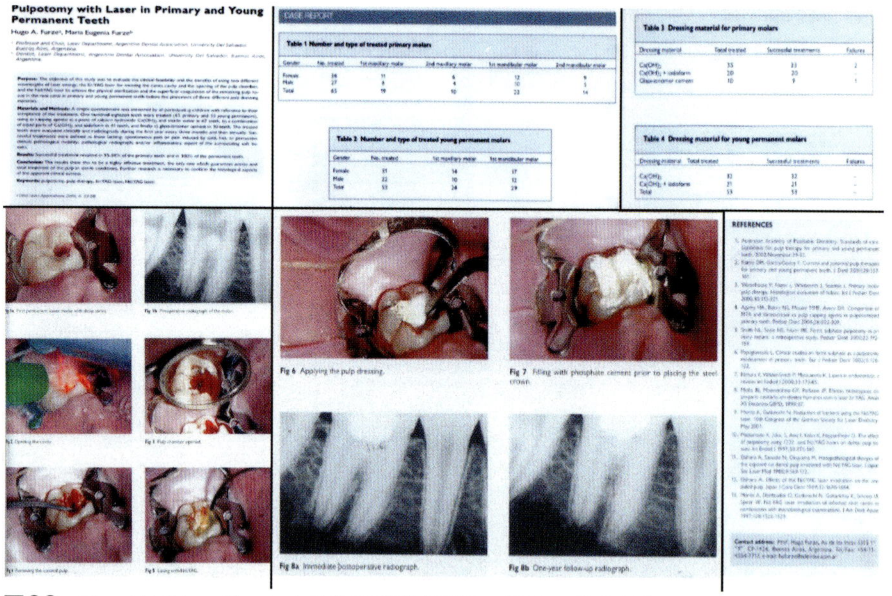

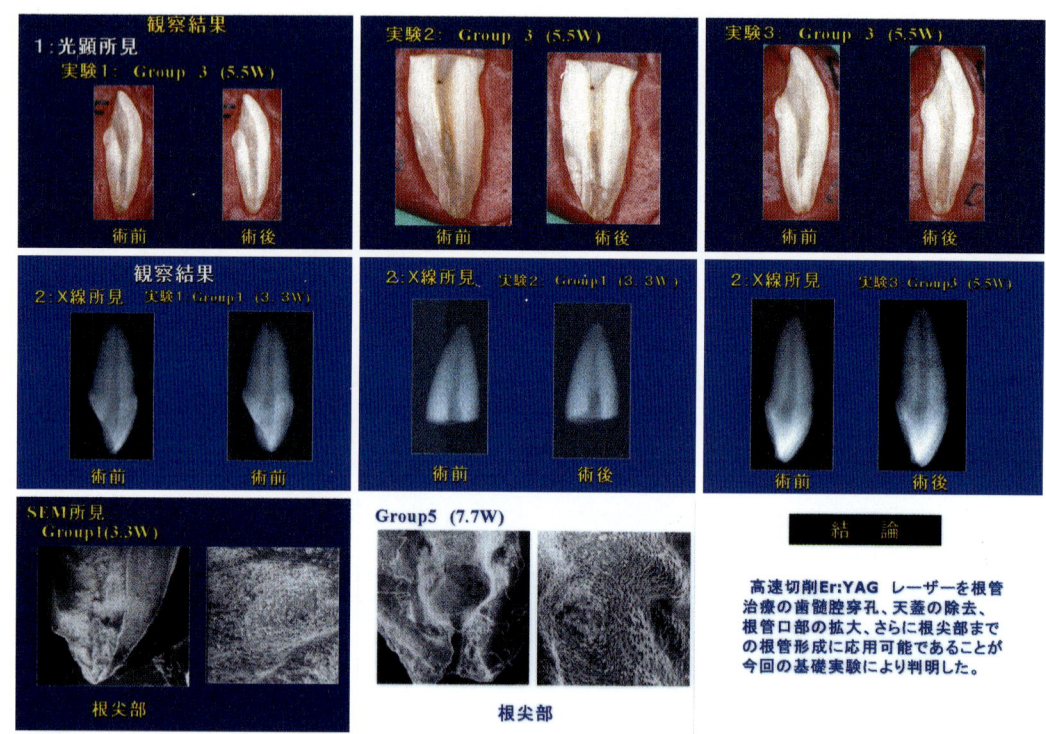

図28　Er：YAGレーザーによる生活歯髄切断法に関する論文報告

図29　Er：YAGレーザーによる歯髄腔穿孔，根管口明示，根管拡大，根管洗浄，アピカルシート形成の限界についての検討

13　外科処置の止血の方法は

　Er：YAGレーザーは止血効果がないといわれてきた．しかし，実際に使用してみると必ずしもそうではないことに気がつく．従来から注水下で処置を行っていたために止血が困難であったようである．

(1) 注水を止めて行う
(2) 止血剤の併用
(3) 炭酸ガスレーザーなどの併用
(4) サファイヤチップの先端を円錐状にして使用する

14 火傷を避けるためには

　Er：YAGレーザーは，注水下で処置を行うことが多いので炭化や火傷を生じることは少ない．しかし，十分な注水がレーザー照射直下に行われない時や注水なしで処置を行う場合は在り得る．特に，顎関節症や口内炎などで疼痛緩和を目的にソフトレーザーと同じように使用する場合は以下のような注意が必要である．
(1) 照射出力の調整
　① 100～200mJ
　② 10～20Hz
(2) 照射距離の調整
　① 10～20cm
　② 軽度な熱感を感じる程度まで距離を離す
(3) レーザーチップを回転させながら移動することにより，熱刺激を軽減させる
(4) 気銃による冷却法の併用

15 軟組織の外科処置

　Er：YAGレーザーは炭酸ガスレーザーのように切開，蒸散効果が高くなく止血効果も良くないので外科処置への応用は敬遠されていた．しかし，適応症を選んで工夫をすれば良好な結果がいられることが分かってきている．
(1) 適応症
　① 繊維腫
　② 増殖歯肉
　③ 小帯
(2) 止血をどうするか
　① 止水下で行う
　② 他のレーザーの併用
　③ 止血剤の使用
(3) 切開，蒸散効果を上げたい
　① サファイアレーザーチップの改良：先頭を尖らせる(図30)．
　② 出力を上げる．
　③ ジャストフォーカス部で切除，蒸散する．

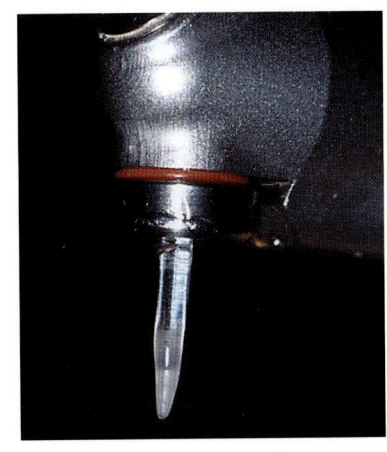

図30　サファイヤチップの先端を尖らせ切開効率を上げた

(4) 誘発痛を軽くしたい
　① 出力，パルスの調整
　② 気銃冷却法の併用
　③ 水銃冷却方の併用
　④ レーザーチップを速く移動する
　⑤ 表面麻酔剤の併用
　⑥ 局所麻酔剤の併用

16 レーザー治療時の気腫を避けるためには

　レーザー照射時の歯質に対する熱による損傷を軽減し，誘発痛をできるだけ抑制するために水銃や気銃を用いて冷却を行う．その際に歯周ポケットや切開部，あるいは根管内から空気が組織内に入り気腫を生じることがある．以下のように十分気をつければ防ぐことができる．
(1) 空気を止めて照射する
(2) 気銃の当て方を工夫する
　① 歯周ポケット内に垂直に気銃を吹き付けない．
　② 軟組織の治療時には空気圧を低くするか止める．

文献

1) 松本光吉：歯科用レーザーの臨床症例集，デンタルフォーラム，東京，1994．
2) 松本光吉，庄司 茂，斉藤祐一編集：最新歯科用レーザー，クインテッセンス出版，東京，1997．
3) 松本光吉編：歯科用レーザーの最前線，デンタルダイヤモンド，東京，1999．
4) 松本光吉：レーザーに強くなる本，増補改訂版，クインテッセンス出版，東京，2003．
5) 松本光吉：ちょっとむずかしい症例の根管治療指針―水酸化カルシウム貼薬法の併用―，永末書店，東京，1998．
6) 松本光吉編集：歯科用Nd：YAGレーザーの臨床，医学情報社，東京，2001．
7) 松本光吉編集：歯科用炭酸ガスレーザーの臨床，口腔保健協会，東京，2006．
8) 松本光吉：ニッケル・チタンファイル：基礎と臨床，永末書店，東京，2005．
9) 幸治 亮，他：Er：YAG照射時のエナメル質および象牙質の微細構造変化と歯髄刺激に関する研究，昭歯誌，19(1)：42～55，1999．
10) Samuel Selzer：Pain control in dentistry, J.B. Lippincott Company.
11) Matsumoto K, Nakamura Y, Mazeki K and Kimura Y：Clinical dental application of Er：YAG laser for class 5 cavity preparation, J of Clinical Laser Medicine and Surgery, 14(3)：123～127, 1996.
12) Matsumoto K, Mozamal H, Iqubal H, Kawano H and Kimura Y：Clinical assesment of Er, Cr：YSGG laser application for cavity preparation, J of Clinical Laser Medicine and Surgery, 20(1)：17～21, 2002.
13) Matsumoto K：Laser treatment of hard tissue lesions, J of Oral Laser Applications, 4(4)：1～14, 2004.
14) Matsumoto K, Hossain M, Tsuzuki N and Yamada Y：Morphological and compositional changes of human dentin after Er：YAG laser irradiation, J of Oral Laser Applications, 3(1)：1～6, 2003.
15) Matsumoto K, Nakamura Y, Mazeki K and Kimura Y：Clinical dental application of Er：YAG laser for class 5 cavity preparation, J of Clinical Laser Medicine and Surgery, 14(3)：123～127, 1996.
16) Matsumoto K, Mozamal H, Iqubal H, Kawano H and Kimura Y：Clinical assesment of Er,Cr：YSGG laser application for cavity preparation, J of Clinical Laser Medicine and Surgery, 20(1)：17～21, 2002.
17) Eduardo K K, Mozamal H, Yuuiti K, Koukichi M, Mitsuko I and Ryuuji S：Morphological and microleakage studies of the cavities by Er：YAG laser irradiation in primary teeth, J of Clinical Laser & Medicine, 20(3)：141～147, 2002.
18) Matsumoto K, Hossain M, Tsuzuki N and Yamada Y：Morphological and compositional changes of human dentin after Er：YAG laser irradiation, J of Oral Laser Applications, 3(1)：1～6, 2003.

（第1～第3章　松本光吉）

臨床編

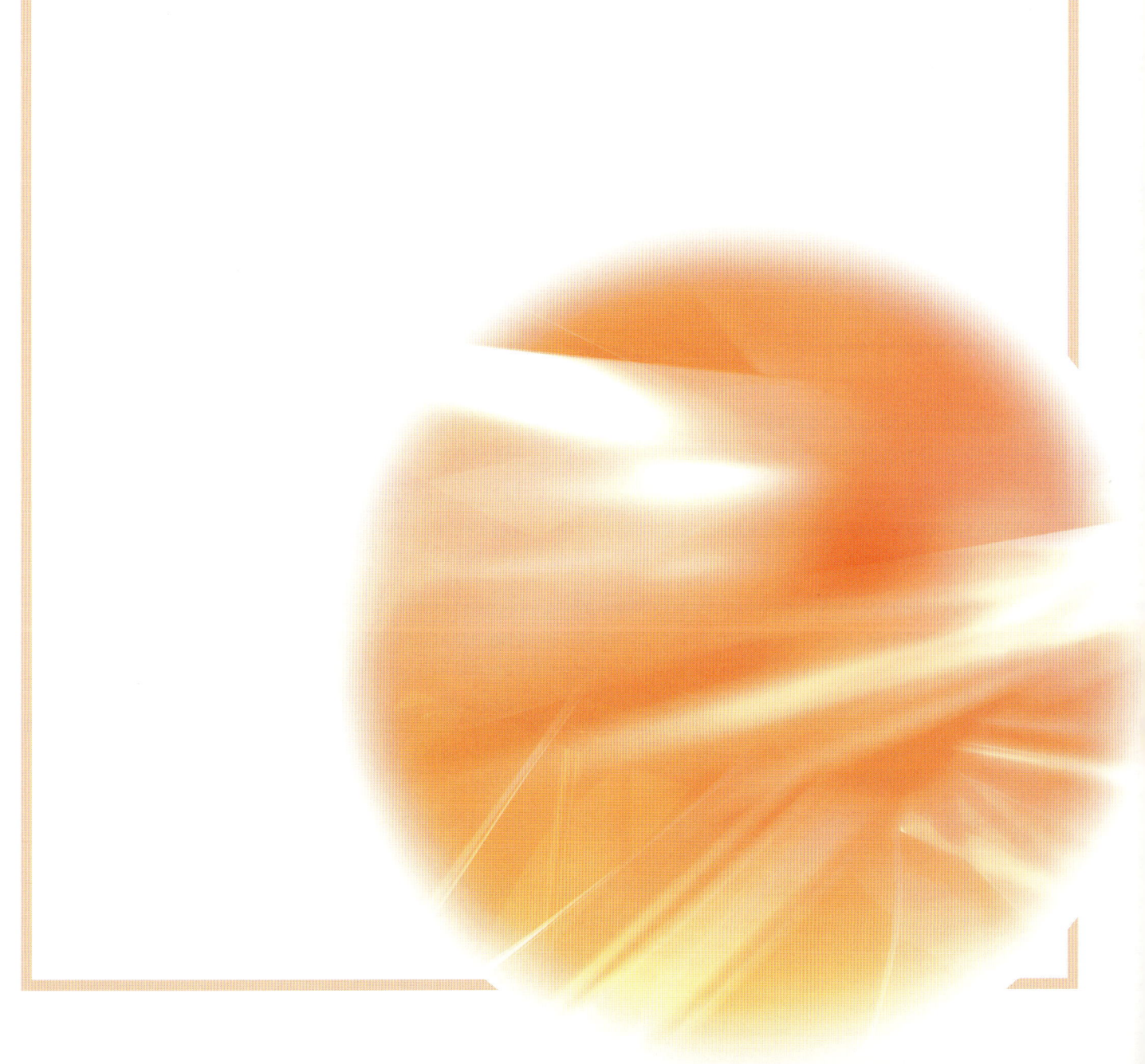

総　　説

　日常の臨床で遭遇する症例は千差万別である．似ているような症例でも実際に治療して見るとかなり違うことがある．一つひとつの臨床症例を丁寧に，慎重に，細かい点まで観察し，論文を調べたり，先輩に尋ねたりしながら自分なりに創意工夫をして治療を進めていくことが，実力をつけるためにいかに近道で確実な方法であるかを自覚していない人が意外と多い．日常の細心の観察が治療効果を挙げるのにもっとも大切であることを肝に銘じなければならない．

　う蝕の無痛治療は長年の歯科界の夢であった．今日まで酸化アルミニウム粉末を吹き付ける方法や，薬剤を用いてう蝕歯質を溶解し除去する方法などが試みられてきたが，いまだ一般的に普及はしていない．数年前からEr：YAGレーザーやEr,Cr：YSGGレーザーの出現により，う蝕の除去や窩洞形成が可能となってきたが，咬合面う蝕の処置に時間がかかる問題があった．最近，高速切削が可能なEr：YAGレーザーが開発され，この問題は大方解決された．残された問題は，いかにして無痛下でう蝕の処置と窩洞形成を行うかである．今回，執筆者達がどのように工夫をして処置を行っているか興味深い．

　象牙質知覚過敏症という疾患は興味深い疾患である．まず，この疾患の名称が間違って付けられている．象牙質には知覚はない．歯頸部の象牙質知覚過敏やう蝕に伴う象牙質知覚過敏症は長い歳月を経て，独特の一過性の電撃痛が生じる．なぜなのだろうか．中枢側の神経細胞でワインド　アップ(wind up)現象が起きているからかもしれない．あるいは，歯頸部に象牙質知覚過敏点や過敏帯があるからかもしれない．何故，レーザーを歯面や歯肉，根尖部，針麻酔のツボに照射すると痛みが軽減したり消失したりするのか，そのメカニズムは興味深いところである．

　歯髄処置や根管治療へのレーザー応用は少しずつ進んでいる．レーザーの鎮痛・消炎効果を利用した歯髄の鎮痛・消炎療法，間接覆髄，直接覆髄法，生活歯髄切断法への応用，さらに歯髄腔穿孔に始まり天蓋の除去，根管口部の拡大と形成，根管拡大，根管の洗浄，打診痛の軽減，根尖部膿瘍の切開と排膿などへの応用が良い臨床成績をあげている．

　レーザーによる歯周疾患のレーザー治療は，新しい治療法として注目を浴び国内外で多くの試みがなされてきた．その結果，炭酸ガスやパルス型Nd：YAGレーザーによる焼畑治療法，瀉血療法，炎症歯肉の蒸散や切除により痛みや炎症を軽減，除去することが可能となった．Er：YAGレーザーを用いた新しい歯周病の治療法の開発が期待されている．

　軟組織の外科処置は炭酸ガスレーザー，Nd：YAGレーザー，高出力の半導体レーザーが広く使用されEr：YAGレーザーの応用は倦厭されてきた．確かに止血が良くないため，手術野が見難い点や術後の出血が持続するなどの欠点があるため炭酸ガ

スレーザーを長年用いてきた術者にとって，Er：YAGレーザーは使用し難い．しかし，治癒が早く，術後疼痛が少ないなどの利点もある．メラニン色素沈着の除去やインプラントの処置にも応用できるように，今後，治療法の開発と改良が望まれている．

レーザーを併用して漂白する治療法は，約20年前から行われてきた．しかし，Er：YAGレーザーを用いた歯の漂白法はなかった．Er：YAGレーザーのレーザーエネルギーだけを利用するのではなく，歯表面にレーザーを照射すると歯の表面が白濁するEr：YAGレーザー照射時の特殊性がある．この特殊性を上手く利用すれば，歯の漂白が上手くいくのではないかと思われる．今後の研究に期待したい．

最後に顎関節症へのEr：YAGレーザーの応用について述べることにする．われわれの臨床経験では，Nd：YAGレーザーや炭酸ガスレーザーに比べて短時間で深部の組織を加温することが可能である．さらに，加温時間も持続することができ開口障害や疼痛緩和効果が優れていることが判明している．今後，症例を増やしてパラメーターの設定について検討し，他の治療法と臨床成績について比較検討する必要がある．

（松本光吉）

第1章 う蝕の除去

1 はじめに

　現在われわれ歯科医師は，う蝕の除去に専ら回転切削器具であるエアータービンやコントラハンドピースにダイヤモンドバー，カーバイドバーを装着して，その回転力で歯を切削し，補助的に手用切削器具のスプーンエキスカベーター等を用いてきた．その切削効率は，何ら不満のないレベルに達しており，またバーが接触している部位のみ切削されるため，その切削量は手指感覚と一致し，術者の意図した通りに切削することが可能である．
　一方，回転切削器具は，回転に伴う振動や，高速回転に伴う高周波音により患者に恐怖感や不快感を与え，歯科治療が嫌われる大きな要因となっている．
　また接触している部位が切削されるということは，う蝕も健全歯質も関係なく切削されるわけで，う蝕のみの除去を目的とするなら，それは，術者のテクニックに大きく依存してしまうのである．回転切削器具を用いずにう蝕を除去する術式として，う蝕罹患歯質を薬剤で軟化し，手用切削器具で除去する方法も紹介されているがチェアータイムがかなり長くかかるためか，あまり応用されていないようである．

2 レーザーによるう蝕の除去

　近年，レーザーによるう蝕の除去の話題も多々見られるようになってきた．レーザーの波長としてはCO_2, Nd：YAG, Diode, Er：YAG, Er,Cr：YSGGが用いられているようである．しかし，臨床的にみてEr：YAG, Er,Cr：YSGGの2波長が現実的に，う蝕の除去ができるレーザーといえるようである．現実的というのは，痛みや，歯髄への影響のない出力で，回転切削器具に近い切削能力があるという意味である．
　また，切削能力については，Er：YAGレーザーでも導光方式によりかなり差があり，マニュピュレーター導光方式以外では，高い出力を用いないと切削にかなりの時間を要すようである．
　ここでは，イタリア，DEKA社製，マニュピュレーター導光のEr：YAGレーザー，smart2940Dを使用してう蝕を除去するという前提で話を進めて行く．
　レーザーによるう蝕の除去に求められるものとして，
　　①痛くない
　　②耳障りな騒音や振動がない
　　③う蝕のみを選択的に除去できる

④短いチェアータイム

が挙げられるであろう．

①のレーザーによるう蝕の除去で痛みがないといわれる機序として，フリーランニングパルス型レーザーのパルスによる歯髄震盪作用，レーザー麻酔効果が挙げられるがEr：YAGは組織浸達性が低いので，レーザー麻酔効果は低く，主に歯髄震盪作用によるものと考えらえる．よっていきなり健全象牙質に照射すれば痛みを与えてしまう．

②の騒音振動に関しては，エアータービンのような高周波音はない．しかしパルスに伴うパチパチといった破裂音と，それに伴う振動は発生するものも，回転切削器具のような不快感や恐怖感は少ないようである．

③う蝕を選択的に除去できるかという点は，Er：YAGレーザーは水にもっとも吸収反応する波長であり，う蝕罹患歯質が健全歯質に比べて水分が富んでいるため，う蝕の選択的な除去が可能となる．ただこれは，エナメル質内，象牙質内のう蝕に限ってであり，エナメル質から象牙質に及ぶう蝕では一概にはいえなくなる．象牙質がエナメル質より水分が多いためより切削されやすいのである．

う窩がいわゆるう蝕円錐を呈している場合，エナメル質のう蝕が除去できた時にはその下の象牙質がかなり切削されてしまっていることも多く，象牙質の切削量を考慮した慎重な操作が必要となる．

④チェアータイムに関してはまだまだ回転切削器具には及ばないが，2分前後でCR窩洞形成が可能である．

Smart2940Dには非接触で使用するノンコンタクトハンドピース（図1-1）と，コンタクトチップを装着して接触若しくはニアコンタクトで使用するコンタクトハンドピースが用意されている．切削能力はノンコンタクトハンドピースの方がすぐれている（図1-2）が，操作性の点ではコンタクトハンドピースの方が日常使い慣れているエアータービン，コントラハンドピースの使用感に近く使いやすいようである．

レーザーによるう蝕の除去では，レーザーが照射される部位のみ切削されるので，ある程度以上のアンダーカット部の切削はできず，充填物の研磨もできない．レーザーでの切削にこだわらず，回転切削器具との併用が現実的であろう（図1-3, 4）．

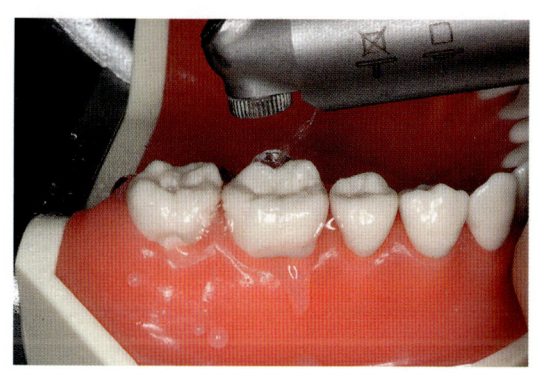

図1-1 ノンコタクトハンドピースは切削力は高いが切削感をつかみにくい．スプレーとガイド光の交点が焦点となり，最も切削効率が高い

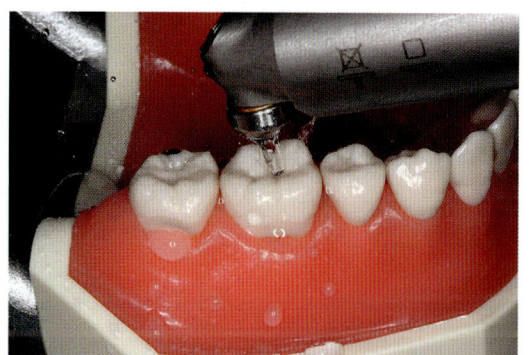

図1-2 コンタクトハンドピースはコンタクトチップの先端が焦点となるため切削感をつかみやすい

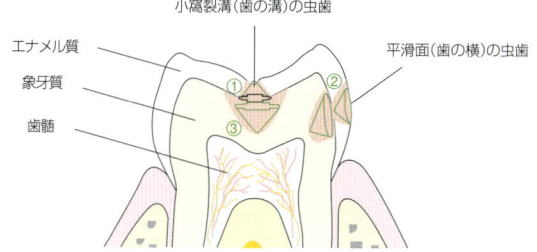

図1-3 エナメル質から象牙質に及ぶう蝕ではこのようにう蝕円錐を呈している

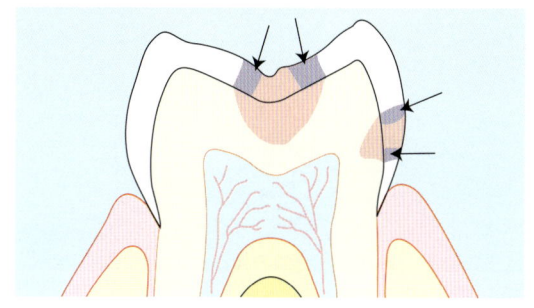

図1-4 矢印部分（紫色の部位）はまえもって回転切削器具で除去しておいた方がよい

3　エナメル質う蝕

　エナメル質は水分の包有量が少ないため，Er：Yagレーザーでの切削には比較的高出力を要す．

　一方，エナメル質う蝕では，視診のみの診査で，診断を下していることも多く，切削した結果，象牙質に及んだう蝕であることが判明することもあるので不用意な高出力，高パルスは避けるべきである．

1　症例1

患者：9歳，小学生，女子
主訴：学校検診でう蝕を指摘された．
診査：視診により，右上側切歯遠心隣接面にエナメル質に限局すると思われるう蝕を認める（図1-5）．
診断：C1 エナメル質う蝕
レーザー照射条件：Deka社 Smart2940D コンタクトハンドピースを用い200mj 20pps 4W，コンタクトチップをう蝕部位に接触させて照射した照射時間約40秒．
術式：① 唇側よりコンタクトチップを接触させて照射したその時，歯間乳頭歯肉にレーザー光が当たらないように注意して（出血するため）Ⅲ級窩洞を形成する．
　　　② う蝕検知液ニシカカリエスチェックを用いてう蝕の除去を確認する．
　　　③ クラレメガボンドを用いボンディングを行った上で，通法に従い光重合CR充填修復を行った（図1-6）．
経過：術中，術後とも疼痛，違和感等なく，2週間後の臨床経過も良好である（図1-7）．

2　症例2

患者：56歳，主婦
主訴：右上第一小臼歯の噛む面の着色が気になる．
診査：視診および探診による触診により，咬合面小窩裂溝部にエナメル質に限局すると思われるう蝕を認める（図1-8）．
診断：C1 エナメル質う蝕
レーザー照射条件：Deka社 Smart2940D ノンコタクトハンドピースを用い，200mj 20pps 4W，ガイド光をう蝕部位に当て約10mm離して照射した照射時間約30秒．

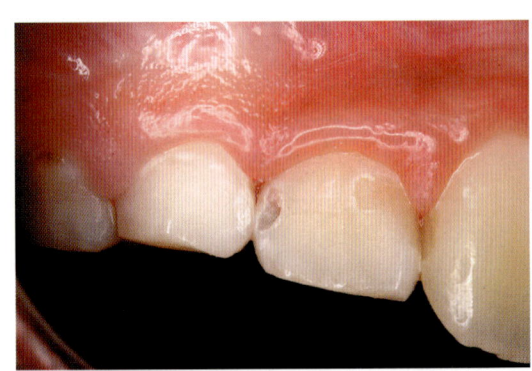
図1-6　う蝕除去終了
う蝕はエナメル質に限局している

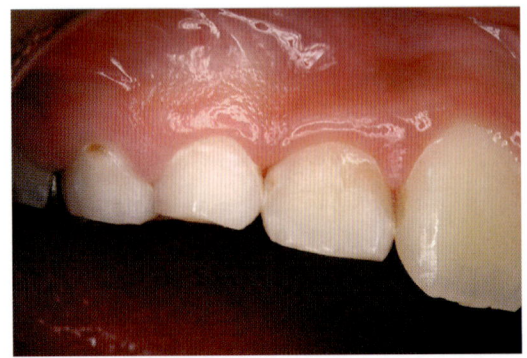
図1-5　遠心隣接面にエナメル質う蝕が見られる

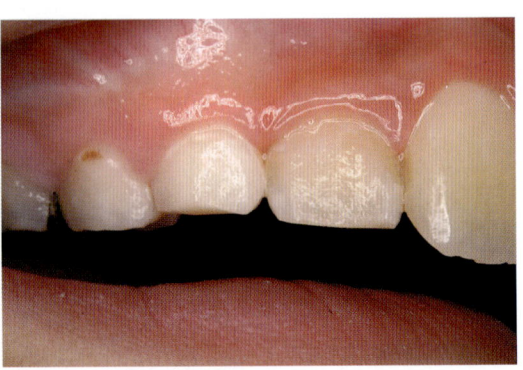
図1-7　術後2週間後
臨床経過は良好である

術式:①咬合面よりガイド光をう蝕部位に合わせ, かつ焦点と合うようにして照射する.
　②レーザー光が1点に集中しないように動かしながらⅠ級窩洞を形成する.
　③う蝕検知液ニシカカリエスチェックを用いて, う蝕の除去を確認する.
　④クラレメガボンドを用い, ボンディングを行った上で通法に従い光重合CR充填修復を行った(図1-9).

経過:術中, 術後とも疼痛, 違和感等なく, 2週間後の臨床経過も良好である(図1-10).

コメント:Er：YAGレーザーによるエナメル質う蝕の除去は, 回転切削器具と比べて遜色ないものと考えられる. 患者への負担を考えるとそのメリットは大きいと考えられる(図1-11〜13).

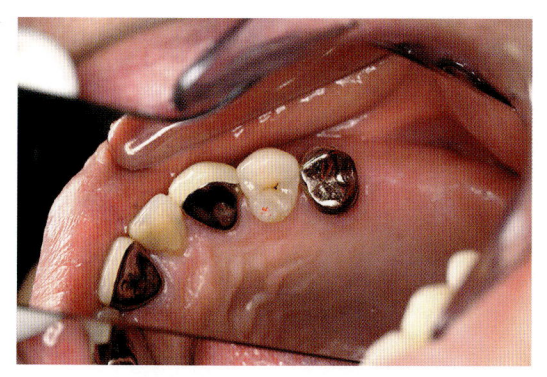

図1-8 咬合面にエナメル質う蝕が見られる. エナメル質の厚みが十分にあるので, ノンコンタクトハンドピースを選択した

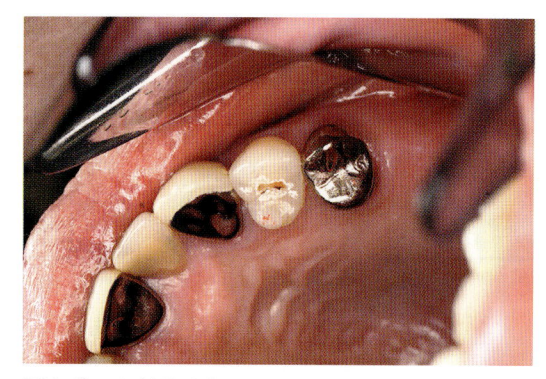

図1-9 う蝕除去終了　う蝕はエナメル質に限局している

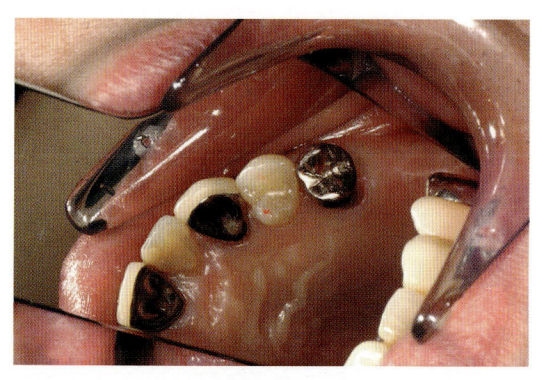

図1-10 術後2週間後　臨床経過は良好である

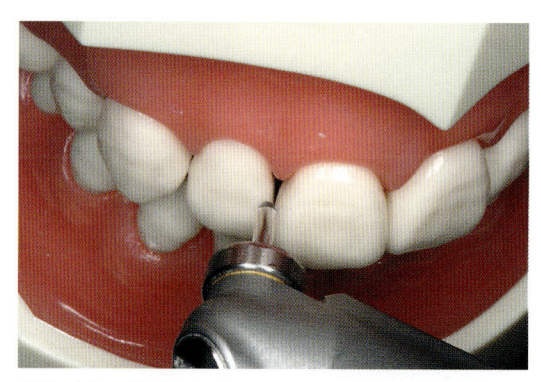

図1-11 隣接面う蝕では手指感覚に優れるコンタクトハンドピースを使用するとよい

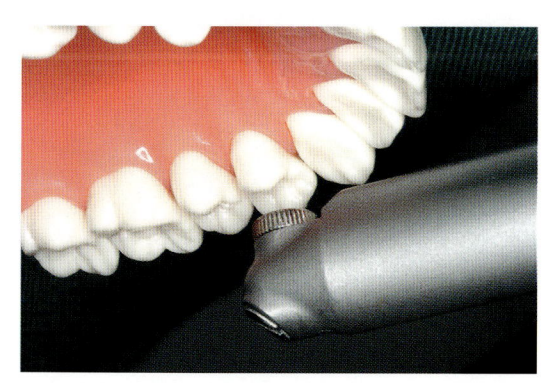

図1-12 エナメル質の厚みがある咬合面う蝕では, 切削能力に優れるノンコンタクトハンドピースを用いると良い

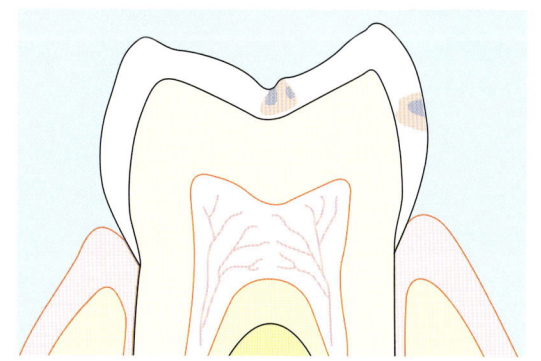

図1-13 エナメル質う蝕の除去には, 比較的高い出力が必要となるが, 一カ所に照射をしていると予想以上に深く切削されてしまうので注意が必要である

4 浅い象牙質う蝕

象牙質う蝕は，エナメル質う蝕と象牙質う蝕が混在している場合が多くう蝕円錐を呈している．また，エナメル質う蝕を除去できる出力では，健全象牙質も切削できてしまう．エナメル質う蝕部が除去できたときには，すでに健全象牙質がかなり切削されてしまっていることがある．出力の設定や照射方向に注意が必要である．

エナメル質う蝕部位が除去できたら出力を下げる必要があり，健全象牙質が切削されている時も歯髄振盪作用で痛みがない場合もある．

1 症例1

患者：12歳，小学生，女子
主訴：学校検診でう蝕を指摘された．
診査：視診および探診による触診により，右上中側切歯舌面小窩に象牙質に及ぶと思われるう蝕を認める（図1-14）．
診断：C_2象牙質う蝕
レーザー照射条件：Deka社 Smart2940Dコンタクトハンドピースを用い150mj 12pps 1.8W，コンタクトチップをう蝕部位に接触させて照射した．照射時間約180秒．

術式：① 舌側よりコンタクトチップをう窩に接触させて照射し，Ⅰ級窩洞を形成する．
② う蝕検知液ニシカカリエスチェックを用いてう蝕の除去を確認する．
③ スプーンエキスカベータで脆弱な変性層を一層取り除く．
④ クラレメガボンドを用い，ボンディングを行った上で通法に従い光重合CR充塡修復を行った（図1-15）．
経過：術中，術後とも疼痛，違和感等なく，2週間後の臨床経過も良好である（図1-16）．

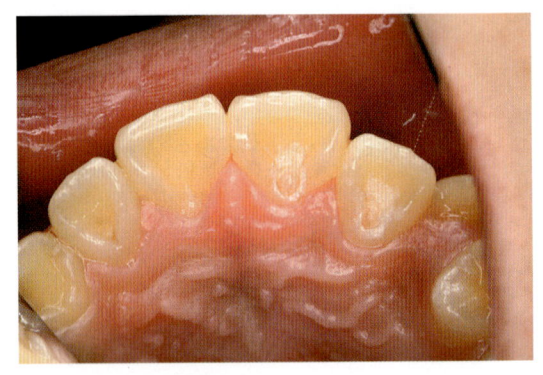

図1-15　窩洞形成終了時
　　　　う蝕は一部象牙質に達していた

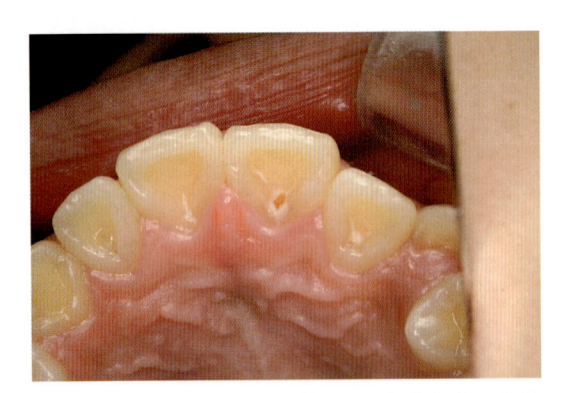

図1-14　舌面小窩に象牙質に及ぶと思われるう蝕が見られる

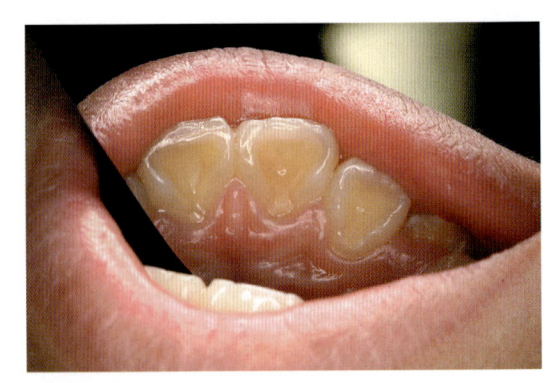

図1-16　術後2週の舌面観
　　　　臨床経過は良好である

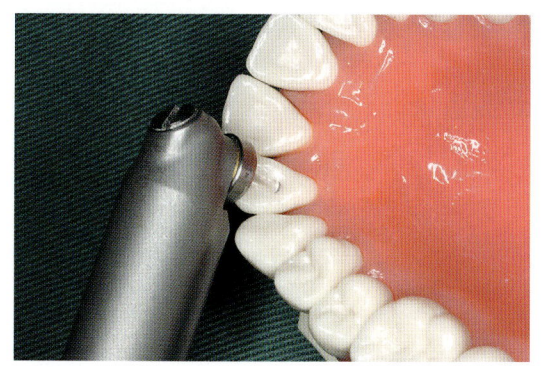

図1-17 コンタクトチップを接触させて照射した切削している部位がエナメル質から象牙質に変わると，切削音が低い音に変わるのでそれを目安に出力を落とすと良い

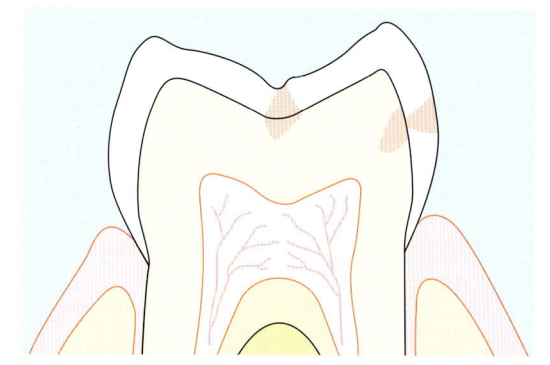

図1-18 エナメル質う蝕を除去できる出力では健全象牙質も切削してしまう．エナメル質と象牙質の切削音の違いを目安に，象牙質に達したら出力を下げる必要がある

コメント：エナメル質う蝕と混在した浅い象牙質う蝕の除去では，健全象牙質を除去しないよう途中より出力を下げるため，チェアータイムが長くなってしまうが，疼痛もなく，不快音も少ない点，また窩洞が殺菌される点でEr：YAGレーザーを使用するメリットがあると考えられる（図1-17, 18）．

5 中等度の象牙質う蝕

　象牙質う蝕は，エナメル質う蝕と象牙質う蝕が混在している場合が多く，う蝕円錐を呈している．
　エナメル質う蝕部位が除去できたら，出力を下げる必要がある．また，健全象牙質が切削されている時も歯髄振盪作用で痛みがない場合もある．
　大きなアンダーカット部のう蝕は，レーザー光を届かせることができないので，回転切削器具の併用も必要となる．

1 症例1

患者：23歳，会社員，男性
主訴：前歯の虫歯が気になる．
診査：視診および探診による触診により右上中側切歯，犬歯隣接面および唇側歯頸部に象牙質に及ぶう蝕を認める．自発痛，冷痛，温痛はない（図1-19）．
診断：C₂象牙質う蝕

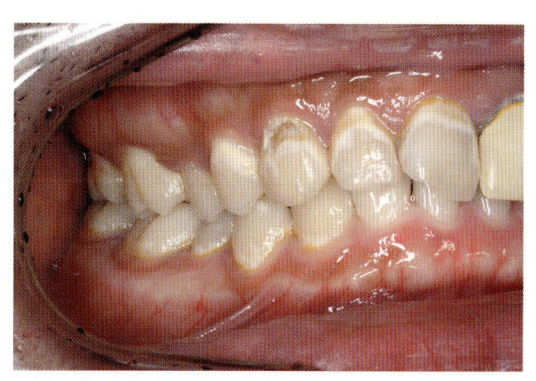

図1-19 歯頸部および隣接面に象牙質に及ぶう蝕が見られる

レーザー照射条件：Deka社 Smart2940D コンタクトハンドピースを用い150mj 20pps 3W，コンタクトチップをう蝕部位に接触させて照射した．象牙質う蝕部位では100mj 10pps 1Wに下げた．照射時間約240秒．

術式:①唇側よりコンタクトチップをう窩に接触させて照射し,Ⅲ級およびⅤ級窩洞を形成する.
②う蝕検知液ニシカカリエスチェックを用いてう蝕の除去を確認する.
③スプーンエキスカベータで脆弱な変性層を一層取り除く.
④クラレメガボンドを用い,ボンディングを行った上で通法に従い光重合CR充填修復を行った(図1-20).

経過:術中歯髄に近接した部位への切削時には軽い疼痛を訴えたが,麻酔は必要としなかった.術後,違和感等なく,3週間後の臨床経過も良好である(図1-21).

コメント:中等度の象牙質う蝕では,保存不能な遊離エナメル質等大きなアンダーカットが見られるが,Er:YAGレーザーのみでのう蝕の除去にこだわらず,先に回転切削器具で除去しておいて,象牙質う蝕部分をEr:YAGレーザーで除去した方が,チェアータイムの短縮となり,患者への負担も少なくなる(図1-22).

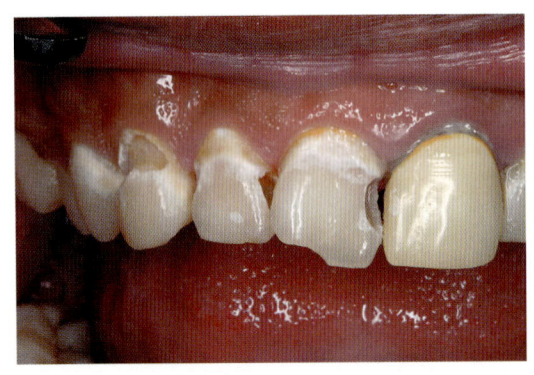

図1-20 う蝕除去終了時
一部歯髄に近接する象牙質う蝕である.隣接面では,歯間乳頭歯肉にレザー光が当たらないようセルロイドストリップスを挿入して照射すると良い

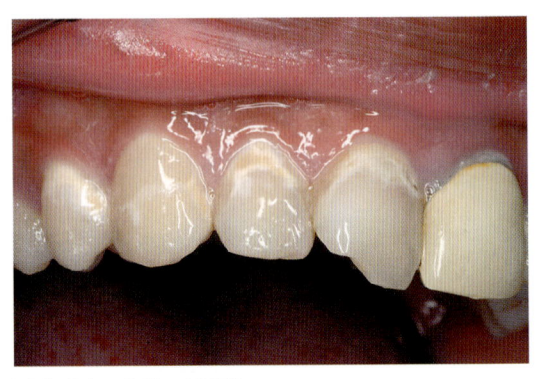

図1-21 術後3週間後
臨床経過は良好である

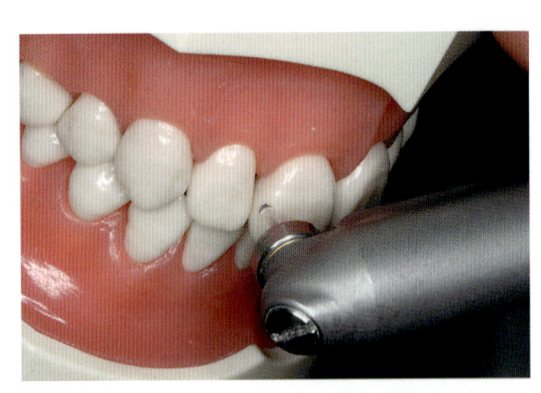

図1-22-a 中等度の象牙質う蝕の除去では,アンダーカットとなる部位をあらかじめ除去した上で弱い出力でコンタクトチップを使用して照射すると良い

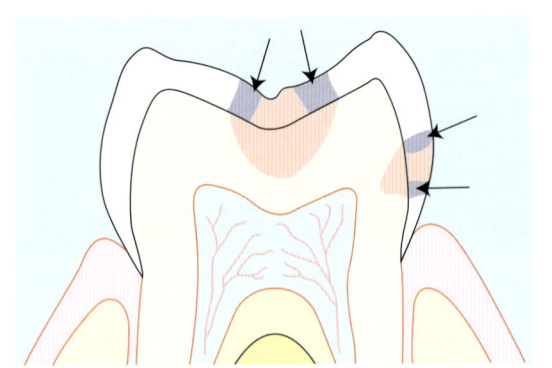

図1-22-b 矢印で示した紫色のアンダーカット部位は,レーザーでの除去にこだわらず回転切削器具で除去した方がよい

6 深い象牙質う蝕

深い象牙質う蝕では，Er：YAGレーザーによるう蝕の選択的除去という利点が最も発揮される．

う蝕が深く露髄した場合でも出血は，ほとんどなくレーザーによりう窩が殺菌されているため，直接覆罩が容易に行えかつ成功率も高い．また，歯髄に近接していても歯髄振盪作用で痛みがない場合もある．

大きなアンダーカット部のう蝕は，レーザー光を届かせることができないので回転切削器具の併用も必要となる．

症例1

患者：12歳，小学生，男性
主訴：学校の検診でう蝕を指摘された．
診査：視診および探診による触診により，右上側切歯遠心隣接面に象牙質に及ぶ深いう蝕を認める．自発痛はないが，冷水痛を認める（図1-23）．

診断：2│ C_2 象牙質う蝕

レーザー照射条件：Deka社 Smart2940D コンタクトハンドピースを用い200mj 20pps 4W．コンタクトチップをう蝕部位に接触させて照射した．象牙質う蝕部位では100mj 5pps 0.5Wに下げた．照射時間約240秒．

術式：① 犬歯が萌出途中のため，遠心よりコンタクトチップをう窩に接触させて照射しⅢ級窩洞を形成する．アンダーカット部は回転切削器具で除去した．
② う蝕検知液ニシカカリエスチェックを用いてう蝕の除去を確認する．
③ う蝕を除去したところ露髄したが，出血はなくダイカルにて直接覆罩を行ったうえフジアイオノマータイプⅡLCで裏層し

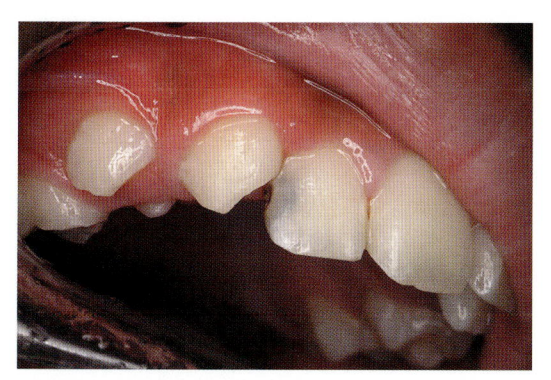

図1-23 遠心隣接面に象牙質に及ぶ深いう蝕が見られる

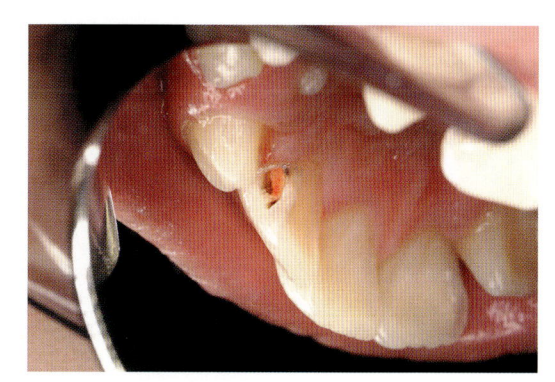

図1-24 う蝕の除去完了時，露髄しているが，出血はない

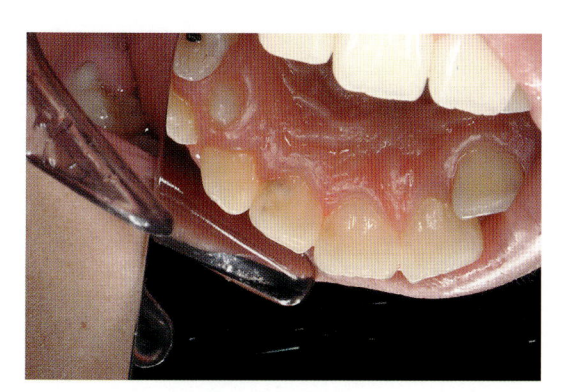

図1-25 3カ月後何ら臨床症状はない

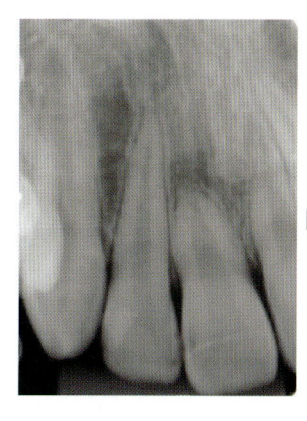

図1-26 3カ月後の口内法エックス線写真 歯槽白線も明瞭に認められ，歯髄に炎症が起きていないことが判る

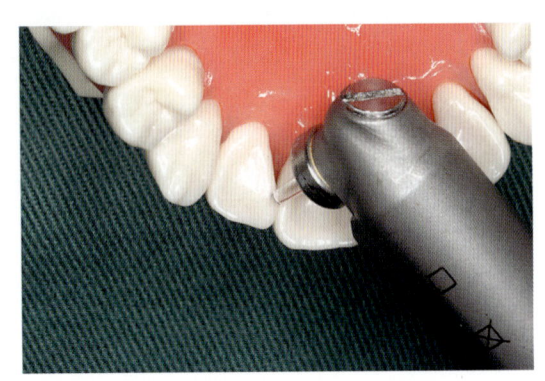

図1-27 深いう蝕の除去には，手指感覚に優れるコンタクトチップを接触させ低い出力で照射するとよい

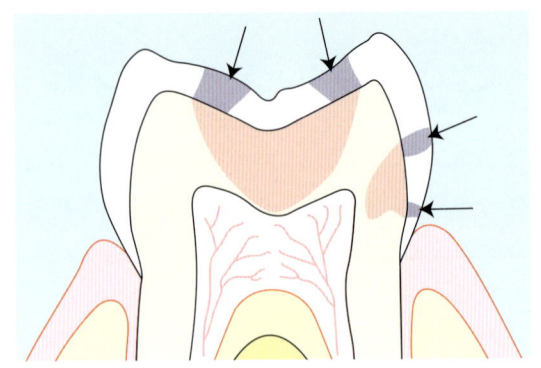

図1-28 アンダーカット部（紫色で示した矢印部分）は，前もって除去しておく必要がある

た．
④ スプーンエキスカベータで，脆弱な変性層を一層取り除く．
⑤ クラレメガボンドを用いボンディングを行った上で，通法に従い光重合CR充塡修復を行った（図1-24）．

経過：術中露髄時疼痛を訴えたが，直接覆罩時には疼痛はなく麻酔は必要としなかった．
　術後，違和感等なく，3カ月後の臨床経過も良好である（図1-25，26）．

コメント：深い象牙質う蝕では窩洞内の殺菌が重要であり，そのためにはレーザー光を確実に届かせねばならず，アンダーカットの除去が重要となる．今回の症例では，予期せず露髄したためラバーダム防湿をしていないにもかかわらず直接覆罩が成功したのは，レーザーによるう蝕の除去時の殺菌力の高さによるものと考えられる（図1-27，28）．　　　（宗像宏行）

参考文献

1) 篠木 毅：Er：YAGレーザーの硬組織への応用，日レ歯誌，14：139～143，2003．
2) 矢野宗憲：Er：YAGレーザーの臨床応用，日レ歯誌，16：123～128，2005．
3) 冨士谷盛興：Er：YAGおよびCO₂レーザー照射象牙質面に対するレジンの接着特性，日レ歯誌，17：74～80，2006．
4) 天谷哲也，平井義人：Er：YAGレーザー照射後における修復処置，日レ歯誌，16：105～110，2005．

第2章 窩洞形成

1 窩洞形成的総説

1 はじめに

　筆者が大学を卒業した30数年前には，レーザーで歯が削れるというようなことは予想もしなかった．しかし，現在ではまぎれもなくレーザーで歯が削れる時代が到来しているのである．一般臨床ではタービンあるいはエンジンを使用して窩洞形成を行っているが，これらと比較して，Er：YAGレーザーにはタービンのような音や振動がない，あるいは麻酔をしなくても歯が削れるという利点がある．このことは，歯科治療に恐怖心をもっている者にとっては，何ものにもかえがたいことである．小児はもとより，高齢化時代を迎えた現在，何らかの疾患を持つ有病者が増えており，麻酔をできるだけしないですませたいのが本音である．そのためにも麻酔をしなくても歯が削れるEr：YAGレーザーは，時代の要請にもかなっている診療器機である．

　しかし，従来より発売されているEr：YAGレーザーは，あまりにも窩洞形成に時間がかかりすぎていた．今回，その欠点を補う高速切削レーザーと呼ばれるイタリアDEKA社製のEr：YAGレーザーSmart2940D PLUSを応用する機会を得たので，このEr：YAGレーザーを使った窩洞形成について述べる．

2 DEKA社Er：YAGレーザーSmart2940D PLUSの特徴

　このレーザー（図2-1）の仕様は図2-2の通りであるが，その特徴は最大パルス数：30Hz，最大出力：7W，最大パルスエネルギー：500mJの高出力をもつことである．その高出力はファイバー方式ではなく，マニピュレーター方式であることに起因している．そのため，ファイバー方式と比較して高い出力での窩洞形成が可能である．レーザーハンドピースには図2-3のように，集光ミラー型（Distance Handpiece）とサファイアチップ型（Contact Handpiece）のハンドピースがあり，症例によって使い分けることが可能である．

3 照射条件

　従来のEr：YAGレーザーでの切削の問題点は，エナメル質の切削に時間がかかりすぎるということであった．切削効率を左右する因子は図2-4の通りであるが，導入当初は照射条件もよく分からない状態であったので，患者の協力を得て照射条件を変えながら検討を行った．

その結果，適度な切削能力があり，あまり痛みを感じさせない出力は集光ミラー型チップではFrequency：15Hz，Energy：150mj-2.25W，Pulse Length：Very Shortであった．サファイアチップ型ではFrequency：20Hz，Energy：200mj-4.00W，Pulse Length：Very Shortであった．そこで，現在ではこの出力を基準として，症例に応じて個々に変化させながら使用している．

4 窩洞形成への留意点

Er：YAGレーザーを用いての窩洞形成と，従来のタービンやエンジンを用いての窩洞形成の最大の違いは，特に集光ミラー型においては歯と接しないことである．このため，力による加減は不要である．圧接しながら削るというのではなく，点状に掘削しながらそれを繋いでいくという感覚であるので，その違いを持ちながら行う必要がある．そうすることにより，過度な切削や不必要な切削を回避できることになる．

また，窩洞の大きさや深さに対する対策としては，エネルギーの大きさや密度を加減しながら行うことであり，その方法としてはEr：YAGレーザーの出力そのものを変化させることや注水量を変えることである．チップを使用する場合はチップの種類，チップの角度，チップと形成面との距離などが影響する．最大の効率をあげるためには，これらのことをふまえながら応用することが重要である．

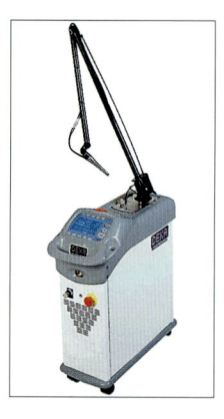

図2-1 高速切削レーザーイタリア，DEKA社製 Smart 2940D PLUS

- 波長：2940nm
- Er：YAGレーザー
- 出力：最大7W（7.7J）
- 最大パルスエネルギー：500mJ
- パルス数：最大30Hz
- パルスの長さ：80～700μs
- 導光法：多関節方式7つのミラーを使用
- レーザーチップ：集光ミラー型、サファイアチップ型
- 電源：100V，50-60Hz，8.5A
- ガイド光：670nm Diode Laser
- 大きさ：145cm（H），23cm（W），65cm（L）
- 重さ：47Kg

（松本光吉：高速切削レーザーに関する勉強会の資料より）

図2-2 Smart, 2940D PLUSの仕様

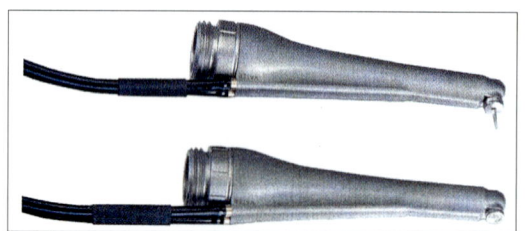

図2-3 レーザーハンドピース
上：サファイアチップ型（Contact Handpiece）
下：集光ミラー型（Distance Handpiece）

- 波長特性 2,780, 2,940, 2,790, 9,280, 9,620nm
- パルス波か連続波か，周波数は，ピーク値はいくらか
- 出力，エネルギー密度
- レーザーチップがミラー，ファイバー，ホロチュウブ式か
- ファイバーの先端形状，ミラーの状態：曇り，汚物，損傷
- 焦点距離，焦点の大きさ（スポッツズ）
- 切削部位の位置：焦点より手前か焦点部か，焦点から下かにより異なる
- 照射距離
- 注水の量，強さ，速さ，温度
- 気銃の強さ，持続時間

（松本光吉：高速切削レーザーに関する勉強会の資料より）

図2-4 切削効率を左右する因子

2　1級窩洞

＜治療上の注意点・ポイント＞
・切削効率に優れる集光ミラー型を使用する．
・エナメル質の切削は高出力でいっきに行う．
・深い象牙質の切削は非接触で低出力で行う．
・切削片の跳ね上がりを防ぐため斜め照射する．

診査：① 問診；1カ月前位より冷水痛を認めむし歯と思い来院．
　　　② 視診；咬合面にう蝕が認められる（図2-5-a）．
　　　③ 触診；う蝕部位は探針によりスティッキー感が認められた．
　　　④ エックス線診査；う蝕は歯髄にまでは達していなかった．

診断：C_2

レーザー照射条件：集光ミラー型使用
　　　① エナメル質
　　　　　・Frequency：20Hz
　　　　　・Energy：200mj-4.00W
　　　　　・Pulse Length：Very Short
　　　② 象牙質
　　　　　・Frequency：15Hz
　　　　　・Energy：150mj-2.25W
　　　　　・Pulse Length：Very Short

術式：① 無麻酔
　　　② エナメル質部を高出力で切削
　　　　集光ミラー型を使用し，ジャストフォーカス（先端から10mm）でレーザー光を歯面に斜めに当てながら小さな円（直径1〜2mm）を描くように歯質を切削し，これを連続させて窩洞となるように使用する．レーザーを斜めに照射することにより切削片の跳ね上がりを防ぐことができる．
　　　③ 象牙質部は低出力で切削
　　　　象牙質はエナメル質と違い容易に切削が可能であり，切削時の痛みを軽減するために，出力を下げると共にデフォーカスぎみに照射しながら切削範囲をコントロールする（図2-5-b）．

経過：治療中には痛みもなく不快症状もなかった．治療後においては自発痛，冷水痛，温水痛，知覚過敏，咬合痛などの臨床不快症状もなく，経過良好である．

コメント：Er：YAGレーザーでの切削の中でも特に咬合面のエナメル質は硬質であり，エナメル質の量も多いため切削に時間を要する．時間を短縮するためには，水の量を多くして，出力を上げることであるが，このためには，集光ミラー型のほうがサファイアチップ型より効率性に優れているので1級窩洞では集光ミラー型を使用する．あまり高出力にばかりこだわり，過度に出力を上げると痛みを誘発したり，エナメル質の損傷を招くことになるので，そのようなことがない出力を選択すべきである（図2-5-c）．

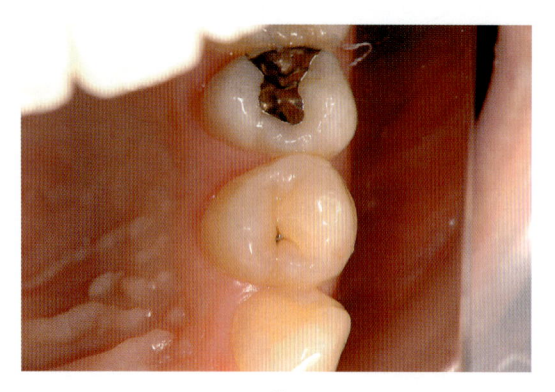

36 | 臨床編

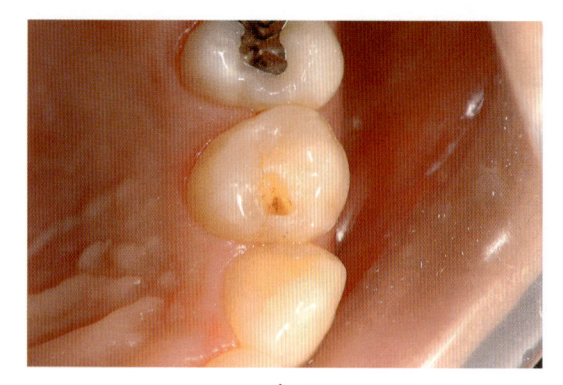

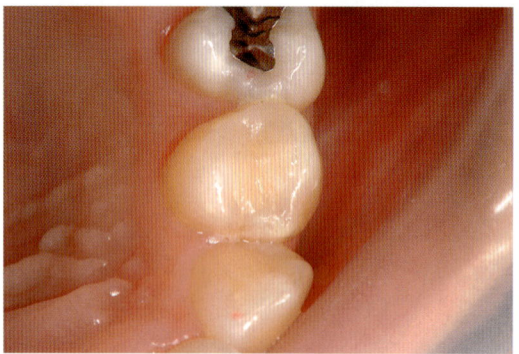

図2-5
a 術前，32歳，女性．
 咬合面にう蝕が見られる
b 窩洞形成後
 エナメル質の削除は20HZ，200mj，4.0Wで行った．所用時間2分．象牙質の削除は15HZ，100mj，1.50Wで行った．所用時間30秒．象牙質に褐色が見られるが，触診により硬化していたので，これ以上の削除は行わなかった
c 術後
 CRレジンで咬合面を修復した

治療手技説明図（図2-6-a～c）：

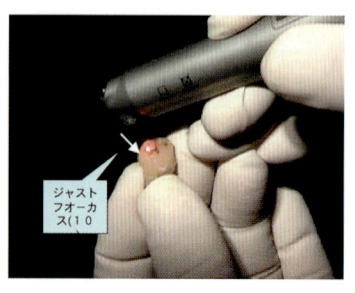

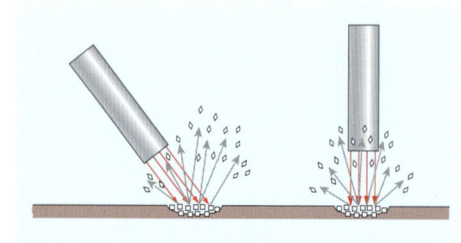

照射方向と切削片の跳ね返り
角度をつけて照射するほうが切削効率は高い

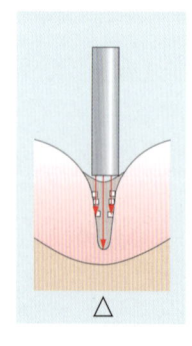

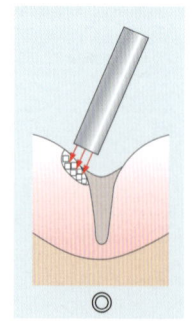

咬合面のⅠ級窩洞など，裂溝部の切削では，裂溝に対し垂直に照射しても，焦点距離が広がり切削効率は上がらない．そこで，裂溝の斜面を照射し，外開きを強くしながら底部へ進んでいくようにする

図2-6-a 集光ミラー型使用の場合：レーザー光を歯面に斜めにジャストフォーカス（先端から10mm）で照射

右上・下イラスト：（加藤純二，他編：一からわかるレーザー歯科治療，101，103，医歯薬出版，東京，2003．）

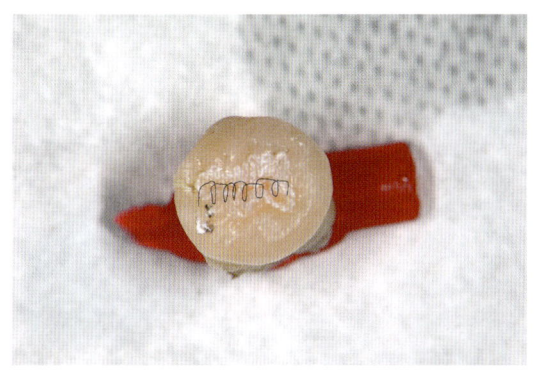

図2-6-b 小さな円（直径1mm程度）を描きながら歯質を切削し，これを連続させて窩洞の形態を整える

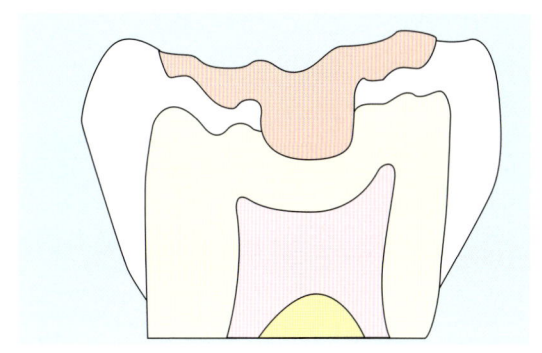

図2-6-c 斜め照射のためエナメル質は浅い窩洞が形成される．象牙質の窩洞形態は椀型となるように形成する

3　2級窩洞

＜治療上の注意点・ポイント＞
・隣接面にはサファイアチップ型のレーザチップを使用する．
・レーザ光が到達しやすいように，う窩の開拡を十分に行う．
・しっかりしたエナメル質が残せるようであれば充填を容易にするため，遊離エナメル質を残す．

診査：① 問診；2カ月位前より冷水痛，咬合痛があったが削るのがいやで放置していた．あまり放置するとよくないと思い来院した．
　　　② 視診；左下第二小臼歯遠心面，第一大臼歯近心面にう蝕を認める．
　　　③ エックス線診査；左下第二小臼歯遠心面，第一大臼歯近心面に透過像を認めるが，歯髄にまでは達していない（図2-7-a）．

診断：C₂

レーザー照射条件：サファイアチップ型を使用
　　・Frequency：20Hz
　　・Energy：200mj-4.00W
　　・Pulse Length：Very Short

術式：① 無麻酔
　　　② う窩の開拡
　　　　サファイアチップ型を使用し，接触点より内側の辺縁隆線部から隣接面のう窩にアクセスする．う蝕が小さければ辺縁隆線は残すが，大きい場合はレーザーチップのアクセスを容易にするため削除する．チップ先端を保護するために，先端を1mm位歯質より浮かせて斜めに照射する．こうすることにより切削片の跳ね上がりを防ぐことができる．
　　　③ う蝕の除去
　　　　隣接面う蝕は隣接面を中心として半球状に進むので，チップを半円状に動かしながら外側から内側に向かってレーザーを照射しう蝕を除去する．
　　　④ 遊離エナメル質の保存
　　　　充填を容易にするため，マージンが歯肉縁下に入らないように注意して隣接面歯肉側マージンに遊離エナメル質を残す（図2-7-b，c）．

経過：治療中には痛みもなく不快症状もなかった．治療後においては自発痛，冷水痛，温水痛，知覚過敏，咬合痛などの臨床不快症状もなく，経過良好である．

コメント：Er：YAGレーザーでの切削の中でも一番難しい窩洞形成である．う蝕の状態により，コンポジットレジン充填にするのかインレーにするのかといった判断もさることながら，レーザーのみで治療が可能かどうかの判断も必要になる．どうしてもレーザー光の届かない部位が生じることがあるので，レーザーだ

けで治療することにこだわるべきでなく，回転切削器具との併用も視野にいれながら治療する必要がある．

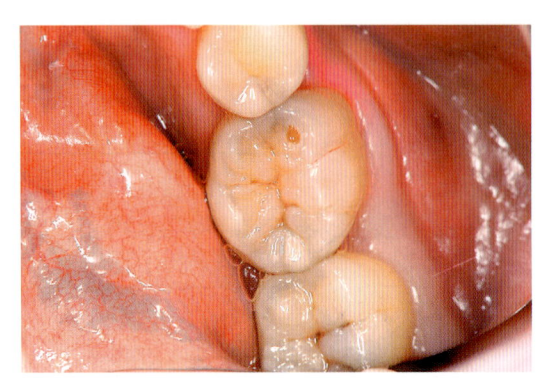

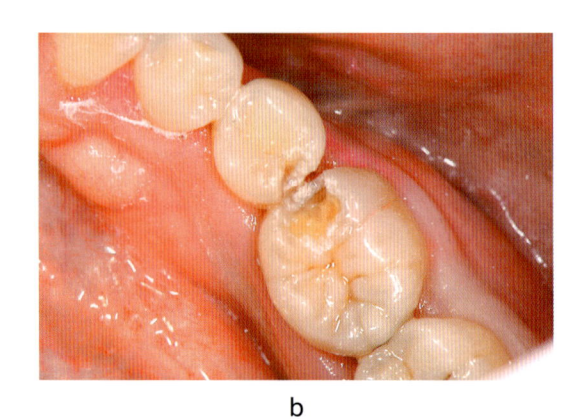

図2-7
a 術前，39歳，男性
　下顎第二小臼歯遠心，第一大臼歯近心にう蝕を認める
b 窩洞形成
　サファイアチップ型を使用し，レーザー光が到達しない部位が生じることがないようにう窩の開拡を十分に行う．充填を容易にするため，隣接面歯肉側マージンに遊離エナメル質を残す
c コンポジットレジン充填
　歯肉縁下にコンポジットレジンが入らないように注意して充填する

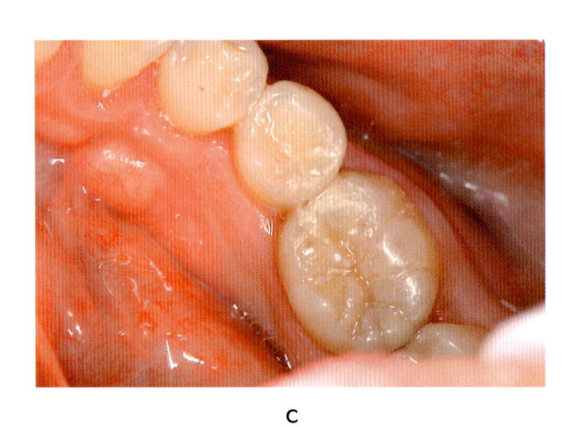

治療手技説明図（図2-8-a～c）：

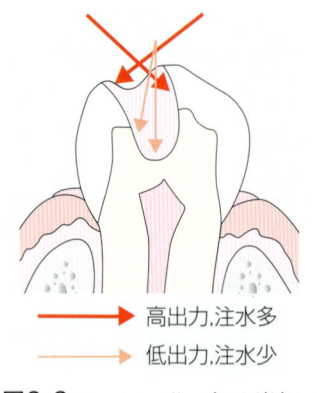

→ 高出力，注水多
→ 低出力，注水少

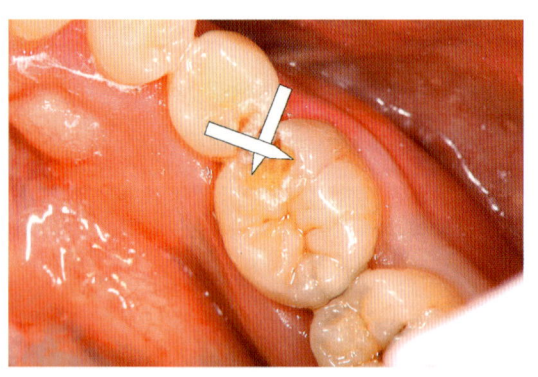

図2-8-a レーザー光が到達しやすいように，う窩の開拡を十分に行う
左イラスト：（加藤純二，他編：一からわかるレーザー歯科治療，102，医歯薬出版，東京，2003．）

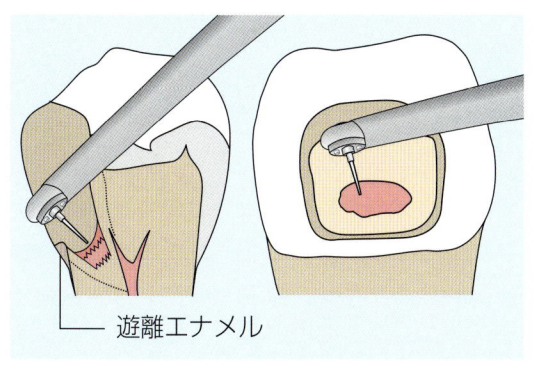

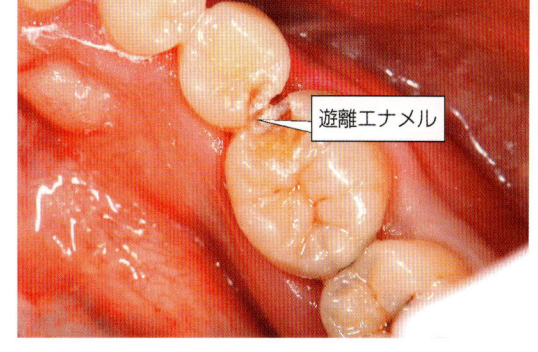

図2-8-b 充填を容易にするため，マージンが歯肉縁下に入らないように注意して隣接面歯肉側マージンに遊離エナメル質を残す

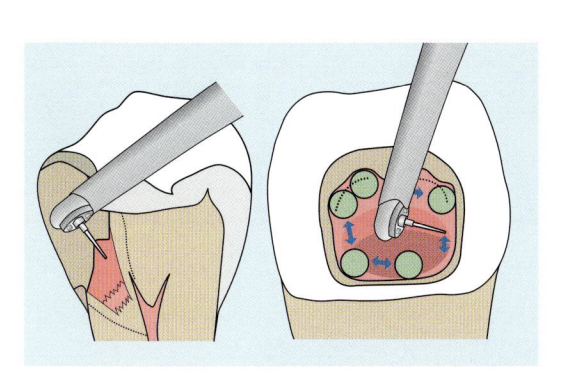

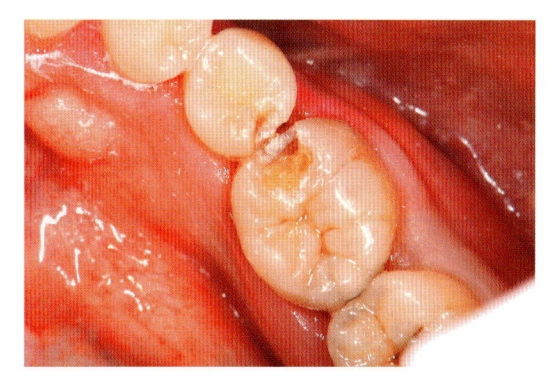

図2-8-c チップを半円状に動かしながら，外側から内側に向かってレーザーを照射しう蝕を除去する

4　3級窩洞

＜治療上の注意点・ポイント＞
・う窩へのアクセスは唇側・舌側からかを問わずレーザ光が到達しやすい方向から行う．
・アクセスした方向と逆の方向に残せるような遊離エナメル質があれば，充填を容易にするため，遊離エナメル質を残す．
・方向がとりにくいので過剰照射に気をつける．
・隣接歯の隣接面を傷つけないように配慮する．

診査：①問診；前歯の色が変わってきたので気になる．1週間位前より冷たいものがしみるので治して欲しい．
　　　②視診；上顎左右中切歯の近心面にう蝕を認める．
　　　③エックス線診査：上顎左右中切歯歯近心面に透過像を認めるが，歯髄にまでは達していない（図2-9-a）．

診断：C_2

レーザー照射条件：サファイアチップ型を使用
　・Frequency：20Hz
　・Energy：200mj-4.00W
　・Pulse Length：Very Short

術式：①無麻酔
　　　②う窩の開拡
　　　　サファイアチップ型を使用し，舌側からアクセスする．辺縁隆線の内側の歯質から除去を始め辺縁隆線が残せるかどうかを確認するが，この場合，感染歯質除去のためには辺縁隆線がじゃまをしていたので，辺縁隆線部を削除してレーザー光が到達しやすいようにして開拡を始めた．一部舌側からアクセスしにくい場所があったので，その部分は唇側からアクセス

した.
③ う蝕の除去
隣接面う蝕は接触点下から半円状に広がるので,最初チップをエナメル―象牙質に沿って動かしながらその部分のう蝕を除去したあと,中央部のう蝕を除去する.
④ 遊離エナメル質の保存
アプローチした反対側の遊離エナメル質を残すことにより,マトリックスがかけやすくなると共に充塡が容易になる(図2-9-b).

経過:治療中軽度の痛みを訴えたが,浸潤麻酔を必要とするほどではなかった.治療後においては自発痛,冷水痛,温水痛,知覚過敏,咬合痛などの臨床不快症状もなく,経過良好である.

コメント:う窩へのアクセスを唇側から行うのか,舌側から行うのかということが問題になるが,従来は舌側からアクセスして,唇側のエナメル質を残すような窩洞形成が推奨されてきた.これは変色しやすいコンポジットレジンへの対策であった.しかし,現在のコンポジットレジンは変色も少なく,接着力も増強している.そのため,感染歯質の取り残しを防ぐためには,必ずしも舌側から行うことにこだわる必要がなくなってきている.

Er:YAGレーザーで切削する場合,回転切削器具と比較するとその操作性には劣るものがある.そのため,舌側からのアクセスにこだわらず感染歯質を除去しやすい方向から使用することが望まれる(図2-9-c).

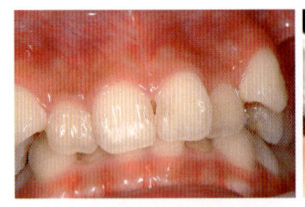

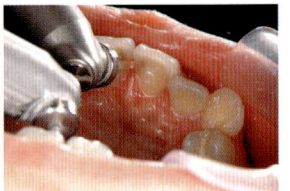

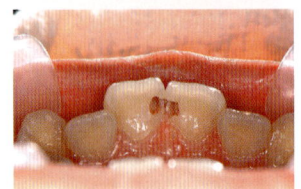

図2-9-b 窩洞形成
サファイアチップ型を使用し,舌側からう窩の開拡を行った.一部感染歯質の取り残しを少なくするため唇側からもアクセスした.充塡を容易にするため唇側の遊離エナメル質を残した

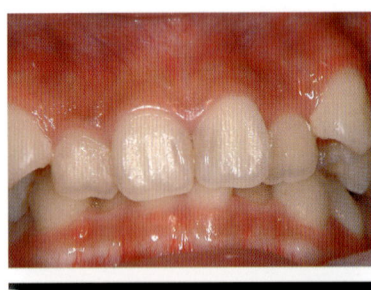

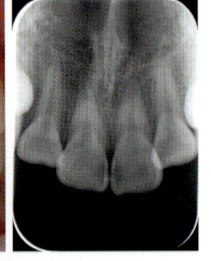

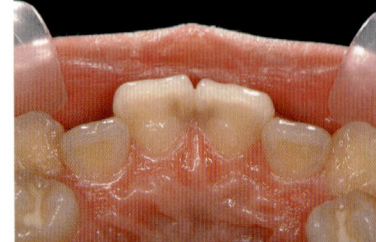

図2-9-a 術前,14歳,女性
CR充塡の変色とX線診査により,両隣接面にう蝕を認める

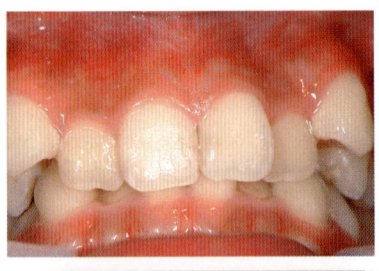

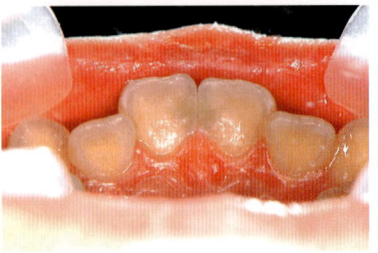

図2-9-c コンポジットレジン充塡
接触点に注意しながらコンポジットレジンを充塡した

治療手技説明図（図2-10-a～c）：

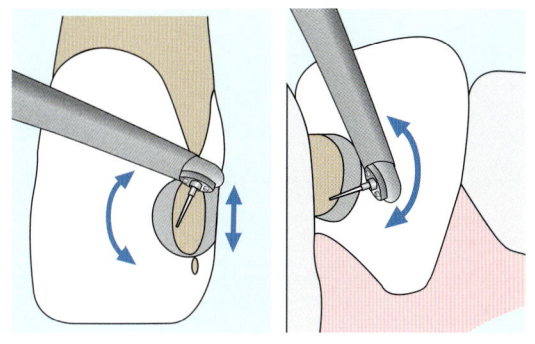

図2-10-a 唇舌側を問わず，レーザ光が到達しやすい方向から，う窩の開拡を十分に行う

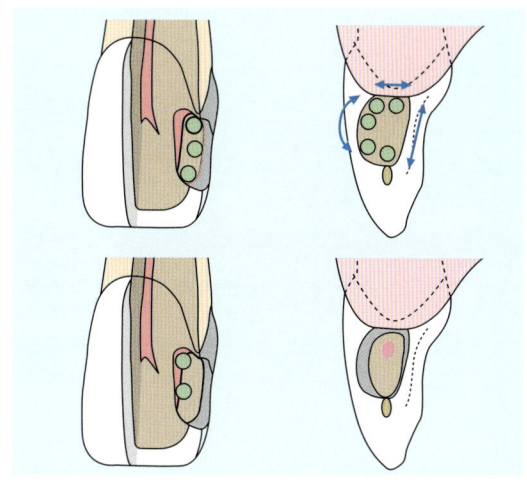

図2-10-b まず，エナメル－象牙境に沿って感染歯質を蒸散しながら，中央部に向かって蒸散して除去する

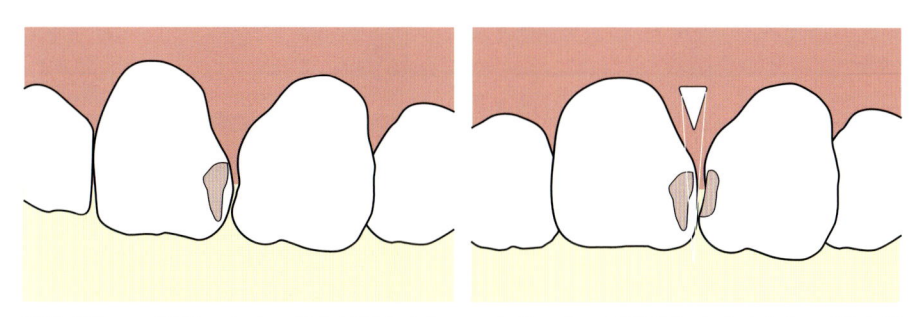

図2-10-c 遊離エナメル質を利用すると，マトリックスが装着しやすくなり，CR充填も容易になる

5　4級窩洞

＜治療上の注意点・ポイント＞
・大きく欠けているほうからアクセスし，反対側のエナメル質はできるだけ残す．
・切端を含む窩洞なので，少しでもコンポジットレジンの保持をよくするため，ベベルを形成する．
・充填したコンポジットレジンが破折しないよう，咬合調整を十分に行う．

診査：①問診；下顎の前歯が昨日欠けたが痛みはない．
　　　②視診；下顎右側側切歯の遠心面と切端が欠損し，象牙質にう蝕を認める．
　　　③X線診査；下顎右側側切歯遠心面に透過像を認めるが歯髄にまでは達していない（図2-11-a）．

診断：C_2

レーザー照射条件：集光ミラー型使用
　・Frequency：15Hz
　・Energy：150mj-2.25W
　・Pulse Length：Very Short

術式：①無麻酔
　　　②う窩の開拡
　　　　集光ミラー型を使用し，遠心面の舌側からアクセスしてう窩の開拡を行う．集光ミラー型を使用することにより，隣接歯に規制されずレーザーの照射方向が自在になるため，アクセスは容易である．
　　　③う蝕の除去
　　　　最初レーザー光先端をエナメル－象牙質に沿って動かしながらその部分のう蝕を

除去したあと，中央部のう蝕を除去する．
④遊離エナメル質の保存
　少しでもコンポジットレジンの保持をよくするためには，可能な限り遊離エナメル質を残す．
⑤ベベルの形成
　前歯部の唇側には可能な限り，ベベルを付与する．ベベルによりコンポジットレジンの保持はもちろん，コンポジットレジンと形成された歯の歯面との色調を漸次移行することが可能となる（図2-11-b）．

経過：治療後においては自発痛，冷水痛，温水痛，知覚過敏などの臨床不快症状はなかったが，前方運動させたとき少し当たりの強い部分があったので，再度咬合調整を行った．

コメント：治療方法としては，ほぼ3級窩洞に準ずるが，切端部分が欠けているため，う窩へのアクセスは容易である．しかし，サファイアチップ型はチップ部分が隣接歯にひっかかり照射方向が規制されてしまう場合がある．集光ミラー型チップでは先端にチップがないので，隣接歯に規制されることがない．このような場合はチップの形状にこだわらず，使用しやすい方のチップを選択すればよい．充填するコンポジットレジンの接着力を少しでも増強するためにはできる限り遊離エナメル質を保存し，唇側にはベベルを付与することが望ましい．

　今回はベベルをEr：YAGレーザーを用いて付与したが，回転切削器具と比較してその形態を一様に付与するのは難しいものがある．したがって，ベベルをEr：YAGレーザーを用いて付与することの是非については今後の検討課題である（図2-11-c）．

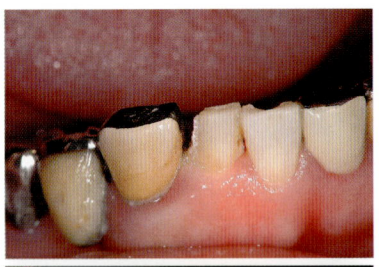

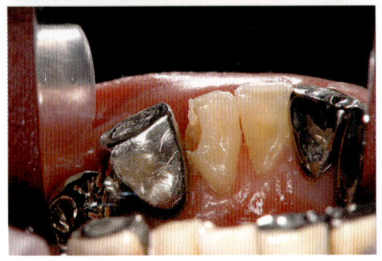

図2-11-b 窩洞形成
集光ミラー型を使用し，遠心の舌側からう窩の開拡を行った．可能な限り遊離エナメル質を残すと共に唇側には浅くベベルを形成した

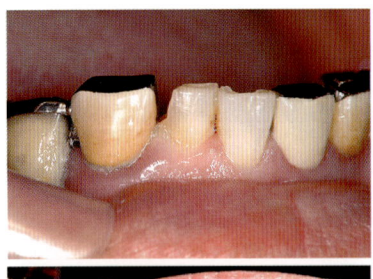

唇側観
舌側観

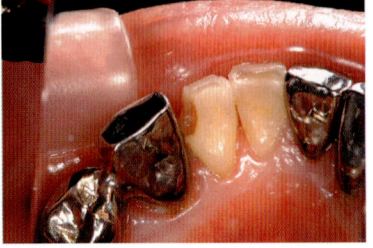

図2-11-a 術前，66歳，男性
切端および遠心面に歯質の破損を認める

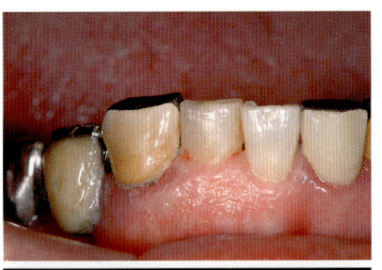

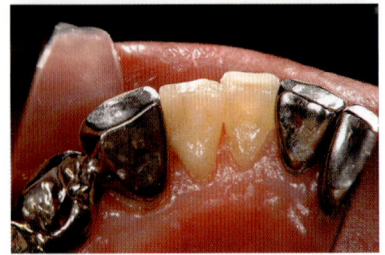

図2-11-c コンポジットレジン充填
切端を含むため咬合によりコンポジットレジンが破折しないように咬合調整しながら充填した

唇側観
舌側観

治療手技説明図(図2-12-a～c):

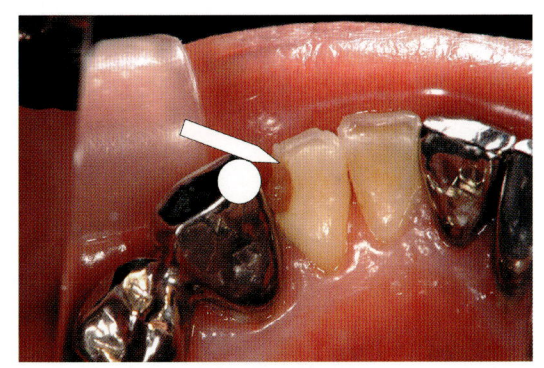

図2-12-a レーザー光が到達しやすい方向から,う窩の開拡を十分に行う.サファイアチップ型の場合隣接歯にこばまれ(○印)目的の位置に照射できない場合があるが,このような場合,集光ミラー型チップのほうが方向をとりやすい

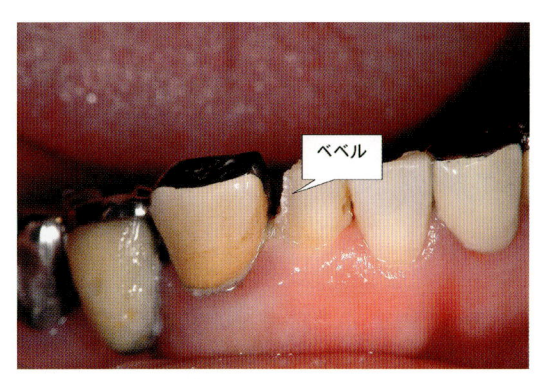

図2-12-b 唇側にはベベルを付与する.ベベルにより,コンポジットレジンの保持およびコンポジットレジンと形成された歯の歯面との色調を漸次移行することが可能となる

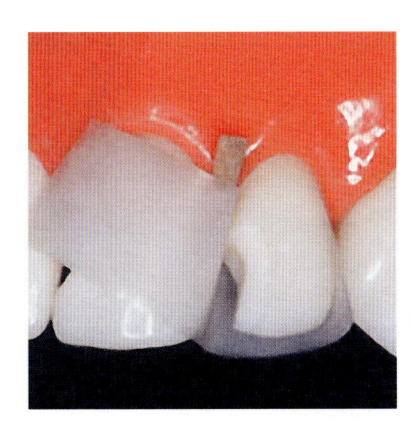

図2-12-c マトリックスを利用することにより隔壁となり,CR充填が容易になる.クサビを利用することで,マトリックスを密着することができる

6　5級窩洞

<治療上の注意点・ポイント>
・方向性にすぐれる集光ミラー型を使用する.
・痛みを誘発しないようにエナメル質および象牙質の切削は低出力で行う.
・歯と歯肉が接する部分は出血させないように注意する.

診査:① 問診；3カ月位前より歯がしみ出したと来院.
　　② 視診；下顎右側側切歯および犬歯の頬側と遠心面にう蝕が認められるとともに楔状欠損になっている.
　　③ 触診；う蝕部位は探針によりスティッキー感が認められた.
　　④ エックス線診査；う蝕は歯髄にまでは達していなかった(図2-13-a).

診断：C₂,楔状欠損
レーザー照射条件：集光ミラー型使用
　・Frequency：15Hz
　・Energy：150mj-2.25W
　・Pulse Length：Very Short

術式：① 無麻酔
　　② 窩洞形成
　　　集光ミラー型を使用し,まず,楔状欠損している部分をジャストフォーカスでレーザー光を歯面に斜めに当てながら歯質を削除して窩洞の外形を整える.歯肉と

接する部分は特に出血させないように注意しながら行う．

次に着色が著しいう蝕の部分を選択的に削除する．この場合，窩洞の深さが深くなりすぎないように，デフォーカスぎみに照射しながら削除の範囲をコントロールする．窩洞が深い場合，必要であれば間接歯髄覆罩を施す（図2-13-b）．

経過：着色しているう蝕部分を取り除く際，軽度の痛みを訴えたが，それ以外は無痛での処置が可能であった．治療後においては自発痛，冷水痛，温水痛，知覚過敏，咬合痛などの臨床不快症状もなく，経過良好である．

コメント：Er：YAGレーザーにおける窩洞形成の中では，一番容易であるが，歯頸部に近いため知覚が敏感な部位である．そのため出力は可能な限り低出力で行うことが痛みに対する対策である．また，歯と歯肉が接する部分の処置を必要とするため，謝って歯肉に照射すると出血の原因となる．

レーザーの作用の一つに止血効果があるが，他のレーザーと比較してEr：YAGレーザーはその効果が劣っているので，コンポジットレジンの接着を阻害させないためには，出血させないように処置することが重要である（図2-13-c）．

（井上三四郎）

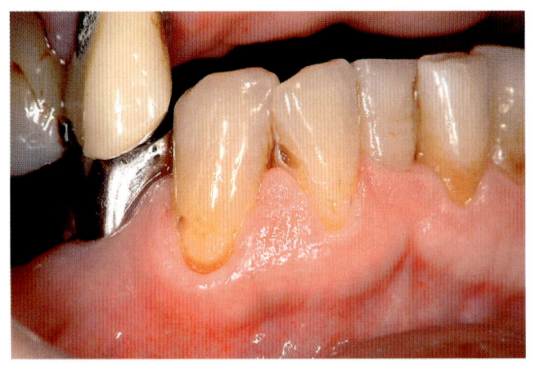

図2-13-b 窩洞形成後
歯と歯肉が接する部分は，出血させないように注意しながら削除する．次に着色が著しいう蝕の部分を選択的に削除する

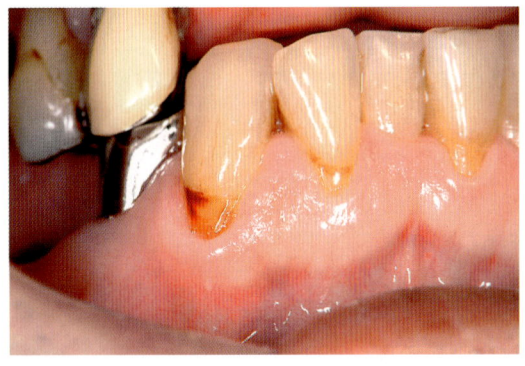

図2-13-a 61歳，男性
下顎右側側切歯および犬歯の頬側と遠心面に，う蝕が認められるとともに楔状欠損になっている

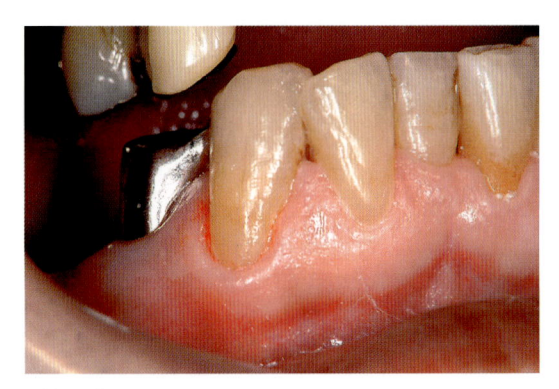

図2-13-c 充填後
歯と歯肉の接する部分がなだらかに移行するように充填する

治療手技説明図（図2-14-a～c）：

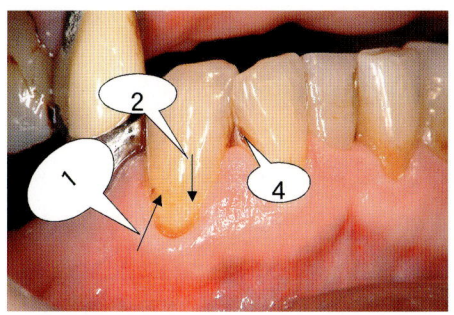

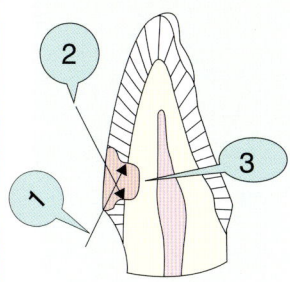

図2-14-a 集光ミラー型を使用しレーザー光を矢印のように歯面に斜めに照射
1. 窩洞上辺縁は下，から上に向かってアンダーカットを作るようにして切削する
2. エナメル質上縁は，上から下に向かって浅い窩洞を作るように照射してベベルを作成する
3. 象牙質の窩洞形態は，椀型となるように形成する
4. 隣接面部は斜め方向からう蝕部分を切削し，舌側の遊離エナメルを残すようにする

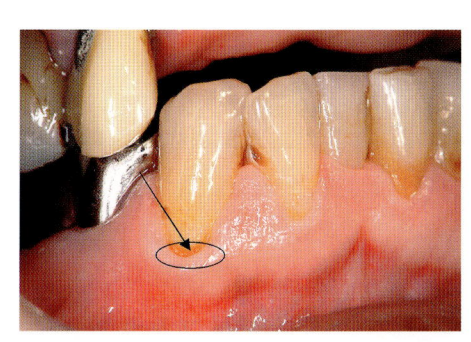

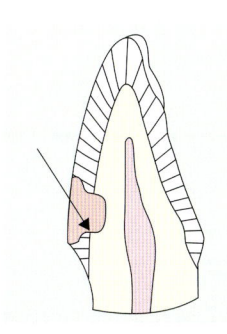

図2-14-b 歯と歯肉が接する部分は斜め上方から歯面の内側に向かって照射し，出血させないようにする

（図2-14-ab（イラスト）　加藤喜郎：生物学的接着修復の臨床1．基本術式編，I．歯の解剖学的形態および形態窩洞形態のスケッチ（9窩洞），19，クインテッセンス出版，東京，1997．）

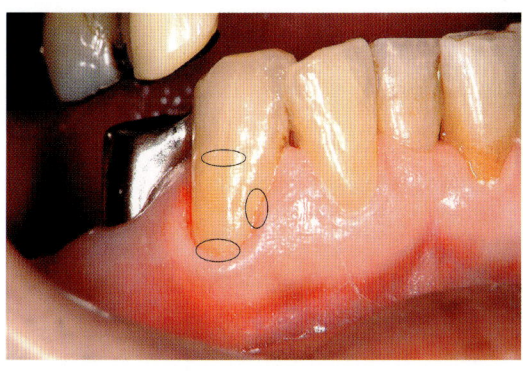

図2-14-c エナメル質につけたベベル，歯と歯肉が接する部分，隣接面に移行する部位がなめらかになるように充塡する

参考文献
1) 松本光吉：高速切削レーザーに関する勉強会の資料，2004．
2) 加藤純二，篠木　毅，粟津邦男，守矢佳世子：硬組織への応用，歯の切削，一からわかるレーザー歯科治療，100～106，医歯薬出版，東京，2003．
3) 篠木　毅：Er：YAGレーザー，う蝕治療，歯科用レーザー臨床まるごと大辞典，90～93，デンタルダイヤモンド社，東京，2003．
4) 熊崎　護：レーザーによる窩洞形成，歯科用レーザー・21世紀の展望パート2，30～33，クインテッセンス出版，東京，2004．
5) 永井茂之：デントライト（Er：YAGレーザー）の適応症とその実際，最新歯科用レーザーその特長と応用，83～90，クインテッセンス出版，東京，2006．
6) 猪越重久：感染象牙質の除去基準とコンポジットレジン充塡の基礎と臨床，う蝕治療のミニマルインターベンション—象牙質・歯髄を守るために，44～66，クインテッセンス出版，東京，2004．

7 乳歯の窩洞形成

乳歯の窩洞形態については永久歯と基本的に同じである．しかし，大きさ，歯質の硬さ，歯髄腔や根尖部の形態など形態学的特長や歯髄神経の発達，患者と意思の疎通が困難などの点では異なる．乳歯のレーザー治療において，これらの点を考慮して行う必要がある．

1 1級窩洞形成

患者：K．A，5歳，幼稚園男児
主訴：右側下顎第一乳臼歯のう蝕処置（図2-15）
診査：気銃による誘発痛診査に対して敏感に反応したが一過性で数秒間であった．う窩は小さいが深く，う蝕歯質が少し観察された．露髄と打診痛は観察されなかった．X線的には歯髄腔は広く，歯根は完成期であった（図2-16）．
診断：臨床的正常歯髄
レーザー照射条件：Deka社のSmart2940を用い10Hz，1.5W，100-250mJ，歯の表面から約10cmの至近距離より注水下で照射した．
術式：① 保護者，患者にレーザー治療について説明した．
② 患者，術者，補助者は保護メガネを着用した．
③ レーザーの焦点がう蝕部に直角に当たるように照射した．
④ レーザー照射は露髄しないように直視直達，間欠的に照射した．
⑤ レーザー照射によりう蝕を除去後に窩洞を形成した．
⑥ 定法に従ってレジン充填を行った．
結果：① 照射時の誘発痛はなかった．
② 窩洞形成に要した時間は約30秒間であった．
③ 患者はレーザー照射中恐怖感を訴えなかった．
④ 1級窩洞形成が無痛下で形成された（図2-17）．
⑤ レジン充填処置が問題なく行われた（図2-18）．
経過：1週間後に来院した時の誘発痛の診査では，象牙質の知覚過敏などの臨床症状はなかった．その後の経過も良好である．
コメント：窩洞形成時のレーザー発振音は，患者に恐怖心を与えるものではなく瞬時の内に処置が終了した．露髄しないように間欠的に照射し，視診や触診下で注意深く窩洞形成を行うように配慮した．
作用機序：う蝕，歯質の蒸散効果はEr：YAGレーザーの波長が2.94μでハイドロキシアパタイトに吸収され易いために生じる[1]．患者が恐怖心を感じなかったのは切削時の音，振動がほとんどなかったためである．また治療時間が極めて短時間であったことも挙げることができる．さらに，誘発痛に関しては乳歯の神経終末部の未発達とレーザー照射がパルス波であり，間欠的な神経終末部の刺激によると思われる[2]．

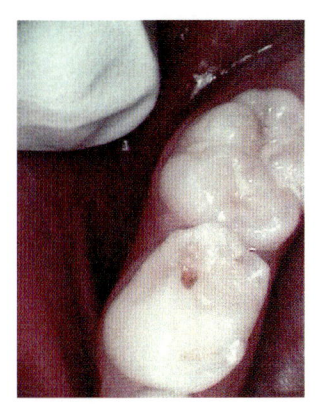

図2-15　初診時の患歯の写真

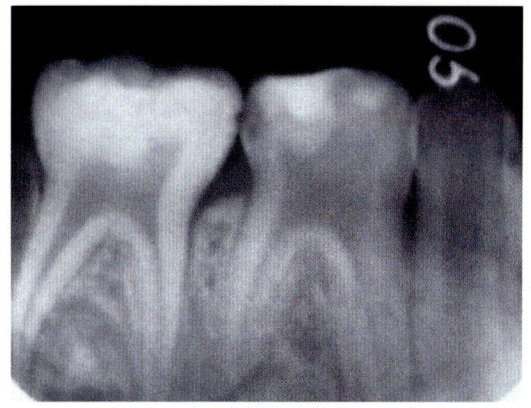

図2-16　エックス線写真
　　　　歯髄腔は広く根は完成期である

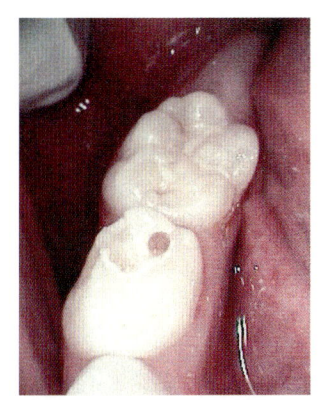

図2-17　窩洞形成終了時の写真

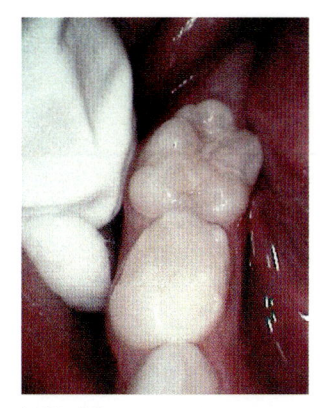

図2-18　レジン充填後の所見

2　3級窩洞

患者：K．A，4歳，幼稚園男児
主訴：右側上顎乳犬歯のう蝕処置（図2-19）
診査：視診により近心歯頸部から隣接面に及ぶ象牙質に達するう蝕が観察された．気銃による誘発痛診査に対して反応したが一過性で数秒間であった．う窩は広く，浅く，露髄と打診痛は観察されなかった．エックス線的には歯髄腔は狭窄し，歯根は完成期であった（図2-20）．
診断：臨床的正常歯髄
レーザー照射条件：Deka社のSmart2940を用い10Hz，1.5W，150mJ，歯の表面からミラー型チップを使用し約10cmの距離よりノンコンタクト，注水下で照射した．
術式：①保護者，患者にレーザー治療について説明した．
②患者，術者，補助者は保護メガネを着用した．
③レーザーの焦点がう蝕部に直角に当たるように照射した．
④注水が不十分な場合は水銃による注水を併用した．
⑤レーザー照射によりう蝕を除去し窩洞を形成した．
⑥定法に従ってレジン充填を行った．
結果：①照射時の誘発痛はなかった．
②患者はレーザー照射中恐怖感を訴えなかった．
③3級窩洞形成が無痛下で形成された（図2-21）．
④窩洞形成にかかった時間は約20秒間であった．
⑤レジン充填処置が問題なく行われた（図2-

22).

経過：術後10日目の来院時の診査では，自発痛や冷水痛などの臨床症状はなかった．その後の経過も良好である（図2-23，24）．

コメント：前歯部の窩洞形成は，直視直達が可能で処置が確実にでき容易であった．小さなう蝕であったので，短時間の照射でう蝕の蒸散が可能であった．

作用機序：う蝕，歯質の蒸散はEr：YAGレーザーの波長特性による．歯質の蒸散は出力，パルス，照射距離と時間，チップの形態，注水量，歯質の状態などにより左右される[1]．Er：YAGレーザーによる窩洞へのレジン充填時の微少漏洩試験では，通常のバーによる方法よりも良い結果が報告されている[3]．その理由の一つとして，注水下で行うEr：YAGレーザーによる窩洞形成ではスメヤー層の形成がなく，窩洞形成面が活琢であることを挙げることができる[4,5]．

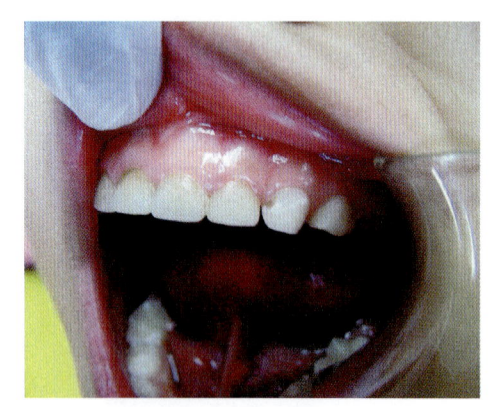

図2-19　初診時の患歯の写真

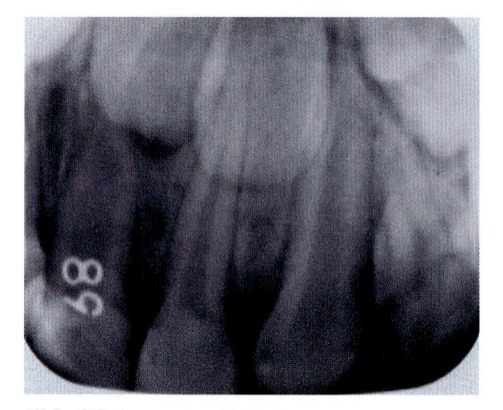

図2-20　エックス線写真
歯髄腔は広く根は完成期である

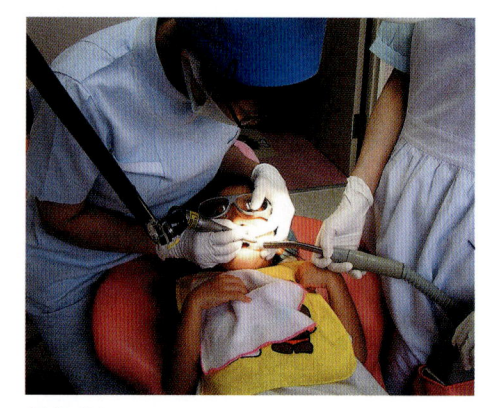

図2-21　レーザー治療中の写真

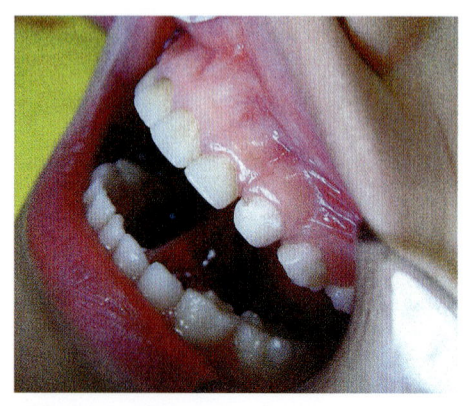

図2-22　窩洞形成終了時の写真

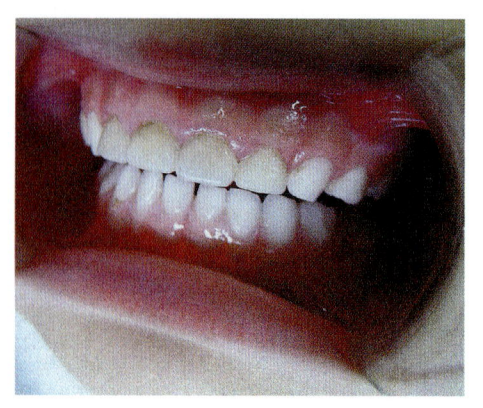

図2-23　レジン充填後の所見

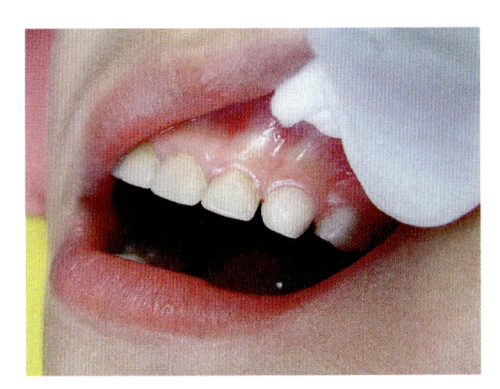

図2-24　7日後の経過観察所見

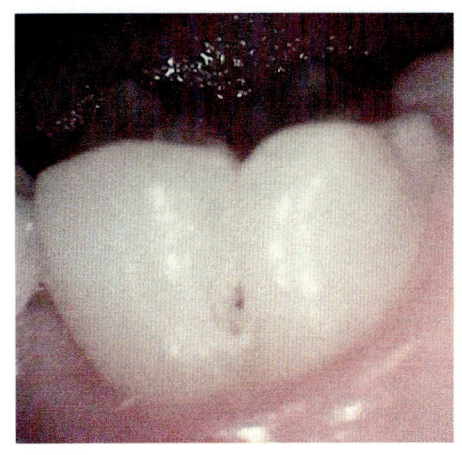

図2-25　初診時の所見

3　5級窩洞：幼弱永久歯のレーザー処置

患者：6歳，小学一年生
主訴：右側下顎第一大臼歯のう蝕処置（図2-25）
診査：視診と短針による触診でう蝕が確認された．冷水痛や自発痛はなかった．う窩は小さかったが深かった．エックス線的には歯髄腔は広く，歯根は未完成であった（図2-26）．
診断：臨床的正常歯髄
レーザー照射条件：Deka社のSmart2940を用い10Hz，1.5W，150mJ，歯の表面から約10cmの距離より注水下で照射した．
術式：①保護者，患者にレーザー治療について説明した．
　　　②患者，術者，補助者は保護メガネを着用した．
　　　③レーザーの焦点がう蝕部に直角に当たるように照射した．
　　　④レーザー照射によりう蝕を除去し窩洞を形成した．
　　　⑤定法に従ってレジン充填を行った．
結果：①照射時の誘発痛はなかった．
　　　②患者はレーザー照射中恐怖感を訴えなかった．
　　　③5級窩洞形成が無痛下で形成された（図2-27）．
　　　④窩洞形成にかかった時間は2歯で約30秒間であった．

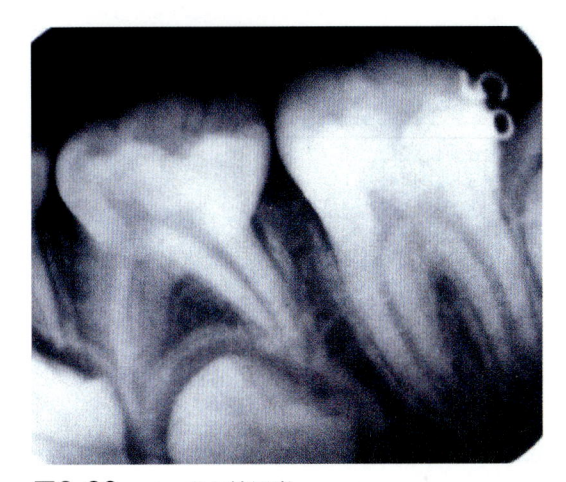

図2-26　エックス線写真

　　　⑤レジン充填処置が問題なく行われた（図2-28）．
経過：7日後に来院した時の誘発痛の診査では，特記すべき臨床症状はなかった．その後の経過も良好である．
コメント：
　①初期う蝕のレーザー治療は，最少必要な歯質の除去が可能である（ミニマムインターベンション）．
　②窩洞形成部には耐酸性が付与されることから，二次う蝕の予防も可能であるなどのレーザー特有の利点も多い．
　③小児歯科治療におけるEr：YAGレーザーの臨床成績に関する論文は少ないので，ほとんど窩洞形成中の痛みはないようである．
作用機序：レーザーによる耐酸性に関する実験は，

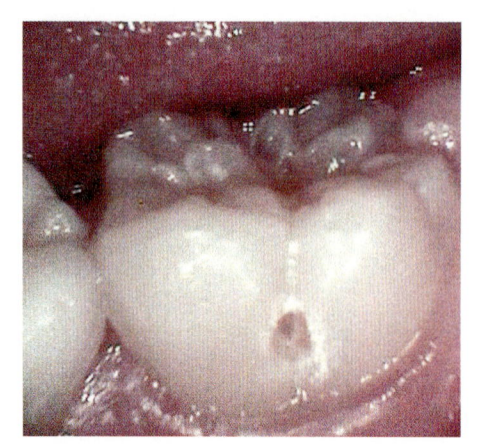

図2-27　5級窩洞形成直後

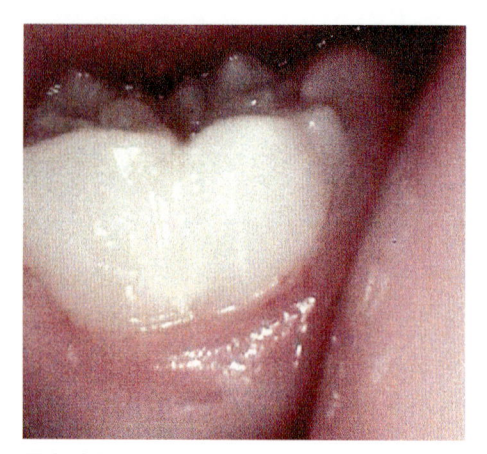

図2-28　レジン充填直後

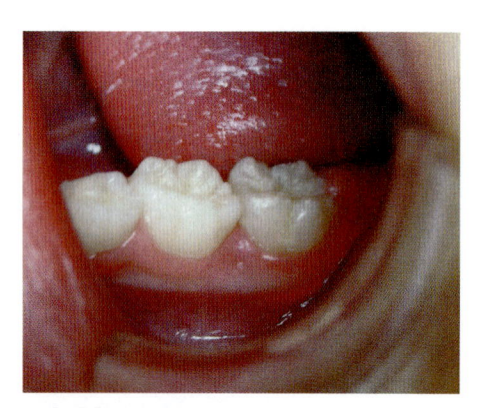

図2-29　経過観察7日後

1960年代から数多く報告されている[1]．レーザーによるう蝕予防効果はレーザーの種類，照射条件，併用薬剤の種類，歯質に状態などにより異なる．Er：YAGレーザー単独の場合は，肉眼でも観察可能であるが窩洞辺縁部が白濁化する[6,7]．この部分を電子顕微鏡で観察すると，歯質がレーザーエネルギーにより溶解し再結晶を起こしている．このような部分は酸に対して溶け難くなる．結果耐酸性が付与されう蝕予防効果が生じる[8]．

（鳥山　栄）

文献

1) 松本光吉：レーザーに強くなる本，増補改訂版，クインテッセンス出版，東京，2003.
2) Wakabayshi H, Hamba M, Matsumoto K: Effect of irradiation by semiconductor laser on responses evoked in trigeminal caudal neurons by tooth pulp stimulation, Lasers Sug Med 13:605〜610, 1993.
3) Eduardo K K, Mozamal H, Yuuiti K, Koukichi M, Mitsuko I and Ryuuji S : Morphological and microleakage studies of the cavities by Er：YAG laser irradiation in primary teeth, J of Clinical Laser & Medicine, 20(3):141〜147, 2002.
4) Yamada Y, Hossain M, Murakami Y and Matsumoto K : Er：YAG laser effect on removal of caries dentine in primary teeth:an in vitro study, European Journal of Paediatric Dentistry, 173〜178, 2001.
5) Matsumoto K, Hossain M, Tsuzuki N and Yamada Y: Morphological and compositional changes of human dentin after Er：YAG laser irradiation, J of Oral Laser Applications, 3(1):1〜6, 2003.
6) Matsumoto K, Nakamura Y, mazeki K and Kimura Y : Clinical dental application of Er：YAG laser for class 5 cavity preparation, J of Clinical Laser Medicine and Surgery, 14(3):123〜127, 1996.
7) Matsumoto K, Mozamal H, Iqubal H, Kawano H and Kimura Y : Clinical assesment of Er, Cr：YSGG laser application for cavity preparation, J of Clinical Laser Medicine and Surgery, 20(1):17〜21, 2002.
8) Matsumoto K : Laser treatment of hard tissue lesions, J of Oral Laser Applications, 4(4):1〜14, 2004.

第3章

象牙質知覚過敏の鎮痛消炎療法

1 はじめに

　象牙質の知覚過敏は歯髄炎，楔状欠損，根面の露出，窩洞形成，歯の漂白，全身的な原因などで生じる臨床症状であり，従来から多くの治療法が推奨されてきた．近年，高度先進技術の発達の恩恵を受けレーザーが歯科治療に導入され，象牙質知覚過敏症の鎮痛消炎療法に有効であることが判明している．各種レーザーの中でもEr：YAGレーザーによる象牙質知覚過敏の鎮痛消炎に関しては，臨床症例報告が少ない．

　今回，Er：YAGレーザーを用いて象牙質知覚過敏症の鎮痛消炎療法を行ったところ，Grossmanが述べている象牙質知覚過敏症の治療法の必要条件である歯髄に刺激を与えない，術中・術後に疼痛を与えない，即効性がある，簡単に使用できる，効果に持続性があること，歯の変色がないの6条件の中で効果の持続性に関する点ではやや問題があるものの，ほぼこれらの諸条件を満たした理想的な治療法といえることができる．

　従来の象牙質知覚過敏症の治療は，象牙質の知覚過敏の部位と思われる部位に何らかの処置を施し，歯髄に加わる外来刺激を遮断して誘発痛を軽減した．

　レーザーによる象牙質知覚過敏症の治療は三つの方法がある．従来の方法と同じく露出象牙細管を閉鎖して物理化学的刺激が歯髄側に伝達されるのを遮断する方法，三叉神経の末梢より，中枢側神経細胞の興奮性を鎮痛させることによって誘発痛を軽減される方法，以上の二つの方法を併用する方法の三つの方法がある．

2 根面部の象牙質知覚過敏症

患者：53歳，女性
主訴：ブラッシングでは誘発痛はないが，口腔洗浄器でポケット内を洗うと誘発痛が生じる．
診査：①前歯部では歯間空隙が観察される．舌癖があると推察される（図3-1）．
　　　②上顎前歯部にエナメル質形成不全が認められる．エックス線より水平的骨吸収が認められる（図3-2）．
術式：①エアシリンジを用いて冷刺激による誘発痛の程度を診査した．
　　　②Deka社のSmart2940を用い，10Hz，1W，1mJ，1歯あたり1分間の照射条件でEr：YAGレーザーを照射した．
経過：①週1回の来院の度に誘発痛のある歯の根尖

にレーザーを照射し，症状が改善してから帰宅させた．
② 食事では全く誘発痛がないが，口腔洗浄器でポケット内を洗うと，冷水痛が発現した．
③ 約3カ月にわたって誘発痛が続いているため口腔内洗浄器使用しないように，指導している．

コメント：
① ルートプレーニング後の象牙質知覚過敏症では再発が観察された．
② 再発の原因についてルートプレーニングの手技に問題があるのか，あるいはレーザー照射法に問題があるのか今後の課題である．

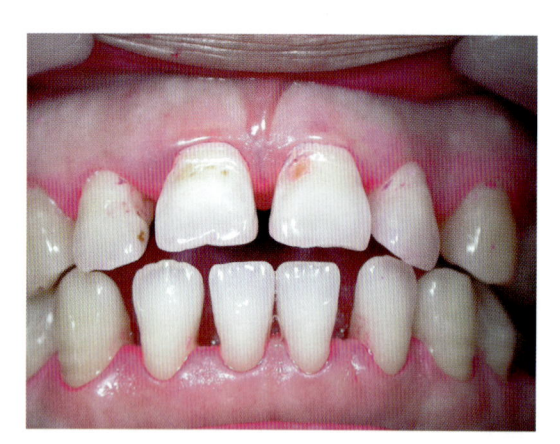

図3-1　口腔内所見

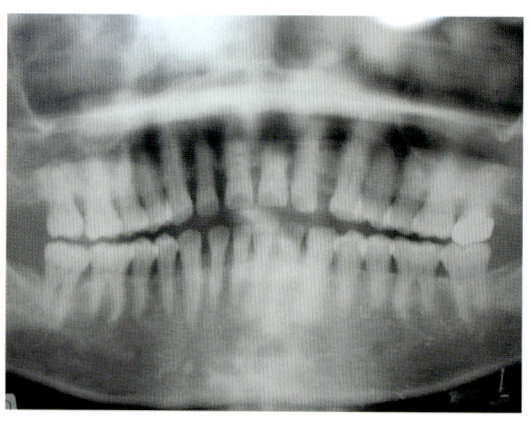

図3-2　エックス線写真

3　歯頸部象牙質知覚過敏症

患者：48歳，女性
主訴：第二大臼歯部の冷水痛（図3-3）．
診査：下顎左側第一大臼歯のポケットの深さ6mm，動揺度は1度，エックス線診より，遠心に垂直的骨吸収が認められる（図3-4）．
術式：① 10Hz，1W，100mJ，1歯あたり1分間の照射条件で照射を行った．
② 歯冠部は変化なく，歯頸部象牙質部の誘発痛は多少改善された．
③ 根尖部に照射したところ歯根面部の誘発痛も改善した．

効果：一週間後の来院時，冷水痛は消失していた．

コメント：
① 照射部位を，歯冠部，歯頸部象牙質，根尖部と，試してみたが根尖部以外は，強い鎮痛効果を期待できなかった．
② 歯冠部はレーザー光が反射したために効果が生じなかったと思われる．

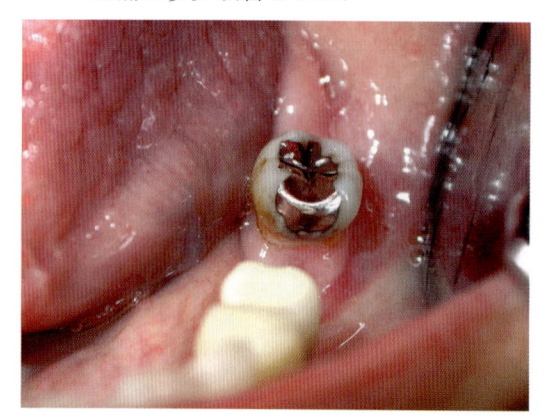

図3-3　隣接歯抜歯後口腔内所見

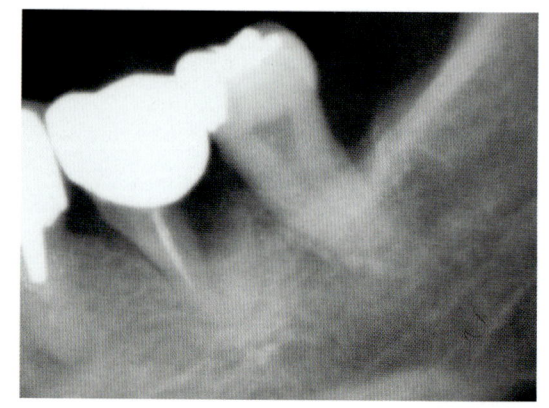

図3-4　初診時エックス線所見

4 う蝕を伴う象牙質知覚過敏症

患者：64歳，男性
主訴：下顎右側第一大臼歯と第三大臼歯のブリッジ脱落(図3-5, 6).
診査：①下顎右側第一大臼歯の歯冠部に気銃を用いて誘発痛の診査を行ったところ強い痛みを訴えた．
②患歯の遠心側に象牙質う蝕が認められた．
術式：①根尖部に，象牙質知覚過敏症の治療の目的で照射した．3度の照射で誘発痛がなくなった．
②浸潤麻酔下で，軟化象牙質を除去後，その部位にベースセメントで覆罩後FCKの形成を行った．
③その後，象牙質知覚過敏症の予防，歯質強化，二次う蝕予防の目的で歯冠部にサホライドを塗布した．10Hz，1W，100mJ，15cm程離れた距離から円を描くように，動かしながら，約20秒間照射した．
④FCKの印象を取り，暫間冠を仮着した．
経過：一週間後，誘発痛がなかったのでFCKを装着した．
コメント：
①レーザーが，中枢側の神経細胞に作用するのであれば，う蝕による冷水痛にも効果があると思われた．

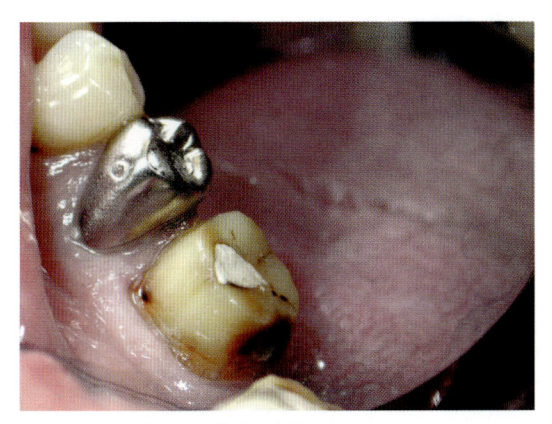

図3-5　初診時口腔内所見

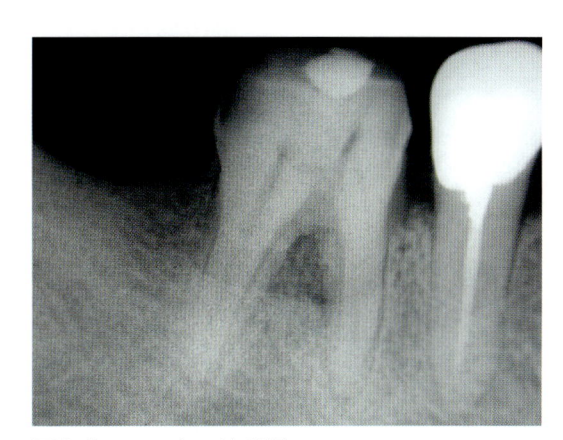

図3-6　エックス線所見

5 歯肉退縮と充填処置後の象牙質知覚過敏症

患者：54歳，男性
主訴：ルートプレーニング後の，右上第一，第二小臼歯，第一大臼歯の冷水痛．
診査：①初診時は全体に，ポケットが深く動揺もあった．
②右上第一大臼歯のポケットから排膿が観察された．
術式：レーザー治療を10Hz，1W，100mJの照射条件で行った．
経過：①初診後，歯周治療の一環として，歯肉にEr：YAGレーザー照射開始した．
②その後右上奥の歯肉が，痛みを伴う腫脹が生じた．
③症状安定後ルートプレーニングを行った．
④右上奥歯に冷水痛が出現した．
⑤右上第一，第二小臼歯，第一大臼歯の頬側に，WSDが認められた(図3-7).
⑥その部位にレジン修復を行った(図3-8).

⑦その後しばらくは異常なかったが冷水痛が再発したので，レーザー照射を行った．
⑧冷水痛が完全になくなるまでに，週1回の照射で，約2カ月間を要した．

コメント：
　根面部の象牙質知過敏症は，レーザーがききにくいようである．

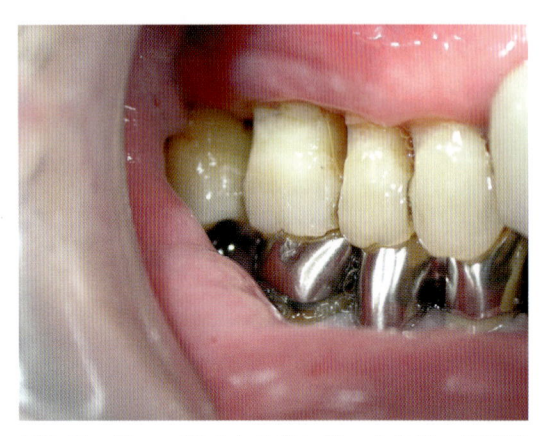

図3-7　第一，第二小臼歯と第一大臼歯の歯頸部に生じたWSDの所見

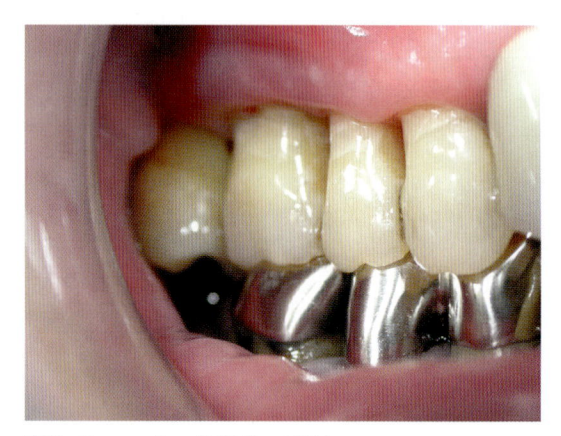

図3-8　レジン充填後の所見

6　歯冠修復後の象牙質知覚過敏症

患者：57歳，女性
主訴：右側犬歯から左側側切歯と左側犬歯部の冷水痛．
診査：右上犬歯部の初診時のポケットの深さは6mmであった（図3-9〜11）．
経過：①全歯に歯周疾患の治療を目的として，歯肉部にレーザー照射をした．
　　　②ルートプレーニングも行った．
　　　③その後の歯肉の状態も改善されたので，

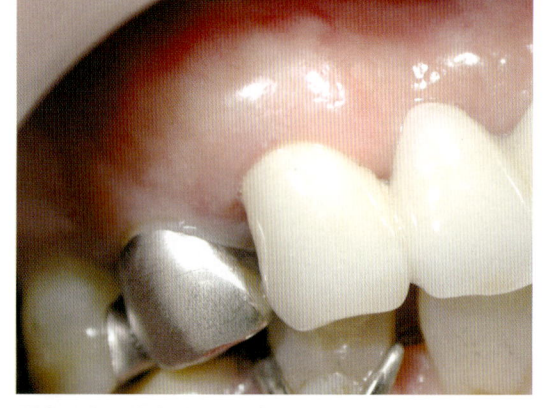

図3-10　冷水痛発現時の唇面側所見

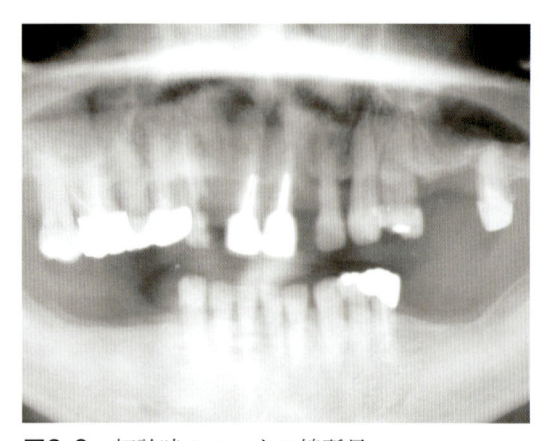

図3-9　初診時のエックス線所見

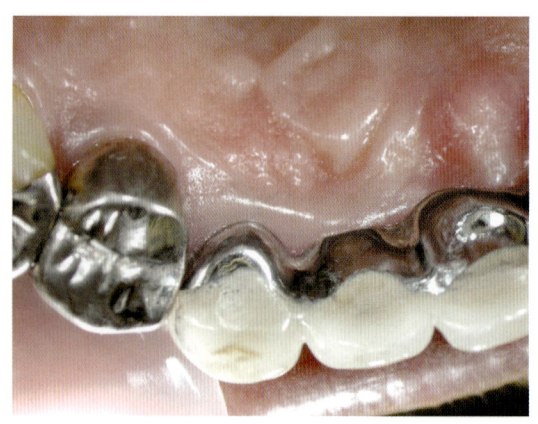

図3-11　冷水痛発見時の口蓋面所見

ブリッジの支台形成を行ったところ冷水痛が発現した．
術式：レーザー照射は10Hz, 1W, 100mJの照射条件で行った．

効果：① レーザー照射直後冷水痛は消失した．
② 一週間後来院時は軽減したが再発したので再照射した．

（岩田尚子）

第4章

歯内治療処置

1 歯髄炎の鎮痛消炎

患者：36歳，主婦
主訴：右側上顎第一大臼歯の冷水痛
診査：気銃による誘発痛診査に対して敏感に反応したが一過性で数秒間であった．う窩は大きく，深く，う蝕歯質が多く観察されたが露髄と打診痛は観察されなかった（図4-1）．エックス線的には歯髄腔が狭窄していた（図4-2）．
診断：歯髄充血
レーザー照射条件：Deka社のSmart2940Dを用い10Hz，1.5W，150mJ，歯の表面から約10cmの距離より照射した．
術式：①Er：YAGレーザーで可及的にう蝕象牙質を除去した．
②酸化亜鉛ユージノールセメント（EZ）で仮封した（図4-3）．
③レーザーチップの先端を小さな円を描くように回転し，ペタルで1秒間に一発の照射を間歇的に歯冠部と歯肉の表面に約60秒間照射した．気銃を用いて誘発痛が消失するまで2回行った（図4-4）．
経過：①1週間後に来院した時の誘発痛の診査では象牙質の知覚過敏は軽減していた．
②Er：YAGレーザーでう蝕象牙質を徹底的に除去した．
③念のために再度同じレーザーによる歯髄鎮痛・消炎療法を行った．
④2週間後には象牙質知覚過敏反応はなかったので歯冠修復を行った．
コメント：歯髄に細菌感染がなければ歯髄の痛み

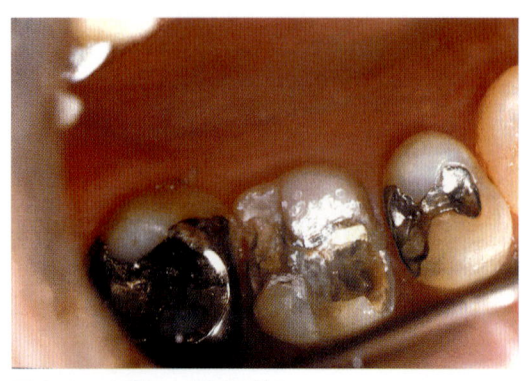

図4-1 患部の口腔内所見

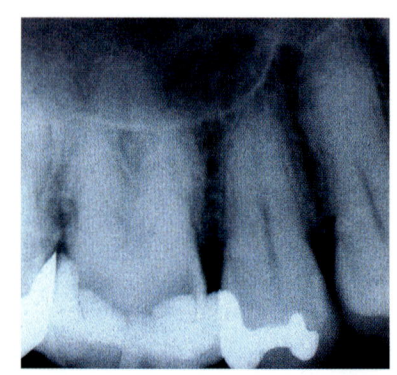

図4-2 エックス線写真では歯髄腔が狭窄している

はEr：YAGレーザーによって軽減される事が確認できた．

作用機序：レーザーによる歯髄の鎮痛・消炎の機序に関し，われわれは以下の2つの作用機序があると臨床的，基礎的実験から考えている．第一は直接レーザーが歯髄神経や歯髄組織に作用して，熱変性や組織の壊死を起こさせて疼痛閾値が高くなり，あたかも歯髄が鎮痛・消炎したかのように見える現象[1]と，第二は歯髄に限らず三叉神経の末梢を刺激することによって，中枢側の神経細胞の興奮性が低下して鎮痛・消炎効果が生じる現象[2]がある．

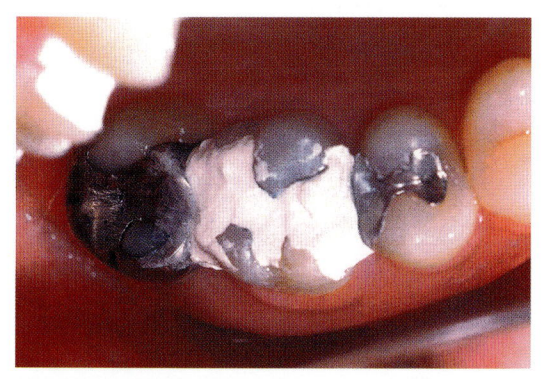

図4-3 酸化亜鉛ユージノールセメントとリン酸亜鉛セメントで仮封

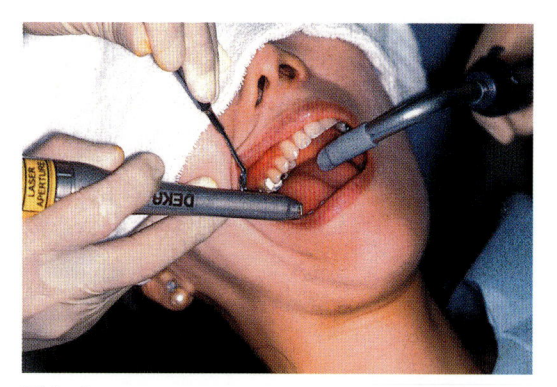

図4-4 Er：YAGレーザーで鎮痛・消炎療法

2 歯髄腔穿孔

患者：59歳，会社員
主訴：左側上顎犬歯の軽度の自発痛
診査：問診によると数カ月前に充塡物が脱落し，近所の歯科医院で応急処置を受けた，とのことである．電気診に反応し，軽度の自発痛があり，視診では近遠心隣接面にう蝕（図4-5）が観察され露髄していた．打診に対して中程度の誘発痛を示した．エックス線診では近心と遠心隣接面に透過像が観察され，歯髄腔は狭窄しているが根管は明瞭で湾曲もなかった（図4-6）．
診断：急性化膿性歯髄炎
レーザー照射条件：Deka社のSmart2940Dを用い15Hz，5W，500mJ，歯の表面からミラータイプのチップを使用して歯髄腔穿孔を約10mmの距離より照射して行う．次にサファイアチップを用いて天蓋部の整理と根管口部の拡大を行う．デカ社のSmart2940Dのエネルギー密度（エネルギーフルエンス）はミラー型が51J/cm²，ファイバー型が12.7J/cm²である．ミラー型のチップを使用すれば象牙質はもちろんのこ

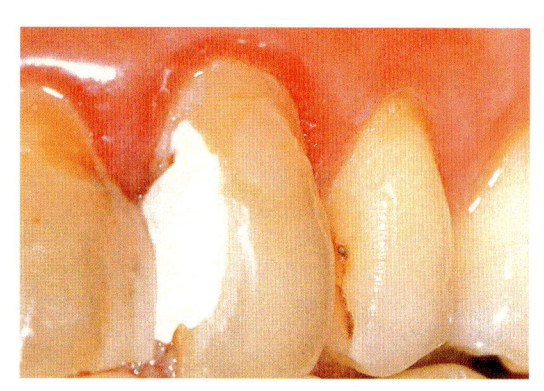

図4-5 初診時の所見

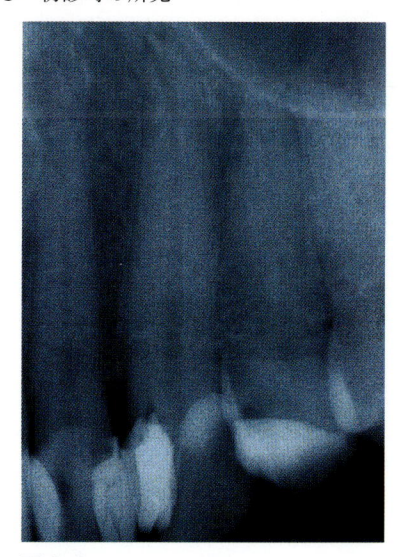

図4-6 エックス線所見

とエナメル質の蒸散も容易である．

術式：①常法により局所麻酔後ラバーダム防湿を行った（図4-7）．
②ミラータイプチップを用いて歯髄腔に向かってレーザーを照射した．
③エナメル質切削時，象牙質切削時，歯髄腔穿孔時のレーザー蒸散音が異なることに注意して，歯髄腔に達した時点でリーマーやファイルを用いて根管を確認し，レーザー照射角度を変える（図4-8）．
④入り口を広くし，外開きになるようにレーザーチップを掻き揚げるように操作してレーザーを照射する（図4-9）．
⑤根管の確認は，しばしば行うことが大切である（図4-10）．
⑥サファイヤレーザーチップを用いて根管口部の明示，拡大，根管拡大を試みた（図4-11）．
⑦可及的に根管の上部をレーザーで拡大後，通常の根管治療を行い水酸化カルシウムペーストを根管貼薬剤として用いリン酸セメントによる仮封を行った（図4-12）．
⑧打診痛緩和のために1W，10Hzの照射条件下でレーザーチップの先端を小さな円を描くように根尖部と歯肉の表面に約20秒間レーザーを照射した．

経過：照射直後の歯肉と根尖部の粘膜面部の表面は，軽度の白濁所見を示した．1週間後に来院した時は自発痛はなかったが軽度の打診痛が認められた．打診痛軽減のため，再度同じレーザー治療を行った．根管充填用の#40ポイントを試適し，エックス線写真を撮影して確認後（図4-13, 14），側方加圧根管充填法により根管充填を行った（図4-15）．その後の臨床経過は良好である．

コメント：
①歯髄腔にレーザーを確実に穿孔するためには歯髄腔の位置，歯軸の確認，レーザー光の方向，焦点距離などを総合的に顧慮して行うことが必要で十分な臨床経験が必要である．
②レーザーによる歯髄腔穿孔後レーザーによる天蓋の除去を試みたがかなり困難で

図4-7　レーザーによる歯髄腔穿孔中

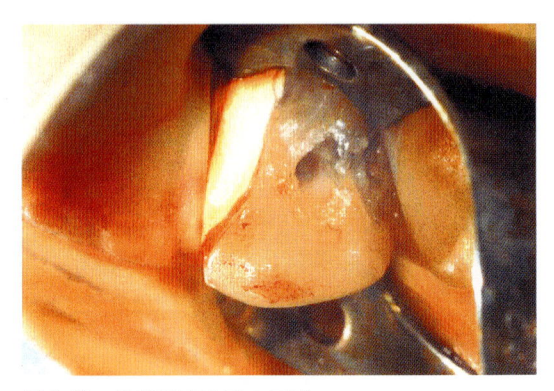

図4-8　歯髄腔穿孔時の写真

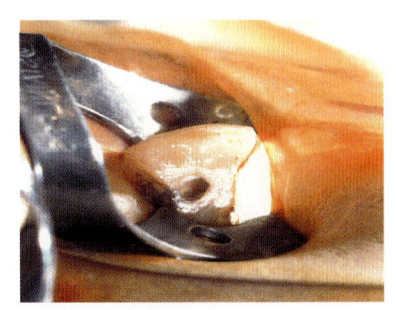

図4-9　天蓋除去，根管口明示後の写真

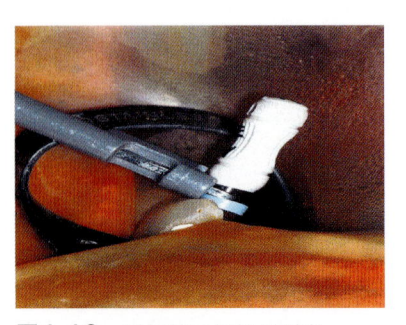

図4-10　電気的に根管長測定

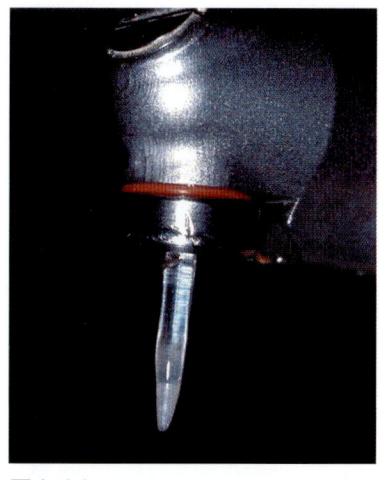

図4-11　先端部を円錐形にしたチップ

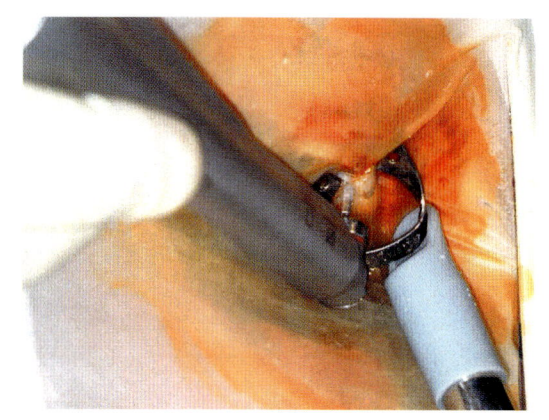

図4-12　レーザーによる根管拡大

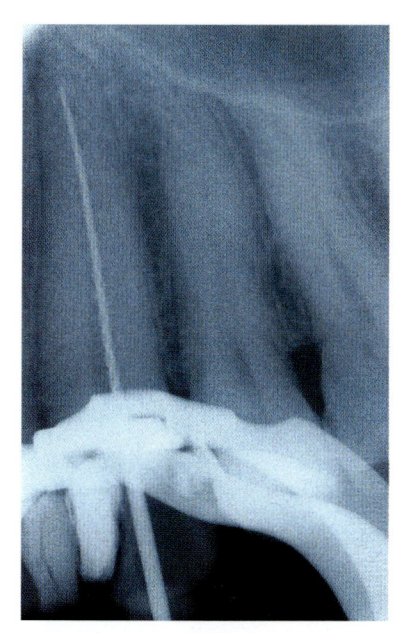

図4-13　リーマー試適

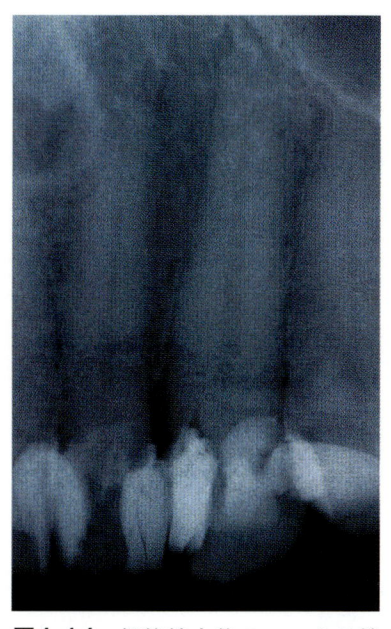

図4-14　根管拡大後のエックス線写真

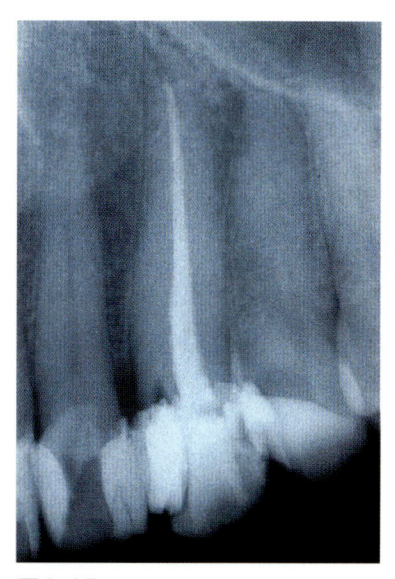

図4-15　根管充填後の写真

あった．ピーソーリーマーが挿入可能になるまで開口する必要があり時間を費やした．側方加圧根管充填を行うためには，根管口部を漏斗状にする必要があり[3]最終的にタービンを併用した．この件は今後の課題である．

作用機序：デカ社のSmart2940Dのエネルギー密度（エネルギーフルエンス）は，ミラー型が51J/cm^2，ファイバー型が12.7J/cm^{2}であるため，歯質の蒸散効果は高くミラー型のチップを使用すれば，象牙質はもちろんのことエナメル質の蒸散も容易で，歯髄腔穿孔も数秒で可能である[4]．エナメル質の蒸散時，象牙質の蒸散時，歯髄腔穿孔時のレーザー蒸散音が異なることは非常に興味深い．音を聞き分けて様々な治療法を開発することができる．歯髄腔穿孔時の音の変化を熟知すれば，レーザーによる歯髄腔穿孔は容易となる．

3 天蓋の除去

患者：64歳，主婦
主訴：左側上顎中切歯根尖部の腫脹と自発痛
診査：数日前から近所の歯科医院で応急処置を受けていたところ，改善しないので大学病院を紹介されて来院した(図4-16)．軽度の自発痛と強度の打診痛があった．視診では左側上顎中切歯根尖部に腫脹が観察された(図4-17)．エックス線診では根尖部に透過像が観察され，歯根膜腔は拡大しているが根管は明瞭で湾曲もなかった(図4-18)．
診断：急性根尖性歯周炎の粘膜下期
レーザー照射条件：歯髄腔穿孔と大方の天蓋は除去されていたのでDeka社のSmart2940Dを用い15Hz，5W，500mJの照射条件下でサファイアチップ(図4-11)を用いて天蓋部の整理と根管口部の拡大を行った．デカ社のSmart2940Dのエネルギー密度（エネルギーフルエンス）はミラー型が51J/cm^{2}である．これだけのエネルギーがあれば，象牙質はもちろんのことエナメル質の蒸散も容易である．

術式：① 常法により，エックス線写真撮影後ラバーダム防湿を行った(図4-19)．
② サファイヤレーザーチップを用いて残存天蓋部の除去，根管口部の明示，拡大，

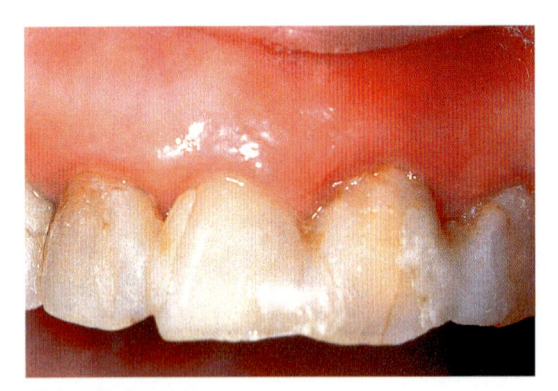

図4-16 初診時の所見

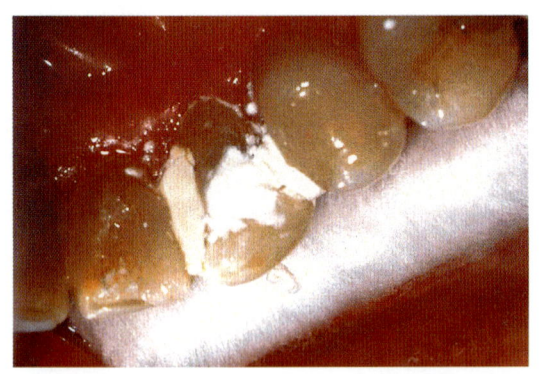

図4-17 口蓋側の所見

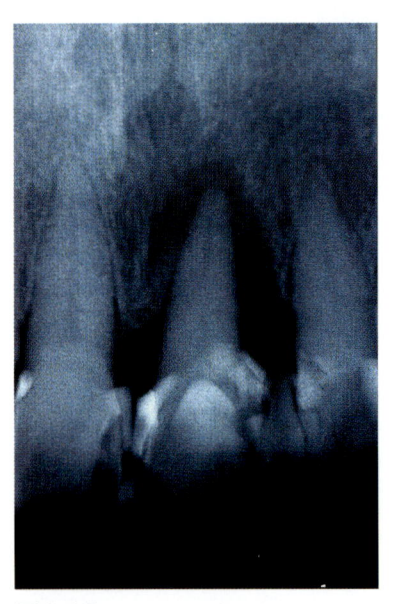

図4-18 エックス線写真

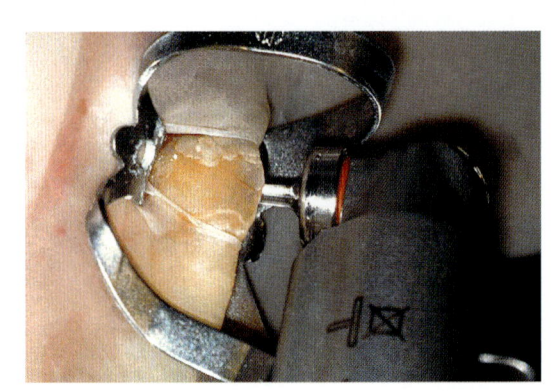

図4-19 天蓋除去中

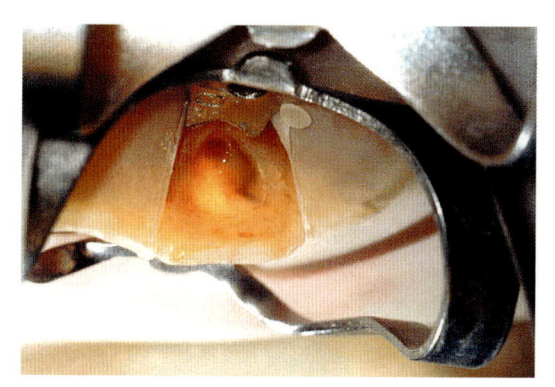

図4-20　根管口部拡大後

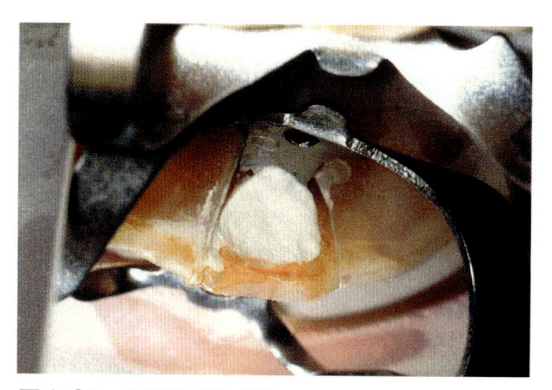

図4-21　根管貼薬後仮封

　　　　根管拡大を試みた(図4-20).
　　③通常の根管治療を行い，水酸化カルシウムペーストを根管貼薬剤として用いリン酸セメントによる仮封を行った(図4-21).
　　④歯肉部の鎮痛消炎療法のために2W，連続波の炭酸ガスレーザーを用いて歯肉と粘膜部を"焼畑治療法"を行った．レーザーチップの先端を小さな円を描くように根尖部と歯肉の表面に約10秒間レーザーを照射した．
経過：炭酸ガスレーザー照射直後の歯肉と，根尖部の粘膜面部の表面は白濁点の所見を示した．1週間後に来院した時は，自発痛はなく打診痛も軽減していた．また，歯肉部の炎症も改善していた．再度同じレーザー治療と根管治療を行った．3週間後には打診痛はなかったので，側方加圧根管充填法により根管充填を行った(図4-22)．その後の臨床経過は良好である．
コメント：天蓋の除去をレーザー単独で行うのは多少時間的に，また理想的な漏戸状形態を形成するには困難であった．今後，チップ形態の改良と術式の工夫が必要と思われた．
作用機序：デカ社のSmart2940Dのエネルギー密度(エネルギーフルエンス)は，ファイバー型が12.7J/cm^{2}であるため歯質の蒸散効果は高く，天蓋の除去や根管口部の拡大形成も可能であった．レーザーの出力やチップの改良がなされ，術式を熟知すればレーザーによる天蓋の除去は容易となるであろう．

（松本　光吉）

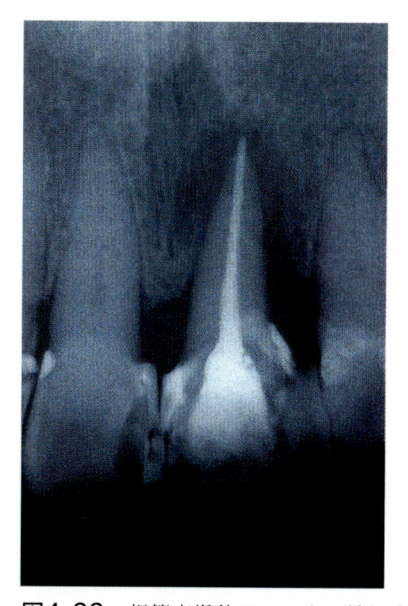

図4-22　根管充填後のエックス線写真

文献

1) 松本光吉, 他：Nd：YAG laserによる歯頸部象牙質知覚過敏症の除痛効果について，日歯保存誌, 28(2)：760-765, 1985.
2) Wkabayshi H, Hamba M and Matsumoto K: Effect of irradiation by semiconductor laser on responses evoked in trigeminal caudal neurons by tooth pulp stimulation,Lasers Sug Med, 13:605-610, 1993.
3) 松本光吉：ちょっとむずかしい症例の根管治療指針—水酸化カルシウム貼薬法の併用—，永末書店，東京, 1998.
4) 松本光吉：レーザーに強くなる本(増補改訂版), クインテッセンス出版社, 東京, 2003.
5) 松本光吉：歯科用レーザーの臨床症例集, デンタルフォーラム, 東京, 1994.
6) 松本光吉編：歯科用Nd：YAGレーザーの臨床, 医学情報社, 東京, 2001.
7) 松本光吉編：歯科用炭酸ガスレーザーの臨床, 口腔保健協会, 東京, 2002.

4　生活歯髄切断時の根管口部の処置

診査：患者は5歳の幼稚園児で，下顎右側第一，第二乳臼歯部の痛みを主訴として来院した．下顎右側第一乳臼歯部はグラスアイオノマー系セメントにて修復されていた（図4-23）．気銃による患歯の温度診により，軽度の冷水痛が認められ生活歯であった．エックス線診では，遠心面に露髄が疑われる程度のう蝕による透過像が観察された（図4-24）．視診，触診では露髄は確認できなかった．自発痛，打診痛，根尖部圧痛はなかった．

診断：臨床的正常歯髄，慢性う蝕

治療方針：う蝕を除去後覆髄法か生活歯髄切断法を検討する．

処置：① 修復物並びにう蝕をタービンと低速エンジンにて除去した．
② う蝕除去時に露髄したため生活歯髄切断法を行うことにした．
③ 歯冠部歯髄の除去と根管口の処置をEr:YAGレーザーで行うことにした．

レーザー照射条件：
① モリタ製Erwin Adverlを使用した．
② チップとしてC600Fを使用し200mj・10ppsの出力にて注水下で行った（図4-25）．
③ 歯髄切断は，70mj・10ppsの出力で注水下で行った．
④ チップ：P400FL（図4-26）およびチップ：S600T（図4-27）も使用して根管口部の処置を行った．

術式：① 浸潤麻酔下で天蓋と2/3の冠部歯髄は，200mj・10ppsの出力で4cc/分の注水下にて照射し除去した．
② 照射面にチップが直接接触しないように，照射部位に触れるか触れない距離からレーザーを照射した．
③ 1/3の冠部歯髄の除去と根管口明示のために，100mj・10ppsの照射出力にて4cc/分の注水下で照射した．
④ 最終的な歯髄切断は，70mj・10ppsの出力

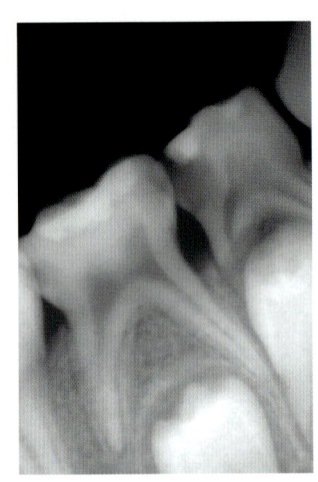

図4-24　エックス線的所見：遠心部にう蝕が観察され，根尖部は後続永久歯の萌出により吸収されている

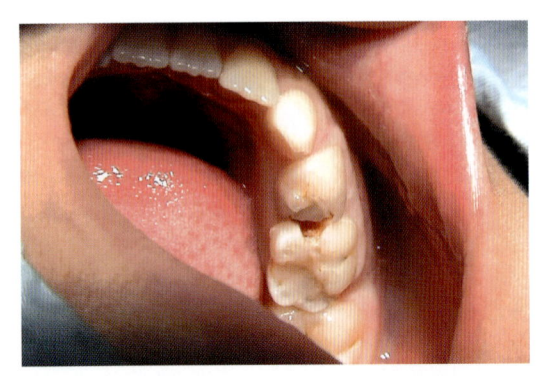

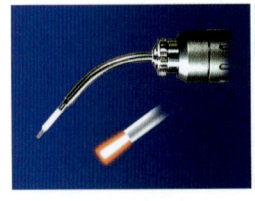

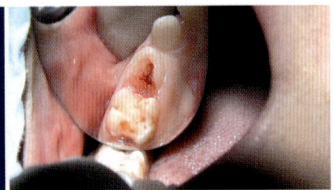

図4-23　術前の写真：下顎右側第一乳臼歯部の充填物辺縁部に二次う蝕が認められる

図4-25　使用チップと術中の所見：C600Fチップ（左）を使用し根管口部の明示を行った．出力を70mj・10ppsで歯髄切断と根管口部の処置を行った

で行った．
⑤交互洗浄を行い断髄面からの止血を確認し，水酸化カルシウム製剤にて被覆し，レジン系セメントで仮封を行った（図4-28）．

経過：①術後の自覚症状や臨床症状がないことを確認し，補綴処置を行った．
②冠装着から2週間後の臨床所見では特に問題なく良好であった（図4-29）．

コメント：
①う蝕除去時に露髄が疑われる症例の場合は，初めからEr：YAGレーザーのみでう蝕除去を行うことが最良と思われた．
②広範囲の歯質除去には時間がかかりすぎる欠点があり，改良の必要がある．
③歯髄切断の適正な出力については，止血効果も含めて，今後検討の必要がある．
④安全，簡易，短時間で処置が行える術式を確立していく必要がある．

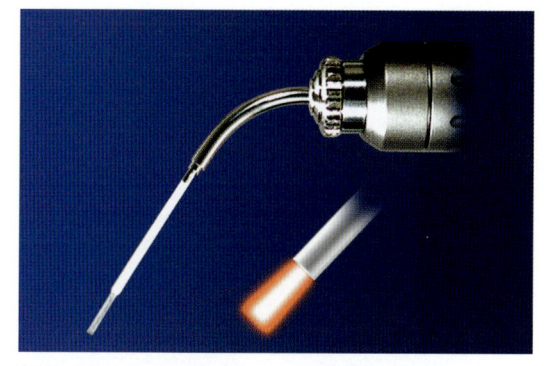

図4-26　P400FL型チップの写真

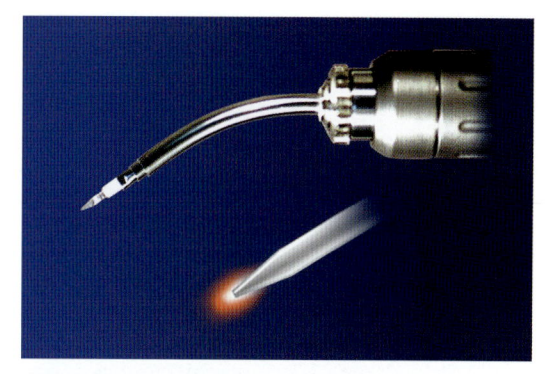

図4-27　S600T型チップの写真

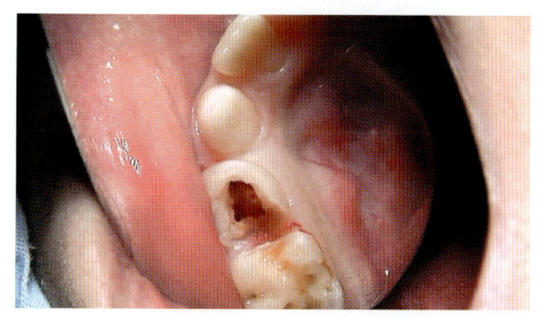

図4-28　術後の所見：断髄面からの止血を確認し，水酸化カルシウム製剤とレジンを使用して被覆した

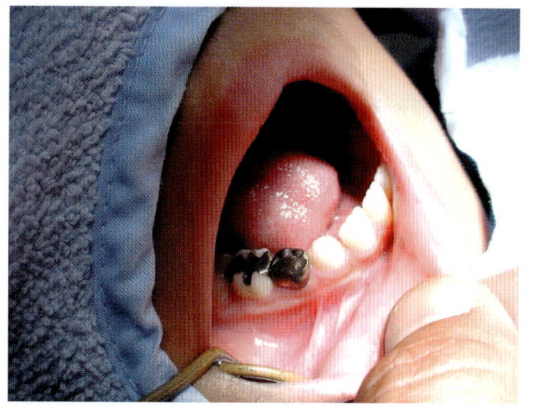

図4-29　3週間後の所見：来院時には特記すべき臨床症状はなかった

5　根管拡大

診査：①患者は70歳の女性．
②上顎右側側切歯部の充填物脱落で来院した．
③ポストがない築造体が観察され，その周囲にう蝕が認められた（図4-30）．
④エックス線所見では，根尖部に透過像は認められない（図4-31）．
⑤根管内を診査したところ歯髄が残存していた．

診断：根管内歯髄の残存（残髄）
治療方針：残髄の除去（レーザーを併用した麻酔抜髄法）

レーザー照射条件：
　①辺縁歯肉の除去はチップ：S600T（図4-32）を使用し100mj・20PPS・注水下にて行った．
　②根管拡大には，チップ：R135T（図4-33）を主に使用し，根管の形態によってはR200TとR300Tを使用した（図4-34）．
　③接触して照射を開始し，照射と同時に数mm上方へ浮かせるようにチップを動かした．
　④60mj・10PPS・4cc/mの注水を基準として照射した．

術式：①局所麻酔を行った．
　②Er：YAGレーザー（Adverl，モリタ製，チップ：S600T）を用いて注水下で100mj・20PPSの出力にて歯肉にチップを接触させ，辺縁歯肉の除去を行った（図4-30）．
　③炭酸ガスレーザー（Lezawin，CHS，モリタ製）を用いて非接触，3Wの連続波にて最終的な止血を行った．
　④#08を使用して根管長を測定したが，根尖部まで到達できなかったのでErwin Adverl（モリタ製）でチップ：R135Tを使用して根管拡大を行った（図4-35）．
　⑤60mj・10pps・注水（4cc/m）下にて根管内部へファイバーを挿入し，狭窄部に接触させてから少し浮かして照射を行った．
　⑥照射方法は，一秒以内の短時間照射で照射とほぼ同時にファイバーチップを上方へ数mm浮かせるように動かした．
　⑦狭窄部が少しでも穿通した場合は，上記

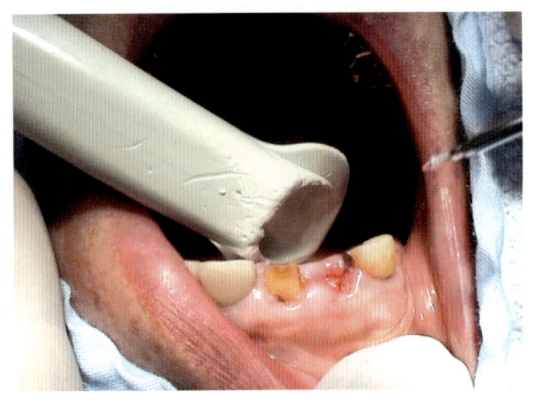

図4-30 術前写真：上顎右側側切歯の歯冠歯質が崩壊している．麻酔下でレーザーによる辺縁歯肉部の処置を行っている

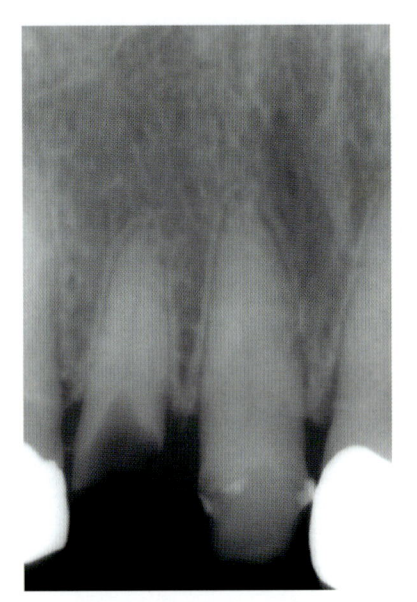

図4-31 術前のエックス線写真：根尖部に透過像は認められない

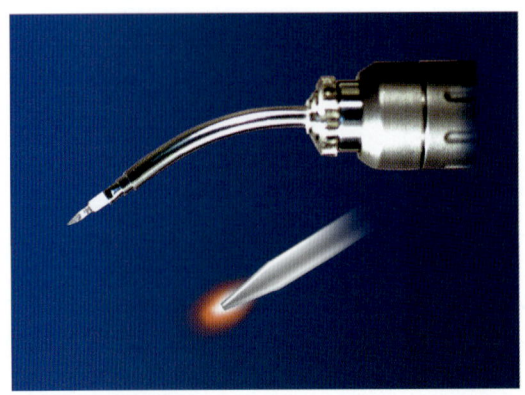

図4-32 S600T型チップ：主に軟組織疾患に使用する

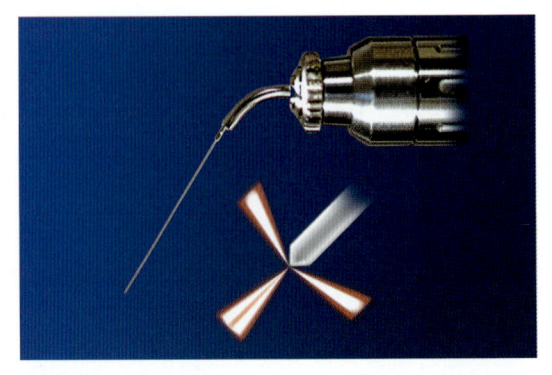

図4-33 R135T型チップ：主に根管内で使用する

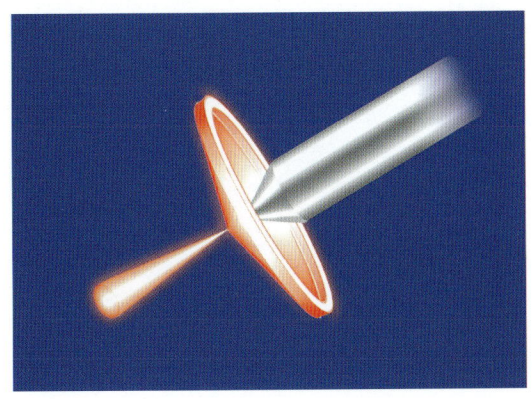

図4-34 R型チップ：直線方向へ80%・水平方法へ20%の出力にて照射できるように先端が加工されている．径が135, 200, 300μmの3種類のチップがある

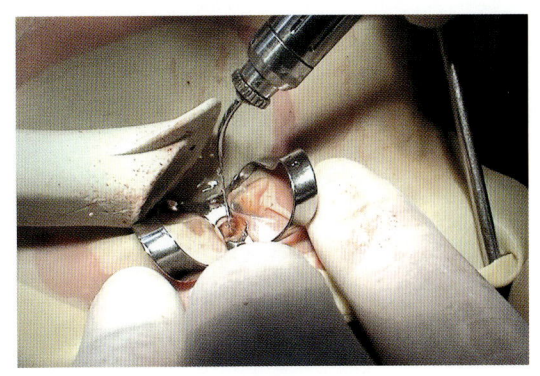

図4-35 術中の写真：R135のチップを使用し，60mj・10PPSの出力にて短時間照射を繰り返して，根管形成を行っている

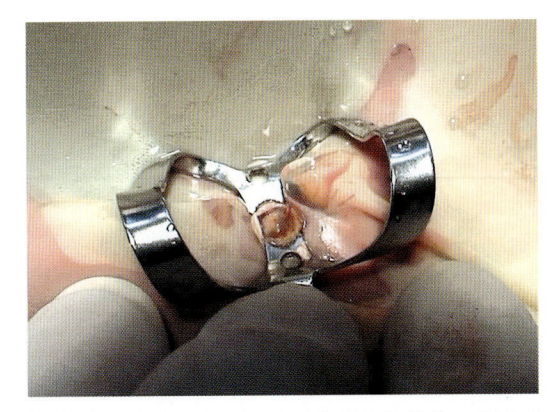

図4-37 術後の写真：交互洗浄と乾燥後に根管充填を行った

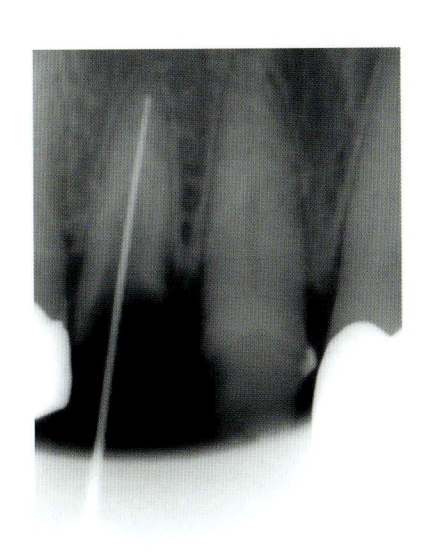

図4-36 #35のファイル挿入時のエックス線写真

方法を繰り返しスムーズにチップが通過できるまで繰り返した．
⑧狭窄部が穿通できない場合は，底部に接触して照射した．穿通した感じが得られた時は，非接触にて照射した．
⑨再度，根管長を測定し，根管長マイナス1mmを作業長とし，レーザー照射を行いエックス線写真で確認した(図4-36)．
⑩その後は，通法に従い根管拡大・根管形成を#35まで行った．
⑪根管内スメヤー層の除去および拡大を目的に，適時R300Tを使用して根管壁を根尖から根管口へ掻き上げるように照射した．
⑫最後に，薬液による交互洗浄および乾燥を通法に従って行い，根管充填を行った(図4-37)．
⑬エックス線撮影を行って根管充填を確認した．

経過：①術直後の臨床症状はなかった．
②その後の経過は良好であった(図4-38, 39)．

コメント：
①レーザーのみで根管形成を行うのには無理がある．
②通法では根管の拡大が難しいと判断された症例に補助的に使用する．

(坂田篤信)

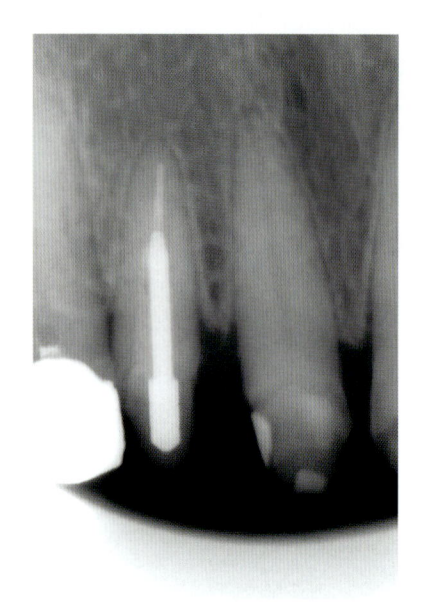

図4-38　予後のエックス線写真：特に問題はない

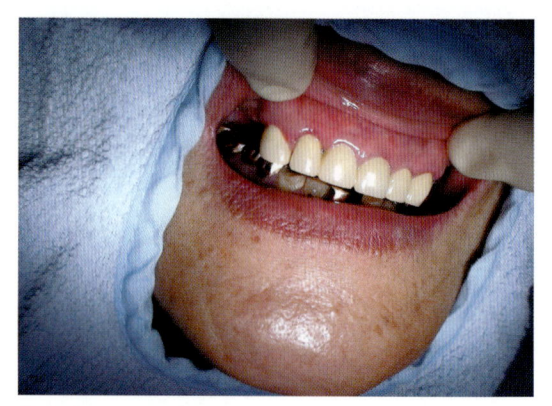

図4-39　予後3週間の写真：辺縁歯肉部に軽度の腫脹を認めるが，患歯は問題ない

参考文献
1) 庄司　茂：Er：YAGレーザーによる根管拡大；「歯科用レーザー・21世紀の展望　パート1」，106〜108，クインテッセンス出版，東京，2001.
2) 海老原新：歯内療法でレーザーをどう使うか，193〜202，医歯薬出版，歯界展望別冊，1999.

6　根管清掃

<治療上の注意点・ポイント>
・根管清掃の対象は，根管壁に形成されるスメヤー層
・象牙細管開口部より深部の清掃も考慮する
・照射エネルギーによる根尖部歯周組織への温度上昇影響に注意する
・通常の根管洗浄液との併用も重要

診査：根管清掃は，根管拡大によって生じた切削片や根管壁に生じたスメヤー層を除去することが第一である．通常の根管拡大終了判定は，リーマーやファイルでの根管拡大時に付着してくる健全象牙質（ホワイト・デンティン）である．しかし，太い感染根管での根管拡大終了判定は難しいので，Er：YAGレーザーでの根管清掃が有用になる．

診断（治療対象）：通常行われている次亜塩素酸ナトリウムと，過酸化水素水の交互洗浄では根管清掃が困難と考えられた症例．

レーザー照射条件：レーザーによる根管清掃で重要な点は次の三点である．一つは，いかにレーザー光線を根管壁だけにむけるか．ということと，レーザー照射によって生じた切削片をいかにして根尖方向に溢出させずに，歯冠側方向に排出するかということ，そして，いかにして根管壁を伝導しての熱的影響や根尖孔を直接透過するレーザー光線などの熱的影響を防ぐかである．

1) レーザー光線照射方向：通常のレーザー光導光ファイバーの断端が平坦である場合には，図4-40に示した通り狭い根管口を通して根尖近くの根管壁に照射するのは困難である．そこで，われわれは図4-41に示したような先端角度84度の円錐状チップを開発し，レーザーエネルギーの80％が根管壁に照射されるようにした（図4-41）．

2) レーザー照射産物の排出方法：われわれが開発した円錐チップであれば，レーザー照射によって産出されたものは，歯冠側方向に排出される．

3) レーザー光線の熱的影響排除法：根尖部周囲の歯周組織は組織温度が5℃以上上昇すると，不可逆的なタンパク質変性に陥ってしまう．したがって，レーザー照射エネルギーは8〜15mW位の低いエネルギーで，しかも，象牙質内に熱の

蓄積を起こさないためにも，水の噴霧状の冷却が必要である．

術式：①リーマーやKファイルでの根管拡大で用いた作業長と最終拡大号数を確認する．
②最終拡大号数よりも小さいレーザー光線導光ファイバーを選ぶ．
③作業長より1mm手前までファイバーを挿入する（図4-42）．
④レーザーを照射しながら，挿入したファイバーをゆっくりと引き上げる（図4-43）．
⑤根管内を通常の方法（次亜塩素酸ナトリウムと過酸化水素水の交互洗浄）で洗浄する．
⑥根管清掃の判断は，根管口にロールワッテを置いて確認する（図4-44）．
⑦必要に応じて，2〜6を繰り返す．

症状経過：
患者；59歳，会社員
主訴；右上小臼歯部の腫脹
診査；右上4番根尖部に腫脹がみられ，電気歯髄診では反応はなかった．エックス線写真では根尖部に透過像が見られた．

髄腔拡大し（図4-45），レーザー照射前後の根管洗浄液の汚れを示した（図4-46）．用いたレーザーはモリタ社製AdvErLで，照射条件は10pps，30mJで行った．レーザー照射により，罹患象牙質削辺等が多く産生された．

根管充填3カ月後には臨床的症状はなく，エックス線写真像では根尖部透過像の縮小が見られた（図4-47）．

コメント：通常の根管拡大では，難しい罹患象牙質の多い感染根管に対する根管清掃という意味での，レーザー照射による根管清掃は重要であると考えられる．

作用機序：水分の多い罹患象牙質はEr：YAGレーザー光線をより多く吸収し，根管壁から除去されやすいので，Er：YAGレーザーによる根管清掃は有用な方法である．

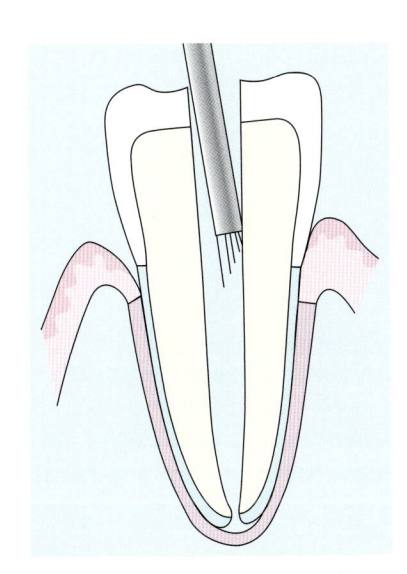

図4-40 根管壁への照射が困難

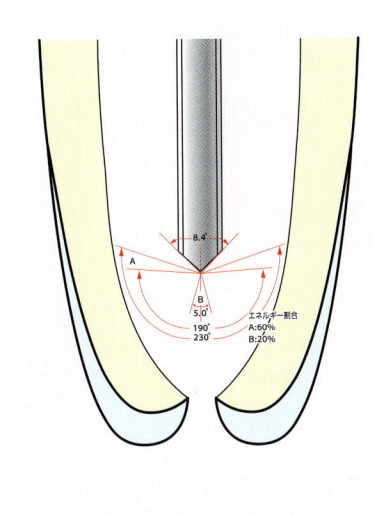

図4-41 根管壁への照射切削片の歯冠側排除（先端角度：84°）

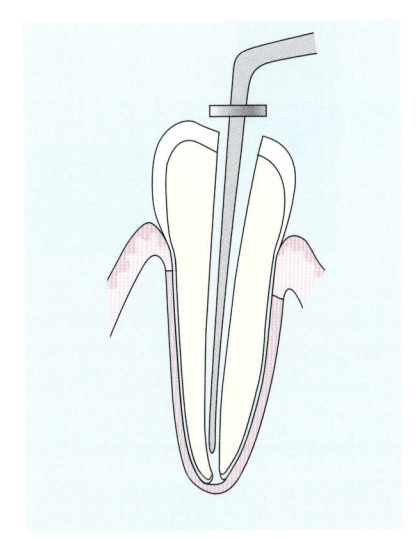

図4-42 導光用ファイバーを根光狭窄部より1mm手前まで挿入する

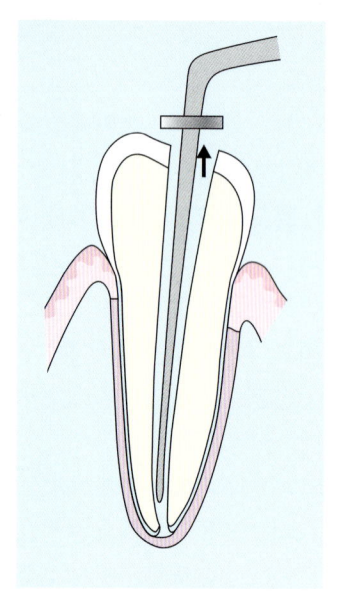

図4-43　導光用ファイバーを歯冠側にゆっくりと引き上げる

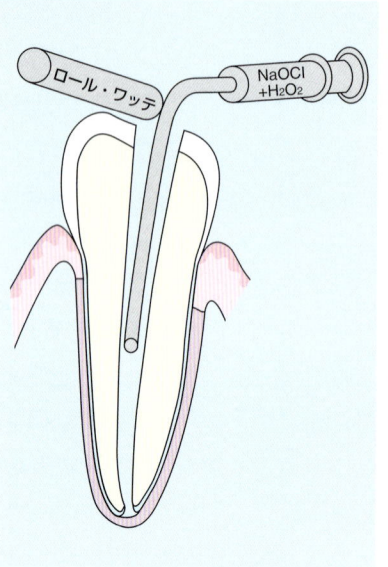

図4-44　根管内の清掃程度をロールワッテの汚れで判定する

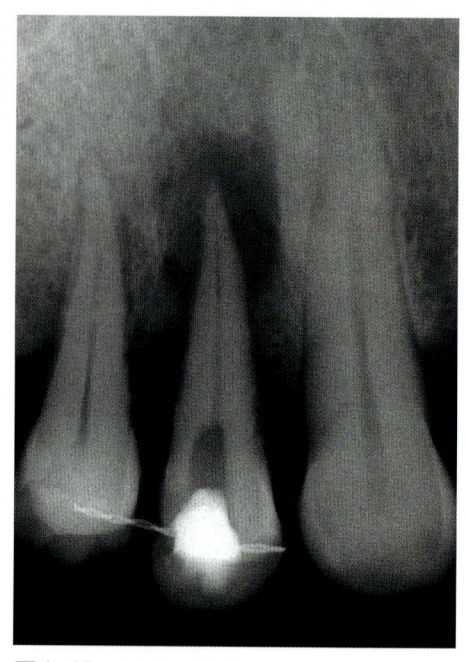

図4-45　59歳　男性
　　　　右上4番　根尖性歯周炎

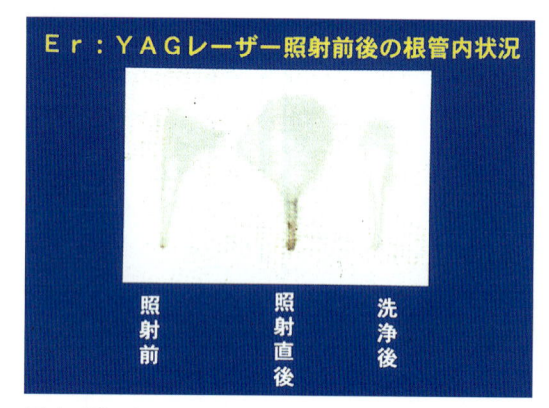

図4-46　根管洗浄後のロールワッテの汚れ

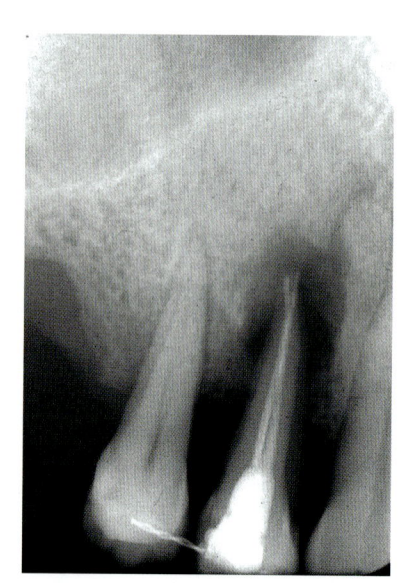

図4-47　59歳　男性
　　　　右上4番　根尖性歯周炎
　　　　根管充塡3カ月後

7　根管形成

　根管形成は単なる根管拡大とは異なり，根管治療の最終処置である根管充填を容易にしかも確実に行うための一種の便宜形態形成法である．したがって，ISO規格のリーマーやファイルを用いた根管拡大・形成後に行う側方加圧根管充填や垂直加圧根管充填とは異なる注意や配慮が必要である．

＜治療上の注意点・ポイント＞
・根管形成でのEr：YAGレーザーがパルス波であるので，移行的形成に注意を払うこと
・作業長より1mm短い部位より歯冠側に引き上げること
・段階的にファイバーを太くして，ステップバックでの根管形成に努めること
・根管充填法を選択する場合に，注意を払うこと

診査：Er：YAGレーザーでの根管拡大後に同じレーザーで根管形成する場合と，リーマーやファイルでの根管拡大後にEr：YAGレーザーで根管形成するという二つの流れがあることに注意を払う必要がある．
診断：確実な根管拡大がなされた根管を対象として，根管形成を行う．
レーザー照射条件：
　1）根管拡大をEr：YAGレーザーで行った場合
　　根管拡大をEr：YAGレーザーで行った場合は，図4-48，49に見られるようなパルス波の形成痕をいかにスムースにするかが重要な問題（図4-50）である．

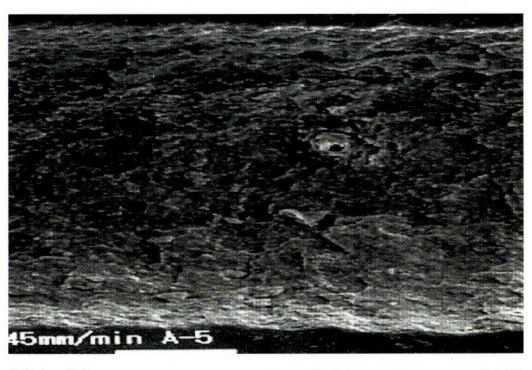

図4-48　Er：YAGレーザーを用いて20mJで根管拡大した後のSEM像

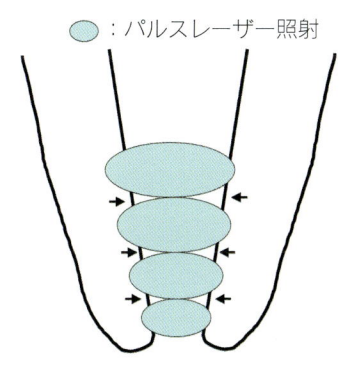

図4-49　パルスレーザー照射によって生じやすいステップ（→）

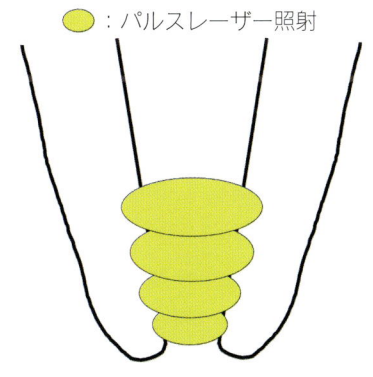

図4-50　パルスレーザー照射によって生じやすいステップをなくすために重ね照射

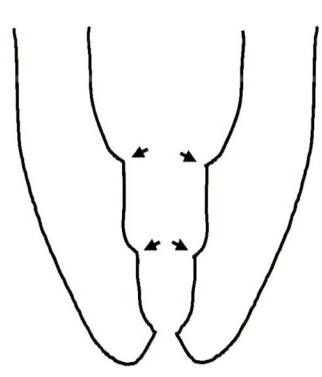

図4-51　リーマーやKファイルでの根管形成（ステップバック移行部に注意→）

図4-52　リーマーやKファイルでの根管形成で生じたステップバック移行部に注意を払ってレーザー照射（●）

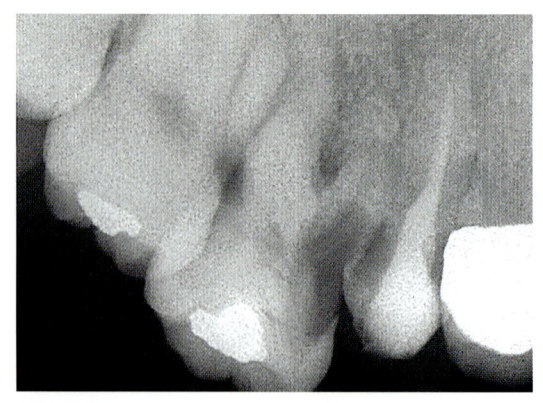

図4-53　K.K（36歳，女性）
　　　　右上6番　潰瘍性歯髄炎（術前）

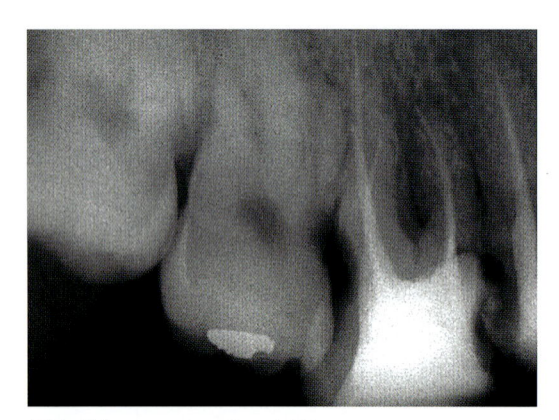

図4-54　K.K（36歳，女性）
　　　　右上6番　根管充填直後

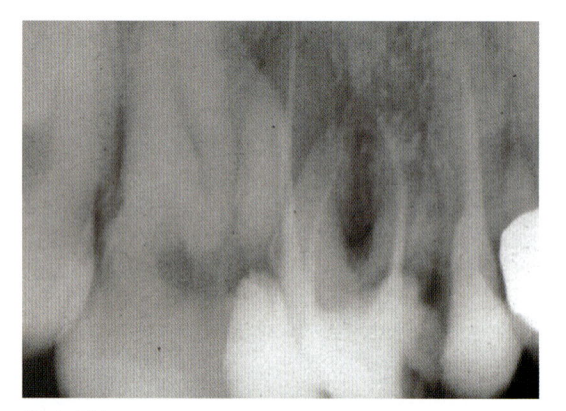

図4-55　K.K（36歳，女性）
　　　　右上6番　根管充填3カ月後

2）根管拡大をリーマーやKファイルで行った場合

　根管拡大をリーマーやKファイルで行った場合は，図4-51に見られるようなステップバックによる形成痕を作業長を参考にして，突起部をスムースにする（図4-52）ことが重要である．

術式：スムースにする場合には，最終拡大に用いたファイバーよりも細いもので，出力も70mW程度の低いものが望ましいと考えられる．

　特に注意すべき点は，照射用ファイバーを歯冠側に引き上げるスピードで，われわれが用いているモリタ社製AdvErLでは照射条件は10pps，30〜70mJで，引き上げ速度は45mm/minで行っている．

経過：潰瘍性歯髄炎を罹患した右上第一大臼歯（図4-53）の治療例を示す．通法に従って局所麻酔を施した後，抜髄した．各根管は電気的根管長測定器（ジャスティⅡ）で根管長を測定した．リーマーで根尖孔を＃25まで拡大し，＃30，＃35とステップバックした後，直径150μmと250μmの照射用円錐チップでEr：YAGレーザーを照射した．照射後，＃25のガッタパーチャポイントとキャナルスで側方加圧根管充填した（図4-54）．根管充填3カ月後，自覚症状はなく，エックス線写真上でも問題はなかった（図4-55）．

コメント：レーザーによる根管形成は，通常の根管拡大では難しい罹患象牙質の多い感染根管に対する根管清掃とともに行うことが重要であると考えられる．現在，市販されているレーザー照射用ファイバーの種類が十分なものではないので，今後の充実がまたれる．

　一方，根管充填を考えた場合，根管拡大によって生じた凹凸を完全に平坦化する根管形成

は難しいので，加圧根管充填法が適するのかもしれない．

作用機序：象牙質突起部はEr：YAGレーザー光線をより多く吸収し，平坦化されやすいので，Er：YAGレーザーによる根管形成は有用な方法である．

（庄司　茂）

参考文献
1) Shoji S, Hariu H and Horiuchi H: Canal enlargement by Er:YAG laser using a cone-shaped irradiation tip, J Endodontics, 26:454～458, 2000.
2) 庄司　茂，満田隆之，堀内　博：Er：YAGレーザーを用いた抜髄後に，即時根管充填を行なった歯の根尖部歯周組織反応に関する病理組織学的研究，日歯内療誌，23:101～105，2002.

8　打診痛の軽減

患者：29歳，主婦
主訴：右側下顎第一大臼歯の咬合痛
診査：問診によると6カ月以上も打診痛が持続し，改善の見込みがないので大学病院を紹介されて来院した，との事である．視診では歯冠部はかなり崩壊し，セメントで遠心の隔壁が作製されていた（図4-56）．打診に対して敏感に反応し耐えがたい程度の誘発痛があった．エックス線的には近心と遠心根尖部にエックス線透過像が観察され，根管は不明瞭で根管充填剤の残存が観察された（図4-57）．

診断：急性根尖性歯周炎(骨内期)．

レーザー照射条件：Deka社のSmart2940Dを用い10Hz, 2W, 200mJ, 歯の表面から約10cmの距離より照射した．

術式：① 常法による感染根管治療を行った．

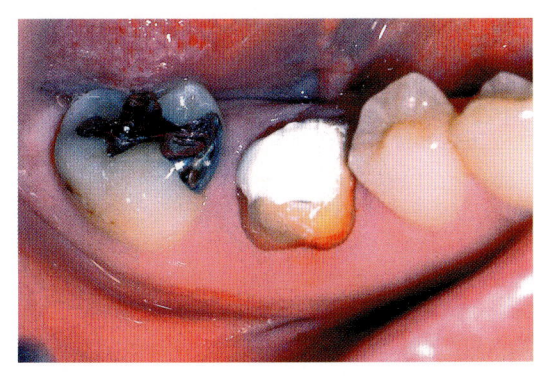

図4-56　初診時の所見

図4-57　レーザーによる根管口部の拡大

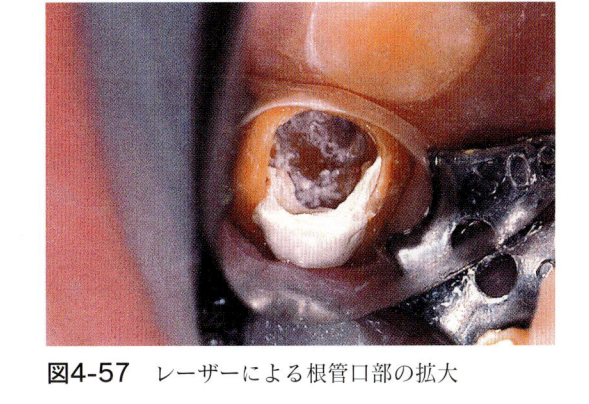

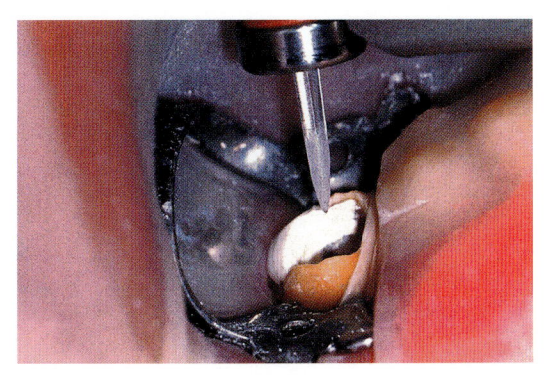

図4-58　レーザーによる根管拡大

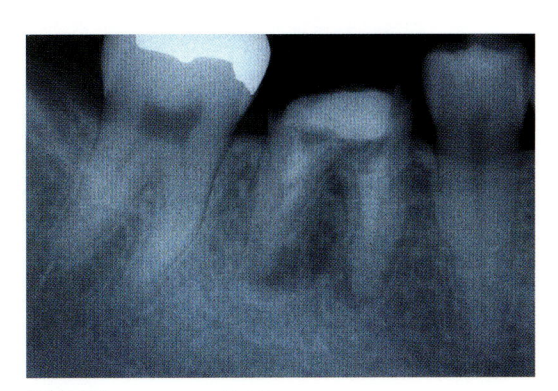

図4-59　エックス線所見

②根管の穿通は困難であった．特に遠心根管と近心根管は穿通不可能であった．
③Er：YAGレーザーを用いて根管口部の明示，拡大，根管の穿通を試みたが根尖部までは到達できなかった（図4-58，59）．
④通常の根管治療を行い，水酸化カルシウムペーストを根管貼薬剤として用いリン酸亜鉛セメントによる仮封を行った．
⑤打診痛緩和のためにレーザーチップの先端を小さな円を描くように回転し，ペタルで1秒間に一発の照射を間歇的に根尖部と歯肉の表面に約20秒間照射した．

経過：照射直後の歯肉と根尖部の粘膜面部の表面は白濁し，一部では軽度の出血が観察された．1週間後に来院した時の誘発痛の診査では打診痛が少し軽減していた．再度同じレーザー治療を行った．2週間後には未だ軽度の打診痛が観察された．4週間後には打診痛は消失していたので，側方加圧根管充填法により根管充填を行った（図4-60）．依頼主の先生に患者を戻した．その後の臨床経過は良好であるとの事である．

コメント：打診痛が数カ月以上に及び，さらに根尖部にエックス線透過増が観察される症例の場合は，通常の根管治療法とレーザー刺激法を併用して治療を継続する．従来は歯根端切除術などの外科処置に頼っていたが，レーザー治療の開発によりこれらの症例の新しい治療法が開発されようとしている．

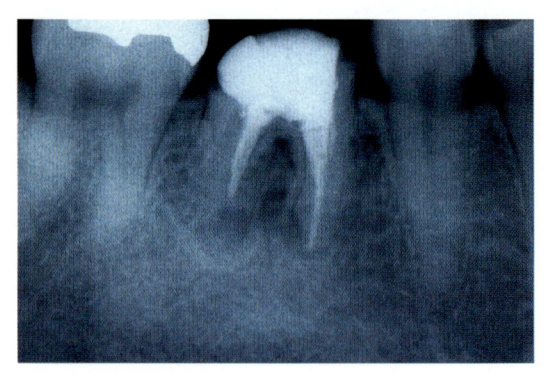

図4-60 根管充填後の写真

作用機序：象牙質知覚過敏症の鎮痛効果のように，三叉神経の末梢を刺激することによって中枢側の神経細胞の興奮性が低下して鎮痛・消炎効果が生じる現象がある．また，末梢の毛細血管を刺激して血液循環系に変化を与えることにより根尖部の治癒が促進され，その結果根尖周囲の痛みが軽減したのかも知れない．

（松本 光吉）

参考文献

1) 松本光吉，他：Nd：YAG laserによる歯頚部象牙質知覚過敏症の除痛効果について，日歯保存誌，28(2)：760～765, 1985.
2) Wkabayshi H, Hamba M and Matsumoto K: Effect of irradiation by semiconductor laser on responses evoked in trigeminal caudal neurons by tooth pulp stimulation, Lasers Sug Med, 13:605～610, 1993.
3) 松本光吉：歯科用レーザーの臨床症例集，デンタルフォーラム，東京，1994.
4) 松本光吉編集：歯科用Nd：YAGレーザーの臨床，医学情報社，東京，2001.
5) 松本光吉編集：歯科用炭酸ガスレーザーの臨床，口腔保健協会，東京，2002.

第5章

歯周病の鎮痛消炎療法

1 歯周病の鎮痛消炎療法 総論

　レーザーを手に入れて最初に治療に使用したのは，連続波の炭酸ガスレーザーだったが，歯周病の急性発作による歯周膿瘍であり，無麻酔にて切開排膿ができ，しかも，術後の回復が早く従来では想像もつかないくらいの結果に感動したことは，10年近い歳月を経た今日においても忘れることができない．今日，休日診療の当番医の際に，一番気が重いのは，使い慣れたレーザー機器のない環境で診療をしなければいけない点にある．

　さて，今回はEr：YAGレーザーにおける歯周病の消炎鎮痛療法を担当させていただいたが，歯周治療においてのレーザーの効果効能は，

1. 歯肉・歯周膿瘍の切開・穿孔による排膿路の形成・確保
2. レーザーによるCファイバーの興奮抑制による鎮痛
3. 歯周ポケット内の細菌数の減少
4. 歯周ポケット内の歯石の除去
5. 歯石内のエンドトキシンの無毒化
6. 内縁上皮の蒸散およびダウングロースの抑制
7. FOP時の肉芽組織の除去
8. FOP時における骨切除・骨整形
9. ヒートショックプロテイン等による再生の可能性

等々が期待されるが，Er：YAGレーザーにおいては上記のほとんどの項目が期待できると思う．特に，7.の肉芽組織の除去や8.の骨切除・骨整形は他の種類のレーザーでは，腐骨形成の危険があるが，Er：YAGレーザーにおいては，比較的安全に行うことができる．

　現在，当院では，歯肉・歯周膿瘍時の切開・穿孔による排膿路の確保による急性症状の改善はもちろんのこと，従来であればまだ切開の時期に達していないケースでも，ポケット内にEr：YAGレーザーを注水しながら照射したり，歯肉を骨膜に達するまで穿孔することにより急性期のピークに達する以前に，劇的に症状が改善し膿瘍形成が回避できる場合が多く，治癒に掛かる日数はもちろんのこと，投薬量も大幅に減らすことのできるメリットは計り知れない．

　一口に，Er：YAGレーザーといっても，現在日本で手に入る機種は，私が知っているだけでも国産が5機種（旧モデル2機種を含む），外国産がハイブリッド型（2波長が出せる）を含めて4機種は最低あり，発信体は多少異なるが，ウォーターレーザーも，ほぼ同様の機種に分類できるのではと思う．そして，導光方式には大きく分けて2種類あり，この違いこそが，治療術式および治療結果に大きく影響する．

導光方式による分類：
(1) ファイバー導光
(2) マニュピレーター導光

　一般的に，マニュピレーター導光の機種は，ハンドピースが接触型と非接触型を使い分けることができるが，接触型のハンドピースに取り付けるチップは直径が大きく先端径で1mm程度もあるために，ポケット内へのチップの挿入が難しく，やはりマニュピレーター導光が普及している炭酸ガスレーザーと同様に，焼畑・歯肉の蒸散切除・歯肉切開等に用いることができるものの，ポケット内照射にはあまり適していないと思われる．一方，ファイバー導光のタイプにも接触型と非接触型のハンドピースを持つものもあるが，ほとんどの機種は接触型のみである．ファイバー導光とはいってもNd：YAGレーザーや半導体レーザーほどの柔軟性はなく，チップの先端径も多くは600μmであるものの，歯周ポケット内への挿入はそれほど難しくはなく，十分ポケット底に届かせることが可能である．
　Er：YAGレーザーで歯周治療を行う場合，よって，その導光方式によりまったく治療術式が異なるので，できるだけ導光方式ごとに記述する必要があると思われるので，そのように心掛けるつもりであるが，実際の治療においては医学の倫理的観点から適材適所に用いる事を心掛けているために，必ずしも当院が所有するすべてのEr：YAGレーザーを歯周治療に用いているわけではない点をご理解いただけると幸いである．
　最後に，機種によってはパルス幅を可変できるものもあり，一般的には硬組織にはパルス幅を短く設定して用いると切削効率が上がるのに疼痛は少なくなり，軟組織においては長めのパルス幅を選択することで，熱作用により止血作用が期待できる．パルス幅の可変があるなしに拘わらず，止血作用を期待する場合には注水は行わずに用いなければならないが，必ずしも膿瘍切開時やポケット内照射時に注水をやめる必要はなく，注水することにより蓄熱が抑えられるので，より少ない疼痛で処置を行うことができ，しかも術後の出血は問題になったことはこれらの処置では幸いにして一度も経験がない．

2　急性歯周炎

　急性歯周炎へのレーザーによる対応には，その種類を問わず2通りの方法が考えられる．
　1.頬側もしくは舌側歯肉を切開あるいは穿孔して，排膿路を確保して消炎を図る方法．
　2.ポケット内に照射にて消炎を図る方法．
以上である．1.の方法には，接触型・非接触型あるいはファイバー導光タイプ・マニュピレーター導光タイプのいずれの方式でも可能であるのに対し，2.の方法には接触型のファイバー導光タイプでないと基本的には応用することは難しい．また，1.の切開・穿孔を行える時期としては，粘膜下期膿瘍で波動の触れる時期が一般的であるが，Er：YAGレーザーであれば，穿孔深度が骨に達したとしても腐骨が形成されることもなく，排膿路を確保できるために疼痛が強い時期である骨内期や骨膜下期などに穿孔でき，従来より早く患者を苦痛から解放できるメリットは計り知れない．2.のポケット内照射はどの時期でも可能であり，特に波動を触れる以前の時期に無麻酔で歯肉を穿孔するには多少の苦痛を伴うが，ポケット内照射ではほとんど疼痛が発生することはない．しかし，切開・穿孔に比較して排膿路を確保しないので確実性の点では不利である．

1　急性辺縁性歯周炎：歯肉の切開・穿孔

症例：43歳，男性，右上7番頬側の急性辺縁性歯周炎による歯周膿瘍．
審査：①問診；一昨日より歯肉腫脹し自発痛もみられるが，昨日がピークで今日は歯肉を押さなければ痛くないとのこと．
　　　②視診；頬側歯肉に拇指頭大の発赤腫脹をみ

③触診；プロービングデフスは頬側7mmで波動を触れる(図5-1).

診断：急性辺縁性歯周炎

レーザー照射条件：アドベールにS600Tのチップを装着し，80MJ・20Hz注水下にて骨面に達するまで穿孔(図5-2).

術式：術前，術直後(図5-1，2)

経過：翌日，1週後(図5-3，4)

コメント(今後の課題，改良法)：最近は，炭酸ガスレーザーの改良が進み，必ずしもEr：YAGレーザーが有利とは限らないものの，アドベールのテーパーチップは疼痛も比較的少なく，骨面に達するまででも穿孔が可能な点はかなりほかのレーザーに対して有利であろう．Er：YAGの他の機種では，硬組織切削に使用して消耗したチップを用いると，アドベールのテーパーチップと比較的似た結果をえ

られるものの，疼痛は多少多いように思われる．

また，ノンコンタクトのチップでも穿孔は可能であるが，照射時の音が大きく血液等が飛び散るのであまり実用的でないので，マニピュレータータイプを使用するにしてもコンタクトチップを使用するほうが良いと思われる．

2 慢性辺縁性歯周炎

通報に従いSRPを行った後に，まだ深いポケットが存在する部位をEr：YAGレーザーにて治療．

症例：61歳，男性

審査：①問診；4・5年前より口臭が気になりだし，動揺も見られ，硬い物を咬むと2，3日歯が浮いたようになるとの事．

②視診・エックス線診；術前のパノラマエックス線(図5-5)および口腔内写真(図5-6)よ

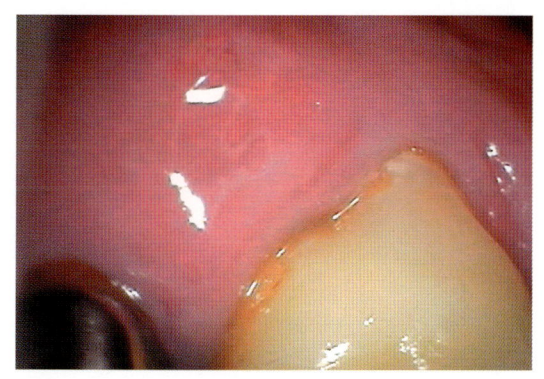

図5-1 右上7番頬側歯肉が発赤腫脹が見られ波動を触れる

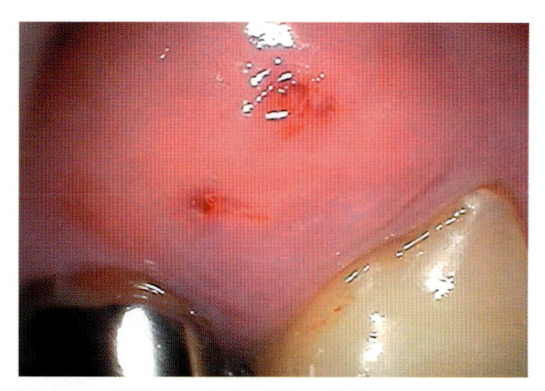

図5-2 穿孔により排膿路を確保

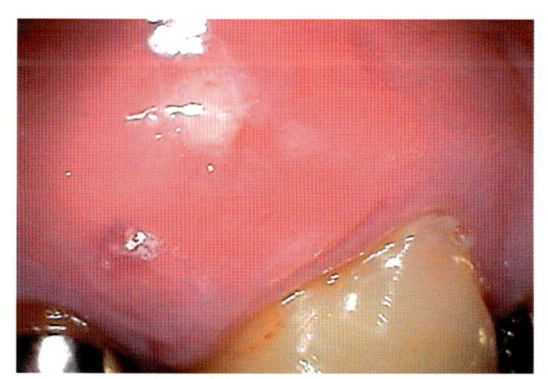

図5-3 翌日．ほぼ腫脹は消退し，自発痛もなくなったとのこと

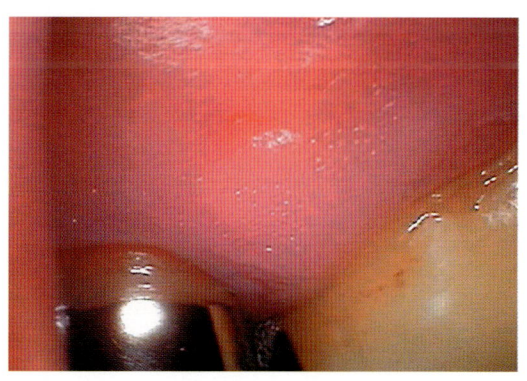

図5-4 術後1週間．発赤・腫脹・疼痛ともまったく見られない

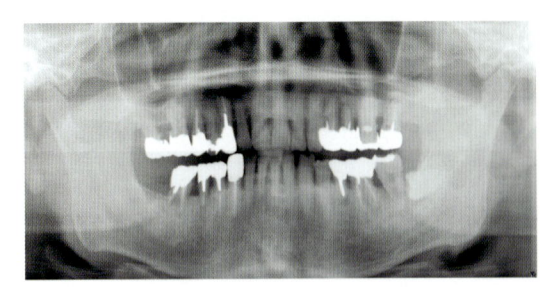

図5-5 術前のオルソパントモ．全顎にわたり骨吸収が見られる

り全顎的に辺縁性歯周炎が診られる．

診断：慢性辺縁性歯周炎

レーザー照射条件：エルファインは硬組織切削に使用した石英チップを使用．アドベールはS600Tを使用し，出力80MJ・20Hz注水下にて照射する．

術式：当院においては，すべてのケースにレーザーを使用するのではなく，まず，通法に従って，術前審査を行った後に，モチベーションおよび縁上スケーリングの後に再評価その後，SRPを行い再評価後，まだBOP（＋）の部位に初めてレーザーを使用する．使用法としては，前記の出力設定で，ポケット内にチップを挿入し，ポケット底部より掻きあげる様にチップを引き抜くことを数回ずつ軽く出血する程度まで繰り返し行う．歯肉が厚い場合には，ポケット内の歯肉よりのところにチップを挿入し，内縁上皮を蒸散するように照射する．歯肉が薄い場合には，歯肉のディセッションを避けるためにポケット内中央にチップを挿入して，あまり内縁上皮を蒸散しないように照射する．

経過：図5-7に示すように，歯肉のディセッションは多少見られるが，炎症の兆候には改善が見られる．

コメント：現在当院では，歯肉の状態および最終目標によりNd：YAG・Er：YAG・半導体レーザーを使い分けている．歯肉が薄いもしくは前歯部などの場合，Nd：YAGレーザーに酸化チタンの乳液を反応剤および冷却剤として使用すると，あまりポケットは浅くならな

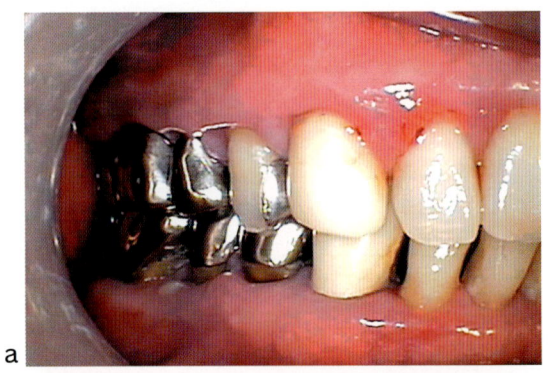

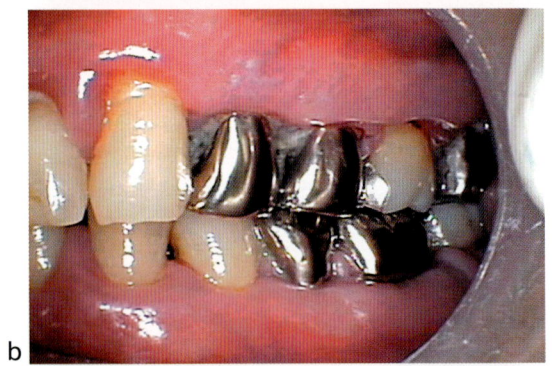

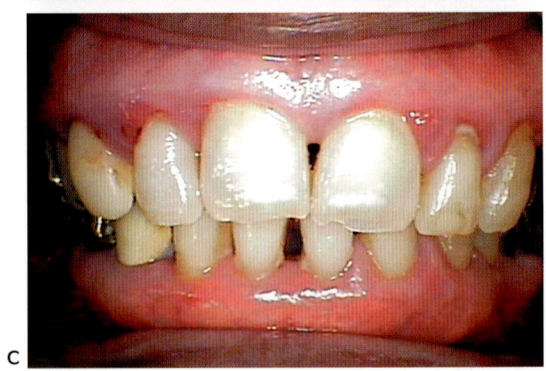

図5-6 全顎にわたり，歯石およびプラークの沈着が見られ，発赤・腫脹・歯肉退縮が見られる

いものの，歯周病の進行を抑えることができ，これを定期的に行うことで，妥協的メインテナンスの成功率が上がる．

また，歯肉が厚いもしくは臼歯部で歯肉がディセッションしてもポケットをなくしたい場合には，半導体レーザーを使用すると効果的である．Er：YAGレーザーは，注水下では歯肉にあまり熱的な影響を与えないが，レーザーの吸収特性が水に非常に高く，水分の多い歯肉表面に吸収されて内縁上皮が蒸散されるので，歯肉の退縮量はちょうどNd：YAGと半導体レーザーの中間程度の印象がある．

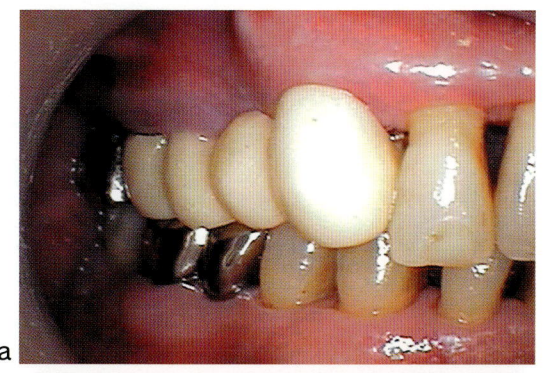

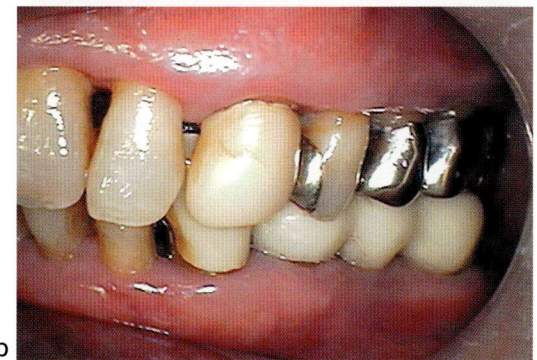

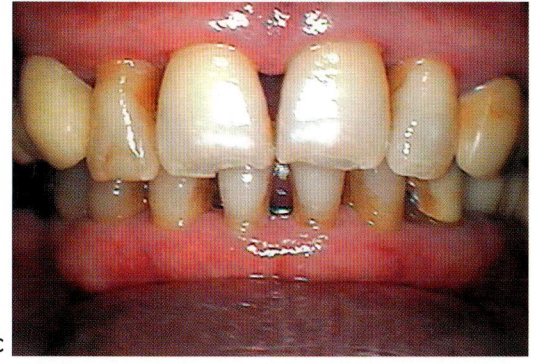

第5章 歯周病の鎮痛消炎療法 | 77

図5-7 プラークコントロールの改善はもう一つで，歯肉退縮も見られるが，発赤・腫脹がほとんど見られなくなった

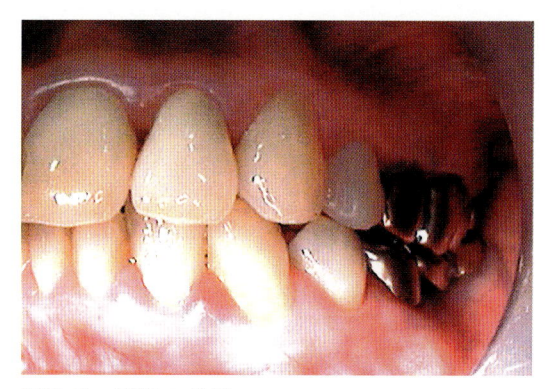

図5-8 術前の状態

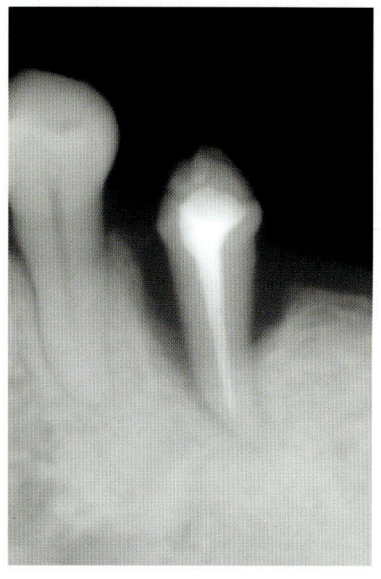

図5-9 SRP終了時．垂直性の骨欠損が見られる

3 慢性辺縁性歯周炎（FOPへの応用）

症例：64歳，女性

審査：①問診；下顎左側5番が数年前より硬いものが咬めず，揺れも気になる．また，時々冷たいものが沁みる．

②視診；図5-8のようにブリッジの支台であり，マージンはそれほど不適ではないものの，咬合面頬側咬頭にシャイニングスポットがあり早期接触．また，エックス線によると0壁性の骨欠損が認められる（図5-9）．

③触診；プロービング値10mm・動揺度3度

診断：慢性辺縁性歯周炎

レーザー照射条件：肉芽組織除去のためにエルファイン250MJ16Hz．骨欠損部に填入したアパタイトの表面の血液に炭酸ガスレーザーを連続波1Wで照射．

術式：浸麻下にてフラップを剥離後，コッヘル・キュレット・Er：YAG（エルファイン）250Mj 16Hzにて肉芽組織および歯石・壊死セメント質を除去し，骨欠損部にハイドロキシアパタイトを填入してアパタイトの表面に浮き出た血液に炭酸ガスレーザーを連続波1Wにて照射しフラップを縫合する．

経過：動揺は約2カ月で1以下とほとんどなくなった．エックス線は術後約1年のものであるが，骨

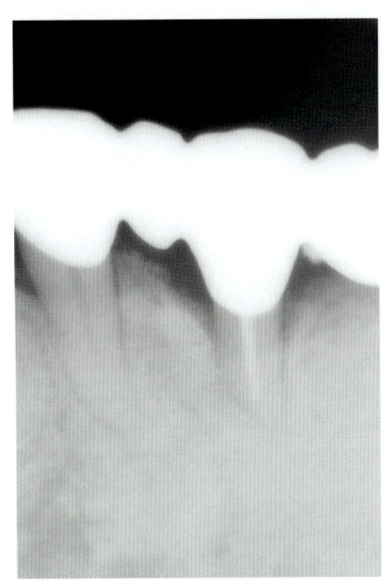

図5-10　FOPより約1年後. 骨様の不透過像が見られる

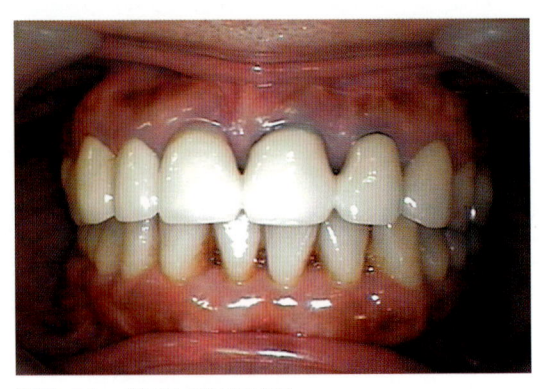

図5-11　術前口腔内写真

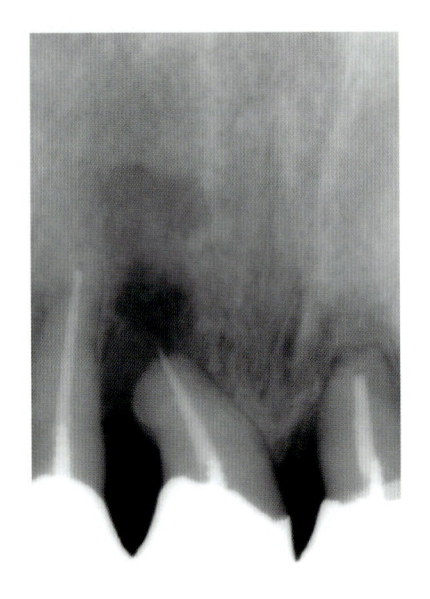

図5-12　術前のエックス線写真. オーバー根充. ポケットと根尖病巣が交通している

様の不透過像が認められる(図5-10).

コメント：下川先生[参3]によると，炭酸ガスレーザーを低出力で照射して出血させてからアパタイト塡入して，高出力の炭酸ガスレーザーを照射するとのことであるが，Er：YAGで肉芽組織を除去することにより，出血も得られるし骨に当たってしまっても腐骨も形成されず．しかも骨整形や歯石除去および菌や，エンドトキシンさえも除去できるので大変好結果を得ている．

4　歯周—歯内疾患

症例：63歳，女性

審査：①問診；右上1番が疼痛はほとんどない様であるが，何時も膿が出ていて気持ち悪い．
②視診；写真では分かり難いが排膿が見られる(図5-11)．
③エックス線診；オーバー根充により根尖部および遠心部に不当化像．短根のため保存が難しそうである(図5-12)．
④触診；遠心部のプロービングデフスは，8mmで根尖に触れることができる．連結されているのでほとんど動揺は見られない．

診断：オーバー根充による歯周—歯内疾患であるが，補綴物を除去すると保存が難しいと判断した．

レーザー照射条件：歯肉弁剥離後，肉芽組織除去および骨整形・ポイント除去にエルファイン(Er：YAG)250MJ16Hz．アパタイト塡入後の血液表面に，炭酸ガスレーザー連続波1Wにて照射．

術式：浸潤麻酔後，歯肉辺縁部より約3mmのところを歯冠方向に弧状に切開剥離後，Er：YAGレーザーにて肉芽組織および根充剤を除去．アパタイト塡入後炭酸ガスレーザーを血液表面に照射し，縫合．

経過：術後の疼痛・腫脹も比較的見られず．1週間後の抜糸時(図5-13)にはほとんど違和感も見

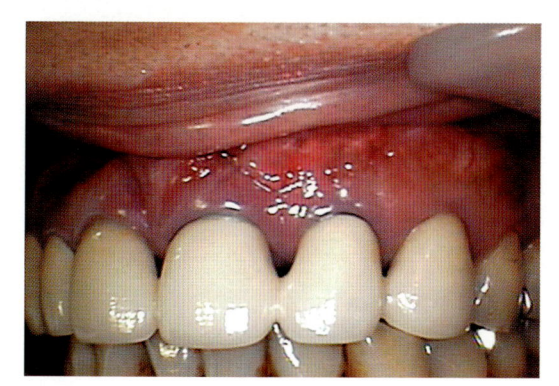

図5-13 術後一週間．抜糸時

られない．約半年後のエックス線(図5-14a)ではまだ骨様物は認められないものの，プロービングデプスは2mmであり排膿も認められない(図5-14b)．

コメント：短根のため保存は難しく思われたものの，術式も難しくなく，術後経過も大変良好である．現在皮膚科領域では，レーザーのコンビネーションが主流となりつつあり，歯科においてもその傾向が見られつつある．今後は，ますますその傾向が強まるであろう．というのも，うまく組み合わせれば大変好結果をもたらしてくれるからである．そのためにもそれぞれの特性をよく把握する必要があると思われる．

(大貫徳夫)

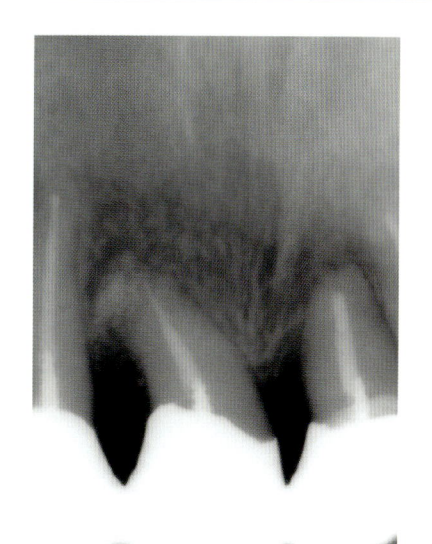

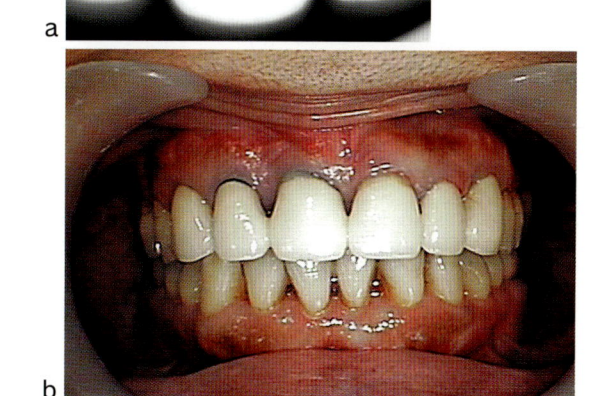

図5-14 術後約6カ月

参考文献

1) 柿内裕明：歯科用Nd：YAGレーザーの臨床・歯肉膿瘍の鎮痛消炎，医学情報社，東京，2001．
2) 淵崎智一：歯科用Nd：YAGレーザーの臨床・歯周ポケット内の蒸散，搔爬，消毒，殺菌，医学情報社，東京，2001．
3) 下川公一：再生療法におけるCO_2レーザーの有効性とその概念(1)，補綴臨床，39(3)，247-257，2006．
4) 下川公一：再生療法におけるCO_2レーザーの有効性とその概念(2)，補綴臨床，39(5)，516-526，2006．

第6章 歯肉の除去

1 歯肉の除去：総論

1 はじめに

　歯肉をレーザーで，外科的に除去するには，HLLT（High reactive Level Laser Treatment）の高反応レベルレーザー治療で行う．レーザーは軟組織の切開，凝固，止血，蒸散に応用されている．金属メスの場合は，炎症性の歯肉の除去をすると，出血して止血が困難になることがある．

　しかし，レーザーではこのような症例に威力を発揮する．レーザーの熱エネルギーが基本的な切開のエネルギーであり，その熱作用のタンパク質の蒸散によって軟組織が切開できるのである．

　レーザーの止血効果とは，毛細血管を熱凝固し，また，赤血球にエネルギーが吸収されると凝固が生じ，血液の流れが低下するスラッジ現象（固体粒子と液体の混合物が出てくること）を生じ，次第に血管が詰まり血栓状態を作ることによって起こることである．

　軟組織の切開は炭酸ガスレーザーが優れ，組織の表面を蒸散しながら切開することから，止血にも優れた能力をもつが，炭化層を作りやすいという難点がある．

　Er：YAGレーザーは，水への吸収性が炭酸ガスレーザーに比べて非常に高く，軟組織，特に硬組織の蒸散能力に優れ，熱変性層がきわめて少なく，炭化がなく創傷治癒が速い．

　しかし，軟組織の切開では，止血効果はあまりない．Er：YAGレーザーでは熱による一次収縮はほとんどみられず，3～5日で上皮化が起こる．創部の二次収縮は2～4日目に始まる．

　波長が，2.94μmのEr：YAGレーザー（Smart 2940D DEKA社　図6-1）の特徴は，その発振波長2.94μmが水の光吸収帯のピーク値3μmに近接しているため，水にきわめてよく吸収される．その程度は炭酸ガスレーザーの15倍，Er：YAGレーザーの20,000倍にも及ぶ（図6-2）．

　したがって，照射時には，水分の急激な蒸散により爆発音に近い音が発生する．水を出しながら切開すると，切開能力が低下するが，このレーザーはそれを最小限に抑えるため，霧吹き状にして水を出している．

　無痛で切開できるのは，瞬間的なパルス発振レーザーであることが主な理由であり，20Hzくらいになると痛みが出やすくなる．

　Er：YAGレーザー（Smart 2940D DEKA社）で歯肉を切開する方法には，レンズチップと，ファイバーチップを使う2通りがある（図6-3）

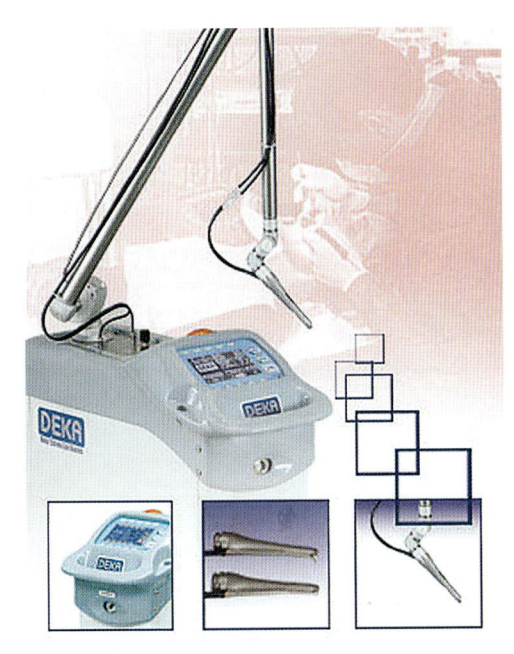

第6章 歯肉の除去

図6-1 Smart2940D^{PLUS}

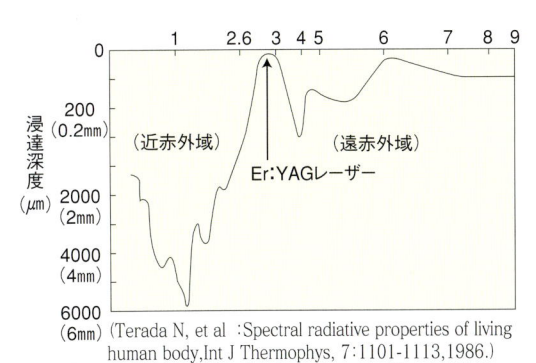

図6-2 赤外線照射に対する人の皮膚の透過性
遠赤外線のもつエネルギーは，皮膚表面から200μmの深さの中でほとんど吸収されてしまい熱に変わる．その熱が血液などにより体内まで効率よく伝わり体を温める

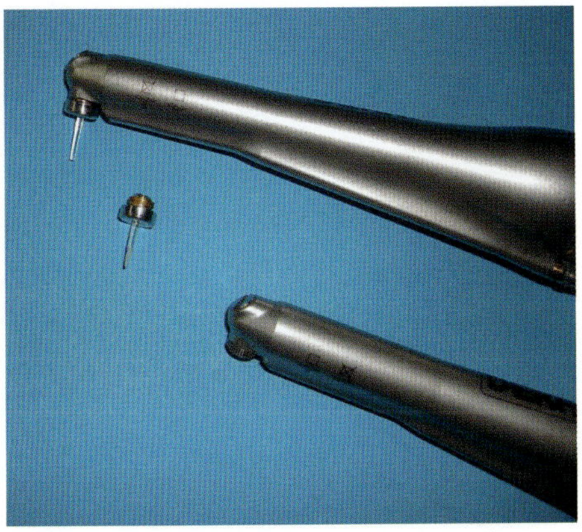

図6-3　上：本来のファイバーチップ
　　　　中：ファイバーチップを削って先端を尖らせたもの
　　　　下：メタルチップ

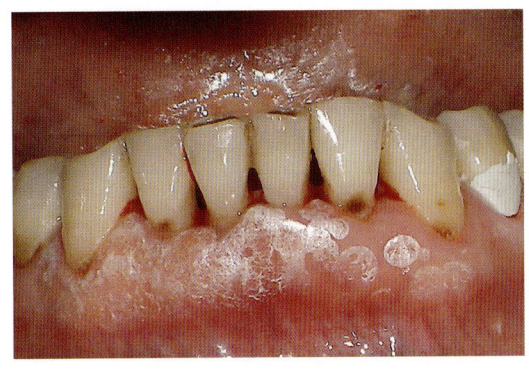

図6-4 約7cm離して照射すると歯肉は直径約3mmの白濁した円形になる．穴が開くか開かない程度とする

除去には時間がかかる．
・歯肉に炎症がある場合は，約7cm離して焼畑照射を行うと効果的である（図6-4）．
・出力は2～3W，10～15Hzが目安となる．

2 レンズチップ

・焦点の幅が炭酸ガスレーザーのそれより狭く，ハンドピースの先端から8mmの所にあるため，使用時には練習が必要である．
・止血効果があまりないため，少しずつ蒸散していく．出血するが2～3分の圧迫で止血が可能である．
・炭化層ができにくいため，歯肉の焼ける臭いが少ない．
・わずかな歯肉の除去に適していて，多量の歯肉

3 ファイバーチップ

・ファイバーチップの先端に焦点があるため，軟組織に軽く接触させて行う．
・歯肉を少しずつそぎ取る感じで切開していく．出血するが2～3分の圧迫で止血が可能である．
・ファイバーチップを尖らせて使用すると切開が容易になる．特に歯周ポケット内を掻爬する場合に適している．ファイバーチップを歯軸に平行にしてポケット内をゆっくり移動させると，スラッジ現象により不要な組織が排出される（図6-5）．特に波動のある膿瘍内照射すると，翌

日には驚くほどの治癒が期待できる．Er：YAGレーザーが不要になった組織を選択的に蒸散するため，焦点外拡散光を使ってレーザー剥削術が医科で行われている．従来の方法に比べ術後の出血や治療部位からの浸出液が少なく，同時にLLLTによる除痛効果や治癒促進効果が期待できる．

・ファイバーチップを歯周ポケットの底部に突き刺さないよう注意する．歯周ポケットの上部を蒸散するだけで，症状は著しく改善する(1～2W，10～15Hzが目安)．

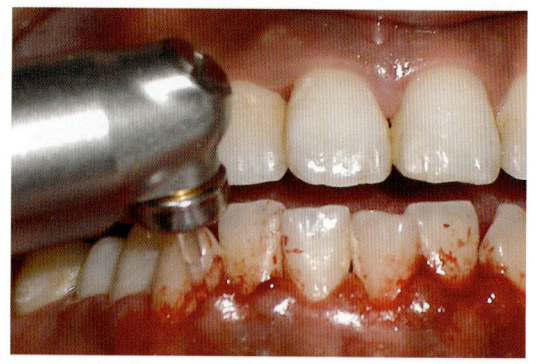

図6-5　歯軸に平行にファイバーチップをポケット内に2～3mm挿入してレーザーを照射する

2　智歯周囲炎

＜治療上の注意点・ポイント＞
・ファイバーチップ使用に際しては，歯肉に接するようにする．
・無理やり歯肉に押し付けることがないようにする．
・歯への誤照射に注意する．

患者：17歳，男性
主訴：智歯の周りが赤く腫れていて，食事時に噛むと痛む．
診査：萌出中の智歯の歯肉弁が発赤腫脹し，接触痛がある(図6-6)．
診断：智歯周囲炎
術式：① DEKA社のSmart2940Dを用いて，10Hz，3w，300mj，水なしでエアをかけながら，先端を尖らせたファイバーチップで歯肉を切除する．今回は，レーザーの出力を上げて，歯肉弁を一塊として取り除く．
② ファイバーを歯肉に接触させ，無麻酔でゆっくりと切除を始める(図6-7)．
すぐに出血してくるが疼痛はあまりない．器具を使って切開部をひろげておき，さらに切開を続ける．
③ 霧状に水をかけて切開してみたが，効率が落ちるため水なしとした．
④ 切開の時間は2分位である．ヘルツを上げると時間は短縮するが，疼痛が出やすくなるため10Hzとした．
⑤ 約2分で止血し，炭化層は認められない(図6-8)．
経過：① 水に強く反応するため爆発音は大きくなるが，疼痛はそれほどでもない．
② 当日突っ張った感じや腫脹感はなかった

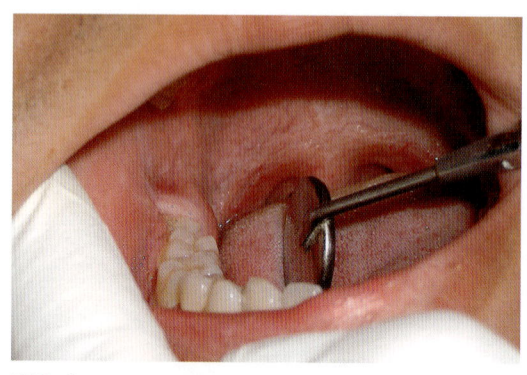

図6-6　発赤，腫脹した歯肉弁が認められる

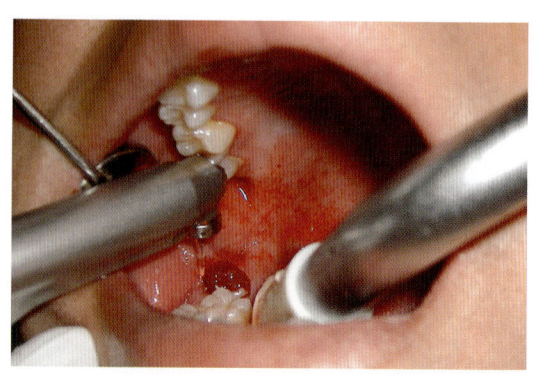

図6-7　ファイバーチップを歯肉に接触させ，何回も往復することにより一塊として切除する

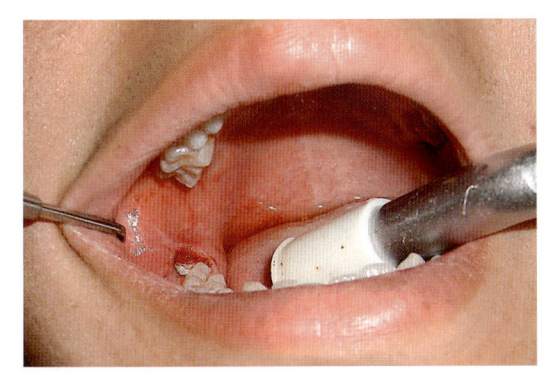

図6-8 2分くらいで止血するが，歯牙への照射が気になる

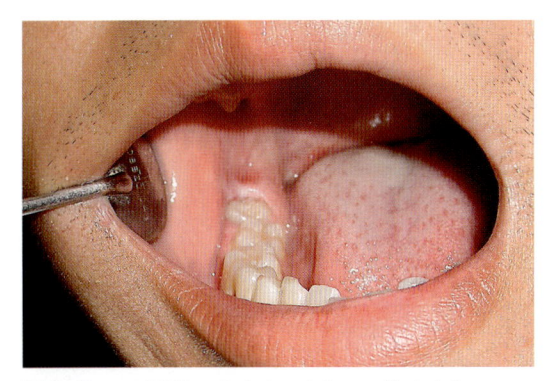

図6-9 1週間後，歯肉弁はきれいに除去されている

が，塩気のあるものにはしみていた．
③その後ほとんど気にならなくなり，1週間後には治癒している（図6-9）．

コメント：疼痛閾値の違いはあるが，ほとんど無麻酔で行うことができる．出力が高いため，歯に当たらないような工夫が必要である．

3 歯肉炎

<治療上の注意点・ポイント>
・歯周ポケット内照射は，ポケット内上部2〜3mmまで挿入して行う．
・歯石除去と焼畑照射の併用が効果的である．

患者：33歳，主婦
主訴：歯ぐきが赤く腫れ，歯を磨くと歯肉から出血する．
診査：一見歯肉はきれいに見えるが，歯間乳頭部の発赤と軽度の腫脹があり，歯石の沈着も認められる．3|2，1|1，2|3間の歯周ポケットが3〜5mmと深くなっている．またプロービングにより出血する（図6-10）．
診断：単純性歯肉炎
照射条件：先端を尖らせたファイバーチップ（DEKA社のSmart2940D）10Hz，1.0w，100mj，水ありで歯周ポケット内を照射する．麻酔は必要としない．いくらポケットが深い症例でも，挿入は2〜3mm程度として，ポケット底部には当てない．
術式：①歯石を取らず，上記の照射条件で歯周ポケット内にレーザーを照射する（図6-11）．水にほとんどすべて吸収し為害作用が少ないため，歯周ポケット内を水平に5往復した．ポケット内にスラッジ現象が起こり，ドロドロした血液と不良肉芽が排出されるが，疼痛は起こらない．
②セメント質にも照射されているが，蒸散は表層のみに限局しているため，炭化層の除去はSRPで対応できると思われる．
③照射終了後水洗する．
④2分位で止血し，貼薬は必要としない（図6-12）．
経過：①歯石除去を行わないで，週1回レーザー照射を行う．
②9日後，2回照射後は，ブラッシングによる出血はなくなった．炎症が治まってきているため歯石が浮き出てきているように見える．この時点で歯石除去を行う（図6-13）．
③17日後，炎症は消失し，きれいな状態となる（図6-14）．

コメント：歯周ポケット内へのレーザー照射は，ポケットの深浅にかかわらず，炎症をある程度軽減することができると考える．100〜200mjくらいの出力では歯石を除去することはできない．
　軽度の歯肉炎では，焼畑照射を行うと効果的である．

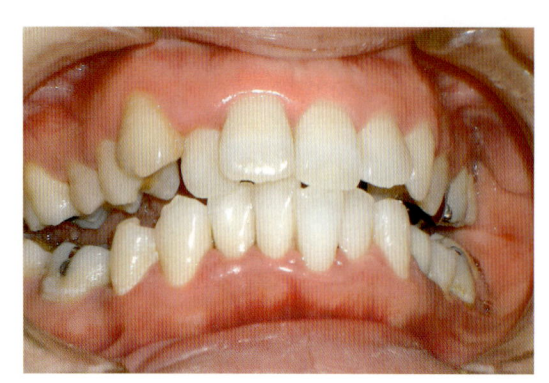

図6-10　下顎前歯部の乳頭部が発赤腫脹し，歯石も見られる

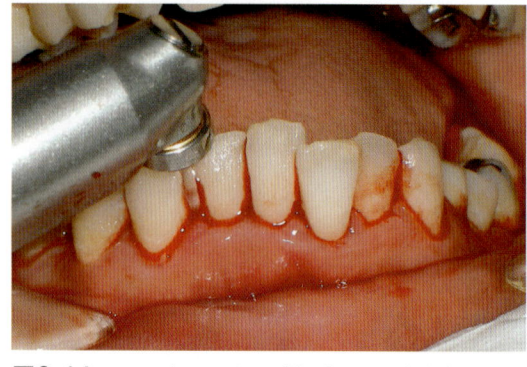

図6-11　ファイバーチップをポケット内上部に挿入し，レーザーを照射する．ドロドロしたものが排出されてくる

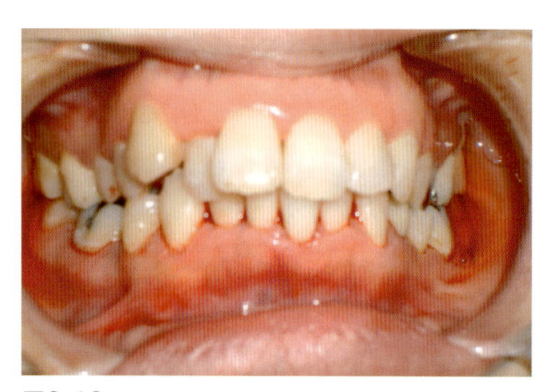

図6-12　術後，出血は多いが，疼痛はない

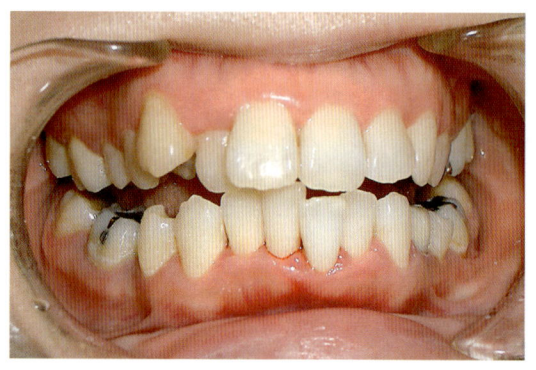

図6-13　9日後，歯石が浮き出てきている．この時点で除石を行う

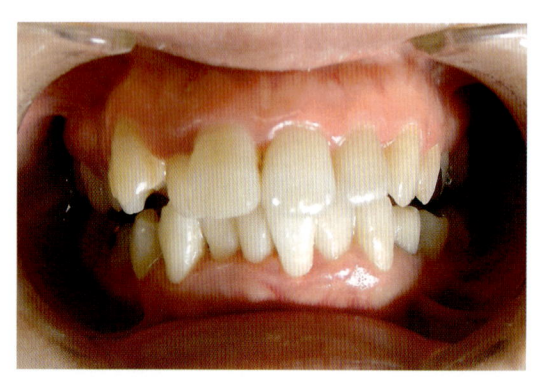

図6-14　17日後，ブラッシングによる出血もなく，歯間乳頭部の発赤，腫脹は認められない

4　辺縁性歯周炎

<治療上の注意点・ポイント>
・歯周ポケットの深さに関係なく，ファイバー挿入は2〜3mmまでとする．
・ポケット内照射は1週間に1回程度とする．
・焼畑照射を併用するとより効果的である．

患者：64歳，男性
主訴：下顎前歯部の歯肉が赤くはれ，膿のような物がでて，歯が動いており口臭も強くなってきている．
診査：下顎前歯の歯肉が下がり，セメント質が露出し始めており，歯肉の発赤腫脹，歯周ポ

ケットからの排膿が認められる．ポケットは4～5mmである（図6-15）．

診断：辺縁性歯周炎

レーザー照射条件：先端を尖らせたファイバーチップ（DEKA社のSmart2940D）10Hz，2.0w，200mj，水ありで歯周ポケット内を照射する．麻酔は必要としない．

いくらポケットが深い症例でも，挿入は2～3mm程度としている．熱がほとんど出ないため，水の有無はどちらでも良いと考えられる．

術式：先端を尖らせたファイバーチップ10Hz，2.0w，200mj，水ありで歯周ポケット内を照射する．ポケット内に約2mmファイバーチップを挿入し，6回往復する（図6-16）．

経過：ポケット内にレーザーを照射すると，スラッジ現象が起こり，ドロドロした血液が排出される（図6-17）．痛みは全くない．

4日後，辺縁歯肉の発赤腫脹が軽減し，歯石が見えるようになった（図6-18）．超音波スケーラーで歯石除去を行う．約7cm離して，5Hz，0.5w，100mj，水なしで，歯肉に焼畑照射を行う（照射部は直径約3mmになる）．照射部が重複しない様にする（図6-19）．あまり近づけると歯肉に穴があくので注意が必要である．今回，ポケット内照射は行わなかった．

1週間後，再度歯周ポケット内照射を行う．

2週間後，発赤腫脹は消失し出血もなく，ポケットは3～4mmとなり，臨床上の症状は軽減した（図6-20）．

コメント：歯周ポケット内へのレーザー照射は，ポケットの深浅にかかわらず，炎症をある程度軽減することができると考える．

また，出力を上げることによって，歯石の除去も少なからずできると思われるが，最終的にはSRPによる除去が望ましいと思われる．

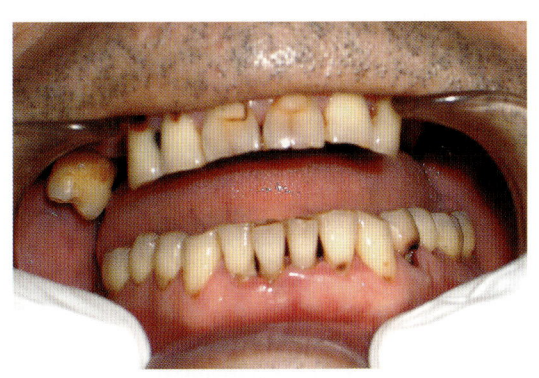

図6-15 歯周組織の破壊が進み，歯肉の発赤腫脹，出血，排膿，歯の動揺が見られる

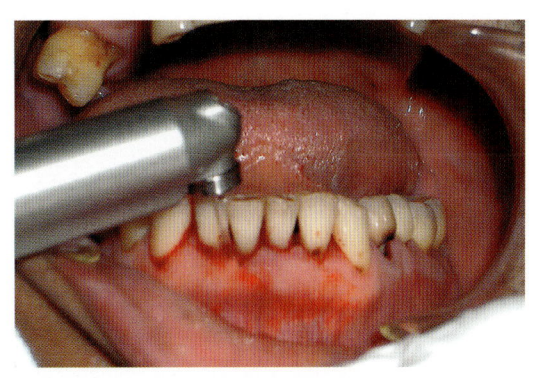

図6-16 Smart2940Dで歯周ポケットの掻爬をすると，不良肉芽が特異的に除去される

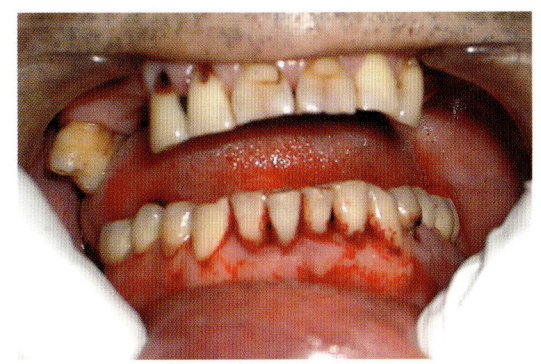

図6-17 術直後，出血は著しいが，約3分で止血する．この凝固した血餅をサージカルパックの代用にすることもある

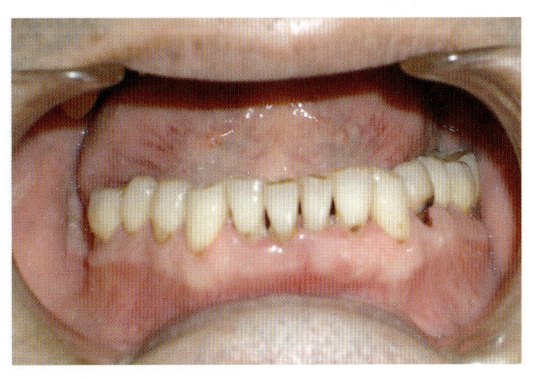

図6-18 4日後，歯肉の発赤腫脹は軽減し，浮き出てきた歯石が認められる

図6-19 歯石除去後，焼畑照射を行う．1週間後，再度ポケット内照射を行う

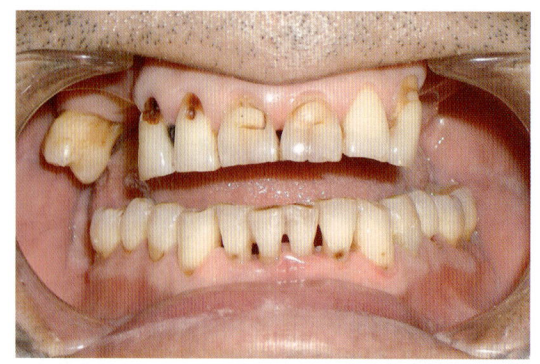

図6-20 2週間後，歯肉の発赤腫脹は消失し，出血も少なくなり，歯の動揺も減少し，ブラッシングが痛くなくできるようになった

5 増殖性歯肉炎

<治療上の注意点・ポイント>
・歯肉が増殖しているため，ポケットは深くなっている．
・歯肉のデザインを考えながら，少しずつ切除していく．
・ポケット内を蒸散したのち，歯肉切除を行う．

患者：83歳，男性
主訴：昔から血圧の薬を飲んでいたせいか，歯肉がもり上がってきた．口も臭く，歯が動くような感じがしてうまく噛めない．
審査：全体的に肥大した増殖歯肉がみられる（図6-21）．歯肉は健康色で，弾性があり硬い．ポケットは8〜15mmあり，プロービングで出血する．降圧剤（カルシウム拮抗剤型）の長期服用の副作用も考えられる．
診断：増殖性歯肉炎
レーザーの照射条件：
・DEKA社のSmart2940Dを使用する．
・増殖した歯肉を除去する前に，歯周ポケット内をファイバーチップで10Hz，100mj，1.0wで蒸散する．
・日を異にして，麻酔下でメタルファイバーを使って20Hz，100mj，2.0wで歯肉を切除する（図6-22）．
術式：①増殖した歯肉のポケット内には，歯石，不良肉芽があるため，ファイバーチップで10Hz，100mj，1.0wで蒸散する．
②3日後，再度①と同じ条件で歯周ポケット内を蒸散する．増殖した歯肉を一度に切除することも可能であると思うが，組織の安定を図るために，あえて2回ポケット内に照射した．
③その4日後，麻酔下で増殖した歯肉を20hz，100mj，2.0wで正常な歯肉形態をイメージしながら，削ぎ取るように少しずつ切除していく．この時，除去する組織片をピンセットで軽く引っ張るようにする方がきれいにできる．レーザーはできるだけ歯に当てないようにする．
④術後照射は，5Hz，100mj，0.5w デフォーカスで歯肉に白く薄く色が付く程度に1分間照射する．
⑤上記の③，④を2回行った．
⑥感染の恐れはないので，抗生剤は必要でないが，接触痛緩和のために鎮痛剤を投与した（図6-23）．

経過：
・歯周ポケットにレーザーを照射することにより，歯肉の安定している．
・その後，歯肉切除を行ったが，疼痛はあまりなかった．
・2回に分けて切除蒸散したため，患者の負

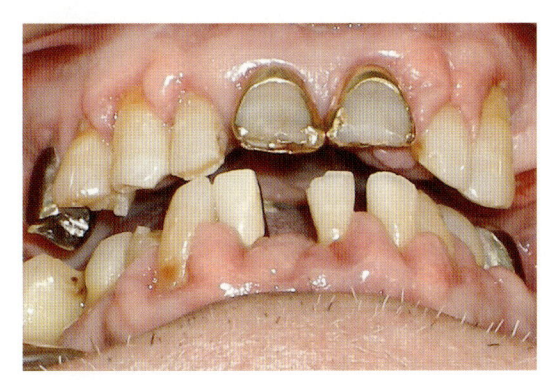

図6-21 全体に肥大した増殖歯肉が認められる

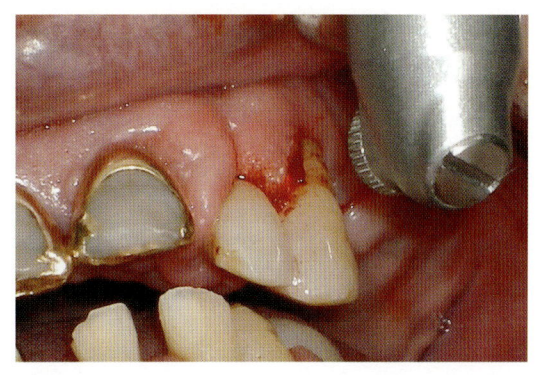

図6-22 メタルチップで少しずつ歯肉を切除していく

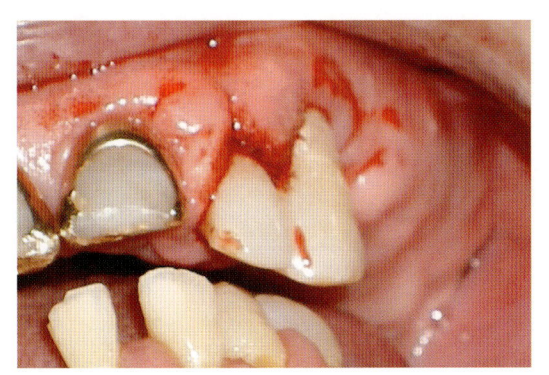

図6-23 術後,接触痛はほとんどなく出血するがすぐに止血する

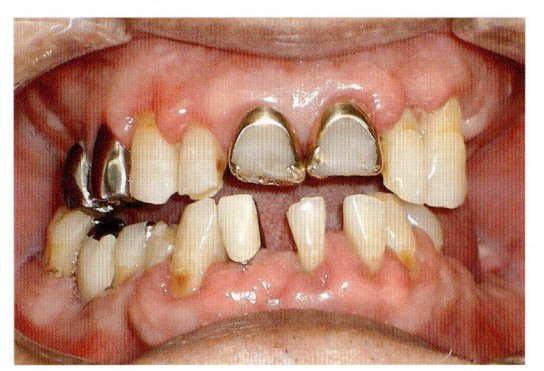

図6-24 2̄3̄部は照射不足である.3̄2̄|2̄3̄部はきれいに切除されている.3̄2̄部は処置していない

担も軽かった(図6-24).

コメント:
- 深いポケットを有し,大きく肥厚した歯肉は,一度で切除しない方がよいと考えられる.まず,ポケット内の清掃を行うことで,歯肉切除を容易にすることができる.
- 降圧剤を服用しているため,今後再発があるか観察が必要である.

(廣江雄幸)

参考文献

1) 津田忠政,西山俊夫,渡辺 久:歯科用レーザー臨床まるごと大辞典,89〜109,デンタルダイヤモンド,東京,2003.
2) 渥美和彦,荒瀬誠治,大城俊夫,中島龍夫:皮膚科・形成外科医のためのレーザー治療,70,メジカルビュー社,東京,2001.
3) 松本光吉:歯科用レーザーに強くなる本,143〜153,クインテッセンス出版,東京,1993.
4) 波利井清紀監修,谷野隆三郎編集:レーザー治療最近の進歩,153〜154,克誠堂,東京,2004.
5) 木村嘉孝:遠赤外線の基礎,遠赤外線協会会報,(1)〜(20),1999〜2000.

第7章 歯肉膿瘍切開

1 歯肉膿瘍の切開：総論

　急患として歯肉の腫脹を訴える患者さんの多くは，自発痛，疼痛，咬合痛などを伴い，急性辺縁性歯周炎から移行した場合や，急性根尖性歯周炎から移行した場合，智歯周囲炎から移行した場合などが考えられる．

　常法であれば，診断後麻酔下でメスによる切開，排膿，抗生剤の投薬を行い，症状の改善を得る．

　Er：YAGレーザーにおいては，必ずしも麻酔を必要としない場合が多く，また抗生物質の投薬もなく治療が行われる，なぜならレーザー照射された範囲に存在する細菌が，殺菌または静菌されると考えられるからである．

　Er：YAGレーザー照射時の組織変化を見ると照射部位が白濁し，炭化は認められない．これは照射部に対して発生する熱が非常に少ないことを示している．

　エネルギーの吸収効率が高いため，より低い出力で組織の蒸散が行えるからである．熱の発生の少ないことは臨床的に組織に与えるダメージが少なく，また無麻酔であっても疼痛が少なく，術後の回復が早いなどの利点が考えられる．一方では，組織凝固力，つまり止血効果は弱いという点もあげられる．

　Er：YAGレーザーを予備照射として，光生物学的活性化反応（PAR）域での照射を行い，組織の活性化，血液循環の改良，筋肉の緊張緩和，術後の治療促進等を期待する．続いてニアコンタクトにて膿瘍表面の粘膜上皮を蒸散してゆくと，多くの場合，排膿が見られるが排膿しない場合には，軽くチップ先を接触させてフットスイッチをポンピング操作を行い排膿を促す．排膿部を中心にチップを接触させ，必要に応じて切開を加える（図7-1～4）．

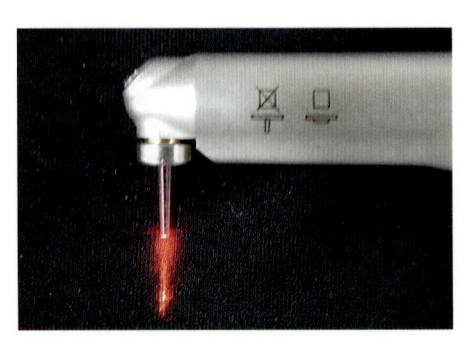

図7-1　コンタクトチップ

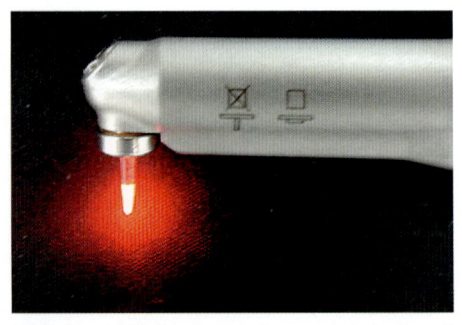

図7-2　円錐形に加工したコンタクトチップ

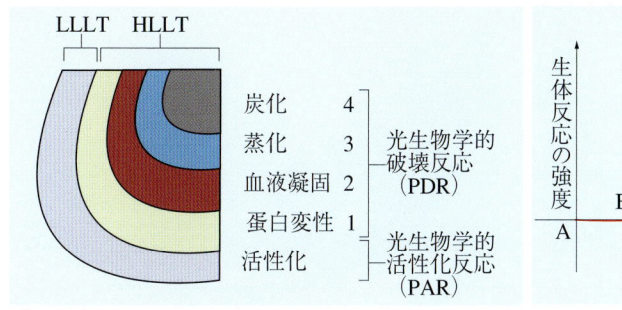

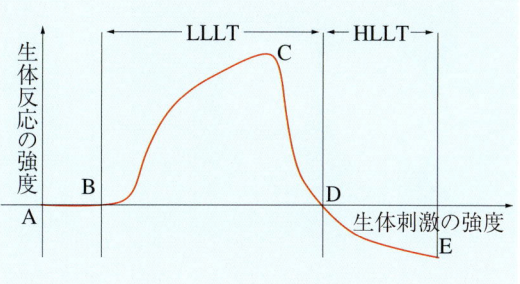

（大城俊夫：痛みに対する低反応レベルレーザー療法と応用，日本レーザー医学会誌，9：33～42，1988より引用）

図7-3 光生物学的活性化反応について（アーンツ・ミュルツの法則）

経過良好にて，消炎，鎮痛が図られたら原因療法に移行してゆく．その際にもEr：YAGレーザーを併用することが望ましく，特に辺縁性歯周炎においては有効と考えられる．

（加藤純二，他編：一からわかるレーザー歯科治療，12，医歯薬出版，東京，2003．）

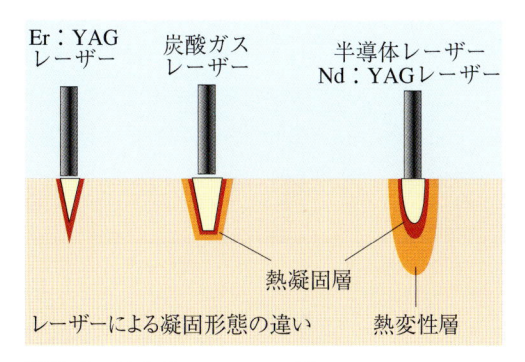

図7-4 熱変性層について[参3]

2 歯肉膿瘍切開の症例

<治療上の注意点ポイント>
・急性症状緩和
・白濁するように予備照射
・コンタクトチップを動かすスピード

患者：57歳，男性
主訴：右側下顎第二小臼歯頬側の腫脹（図7-5）
診査：問診によると2日前から咬合痛が出現．視診ではFck装着されており辺縁歯肉より出血が見られる．また 54| 間頬側歯肉に約8×8mmの腫脹が認められ，触診により波動を触れる歯の動揺度2. 54| 間CT，黄色のゲージが入る食片圧入することあり歯周ポケットの深さはD 4/4 ✕ 6 M BOP（＋）近心辺縁より排膿あり，エックス線的には歯根辺縁部透過像が特に近心に顕著である（図7-6）．

金属ポストが入っており，根尖に根充剤が認められる．

診断：急性辺縁性歯周炎

レーザー照射条件：Deka社のSmart2940を用い円錐加工したコンタクトチップにおいて，
1）水なしエアーのみ150mj 3W 20Hz 20sec
　疼痛緩和のため 54|，頬側，歯肉全体的に粘膜が白くなるように照射．
2）水＋エアー　200mj 2.2W 11Hz 30sec
　腫脹部にニアコンタクトにて照射，排膿を

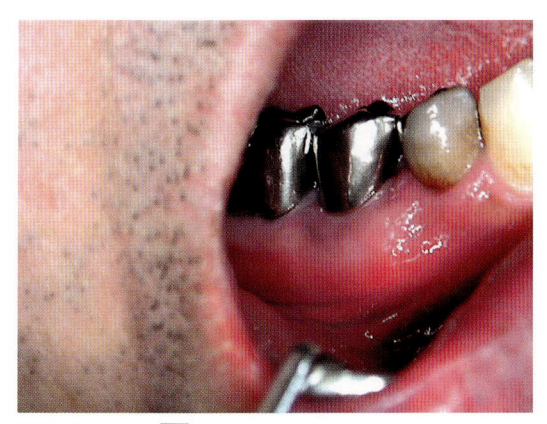

図7-5 術前 54| 間歯肉に腫脹が認められる

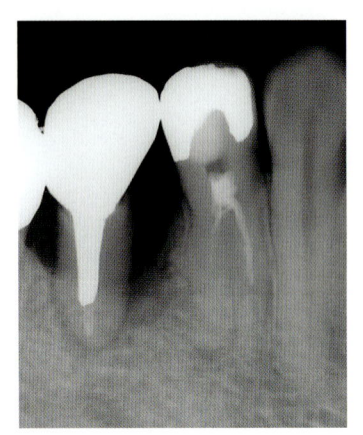

図7-6　術前のエックス線写真

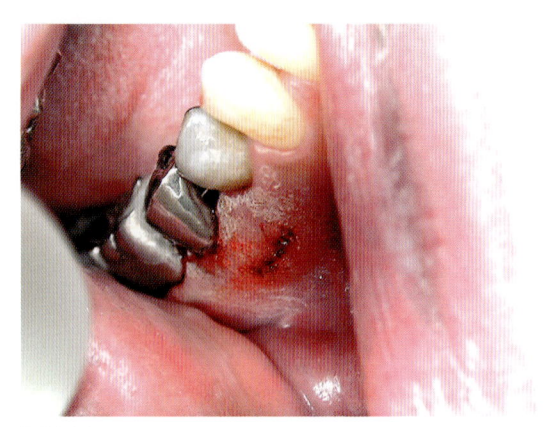

図7-7　術直後写真

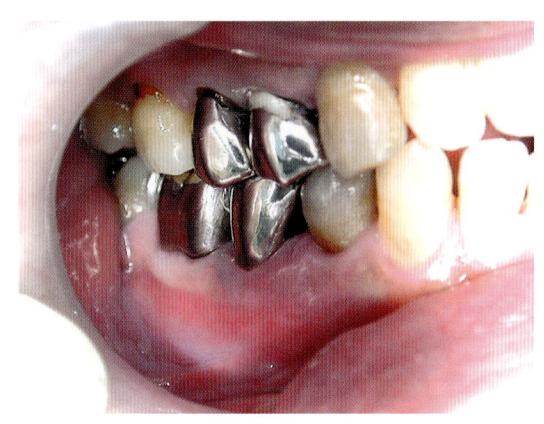

図7-8　2週間後写真

うながす．
3）水＋エアー　200mj 2.2W 11Hz 20sec
　　歯周ポケット内に照射．
4）水＋エアー　200mj 2.2W 11Hz 20sec
　　排膿部より最大腫脹部をコンタクトチップを接触させ切開約10mm（図7-7）．

術式：①常法により辺縁性歯周炎治療を行った．
　　　②歯周ポケット内洗浄（滅菌生食水）．
　　　③咬合調整．
　　　④無麻酔下でEr：YAGレーザーを用いて炎症性物質の蒸散および歯肉膿瘍の切開を行い，歯周ポケット内の蒸散，殺菌を行った．
　　　⑤投薬なし．
　　　⑥TBI

経過：照射後，頰側歯肉は白濁し，切開部からは排膿後，少量の血液性滲出液に変わり疼痛は軽減した．
　　　2週間後TBI不良部にプラークを少量認めるが，発赤腫脹は軽減しているレーザー照射部はきれいな状態である（図7-8）．

コメント：常法では急性症状を消退させるのに，浸潤麻酔を併用した歯肉切開投薬が行われるのであろう．
　　　患者は麻酔を拒否し，また消炎後の治療についても金属冠をはずしての歯周治療を拒否しており，非外科的歯周治療法とレーザー刺激法を併用して治療を継続する．

作用機序：切開，排膿により急性症状は緩和しEr：YAGレーザーによる殺菌，炎症物質の蒸散，組織の活性化，血液循環の改良，筋肉の緊張緩和，治癒促進により膿瘍は消失した．

（似鳥達雄）

参考文献
1) 森岡俊夫：歯科用レーザー21世紀の展望　パート1，クインテッセンス出版，東京，2001．
2) 加藤純二，平井義人：レーザー基礎とEr：YAGレーザー，日本歯科評論，65(5)，47-54，2005．
3) 加藤純二，粟津邦夫，篠木　毅，守矢佳世子編著：一からわかるレーザー歯科治療，医歯薬出版，東京，2003．

第8章

歯肉膿瘍穿孔

1 歯肉膿瘍穿孔：総論

　急性症状はないが，何となく重苦しい，浮いている気がする，臭いがする，時々膿が出るといった症状で，陳旧性の膿瘍（時に歯瘻を持つこともある）の場合がある．①慢性根尖性歯周炎が原因，②辺縁性歯周炎が原因，③先天性発生学上の原因の場合，鑑別が必要である．全身的疾患（ウイルス性疾患，白血病，糖尿病　他），既往，局所的要因（外傷，根管治療，補綴物装着の有無，本人の希望など）により，必要な治療が行われていない場合が考えられる．

　Er：YAGレーザーの照射により，診断による原因を完全に除去することはできないが，臨床症状の改善，消失の可能性を望み対応する．

視診：①膿瘍および瘻孔の位置，陳旧，大きさ
　　　②圧迫時の排膿の有無，程度
　　　③発赤腫脹の有無，程度
触診：①圧痛の有無，程度
　　　②圧迫時の排膿の有無，程度
電気診：原因歯と思われる歯に行う
X線診：①根尖病巣の有無，程度
　　　　②瘻孔のガッタパーチャの挿入により原因歯の確定

以上により診断する．

適応症：①根尖病変が原因の症例
　　　　　a. 根管治療が可能な症例
　　　　　b. 根管治療が困難な症例
　　　　②辺縁性歯周炎が原因の症例
　　　　③根管壁穿孔などの偶発事故で生じた症例

　Er：YAGレーザーにより，前項と同じく予備照射を行った後，膿瘍，瘻孔に対してニアコンタクトにて照射，疼痛のないことを確認しながらコンタクトチップを接触して膿瘍を穿孔する．または，瘻孔内にコンタクトチップを入れ，ゆっくりと廻しつつ，チップを引き上げながら照射を行う（図8-1，図7-4，5参照）．

　1週間後，治療経過によっては再度白濁するようにEr：YAGレーザーを照射する．根管治療，歯根端切除の困難な症例では，根気よく治療を継続する．

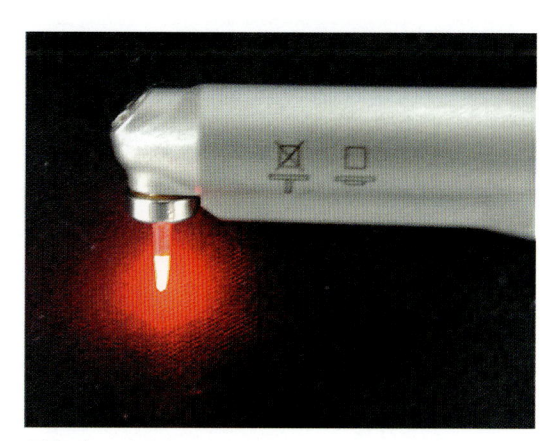

図8-1　円錐加工したコンタクトチップ

2 歯肉膿瘍穿孔の症例

＜治療上の注意点ポイント＞
・全身，局所的既往
・原因療法との兼ね合い
・コンタクトチップを動かすスピード

患者：84歳，女性

主訴：左側上顎側切歯部唇側歯肉の腫脹のくり返し（図8-2）．

診査：問診によると，大動脈弁狭窄症および狭心症の既往があり非外科的施術を希望．1年くらい前より同部位の腫脹をくり返している．|2 前装冠装着唇側補綴物辺縁に破折あり，|2 3 部間唇側歯肉根尖部に15×20mmの発赤，および1×1mmのFISTEL（SINUS TRACT）を認める．
打診痛（－），動揺度1，BOP（－）
歯周ポケットの深さは M 1✕1 D
                        2
エックス線的には |2 金属ポストが認められ，根尖1/4には根充剤が認められない．根尖全体および根尖遠心側にかけて陰影を認める（図8-3）．

診断：慢性根尖性歯周炎

レーザー照射条件：Deka社のSmart2940を用い円錐加工したコンタクトチップにおいて
① 水なしエアーのみ100mj 2W 20Hz 15sec
|1 2 3 唇側歯肉全体的に粘膜が白くなるように照射．
② 水＋エアー 150mj 1.7W 11Hz 20sec
ニアコンタクトにて小さな円を描くように照射．
③ 水＋エアー 100mj 1.1W 11Hz 10sec
Fistel内に円を描きながら引き上げるように照射．

術式：非外科処置を希望のため，歯根端切除術に進めず，また冠撤去を拒否．ポスト除去，感染根処置においては歯根破折の可能性があるためEr：YAGレーザーレーザーにより根尖の炎症性物質の蒸散，殺菌を行う（図8-4，5）．
① 辺縁歯肉の洗浄（滅菌生食水）
② 咬合調整
③ 無麻酔下においてEr：YAGレーザーレーザー照射
④ 投薬なし

経過：レーザー照射後唇側歯肉は白濁し，Fistel部からは少し出血を認める．疼痛は少し「チクチク」する程度にしか認めなかった．1週間後，疼痛なし，TBI良好，根尖照射部の発赤，FISTELとも軽減した．更にもう一度，Er：

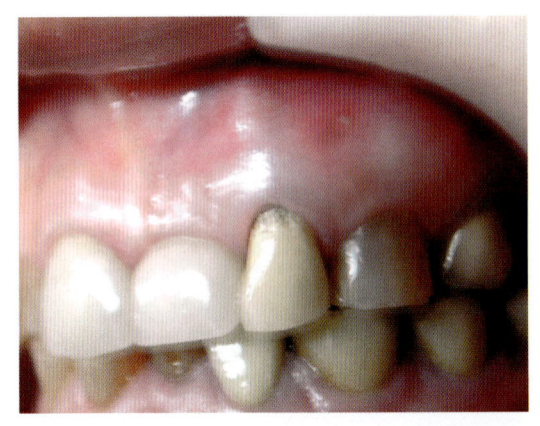

図8-2 術前写真 |23根尖部に発赤，FISTELが認められる

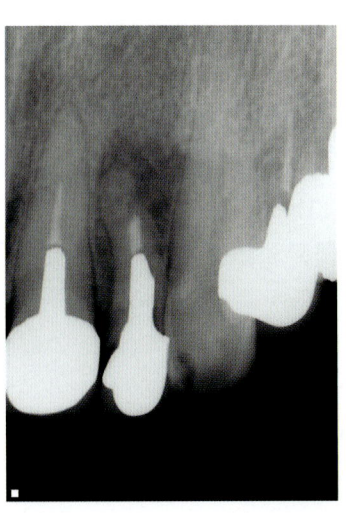

図8-3 術前エックス線写真

YAGレーザーを同部位に，レーザー照射条件の①および②と同様に照射する．

2週間後，疼痛なし，根尖照射部の発赤は軽減しFISTELはほぼ消失した（図8-6，7）．

コメント：年齢的にも全身既往歴においても，抜歯，歯根端切除術等外科処置を行うには患者の協力も得られず厳しい条件である（チェアー上でいつも手にニトロを持っている）．

常法におけば前装冠を除去しメタルポスト除去，感染根管処置を行うのであるが根遠心壁が薄く除去の際に歯根破折が危惧される．

1カ月間隔で経過観察しながら，必要に応じてEr：YAGレーザーの照射により臨床症状の消失，改善を行う．

作用機序：Er：YAGレーザーによる殺菌，炎症性物質の蒸散，組織の活性化，血液循環の改良，筋肉の緊張緩和，治癒促進により膿瘍は軽減しFISTELは消失した．

（似鳥達雄）

参考文献

1) 森岡俊夫：歯科用レーザー21世紀の展望　パート1　クインテッセンス出版，東京，2001．
2) 石川　烈，青木　章，水谷幸嗣，渡辺　久：歯周治療分野におけるEr：YAGレーザー応用の現状—新しい臨床術式の確立に向けて—，日本歯科評論，65：47-53，2005．
3) 松本光吉，他：歯科用炭酸ガスレーザーの臨床　技術編，口腔保健協会，東京，2002．

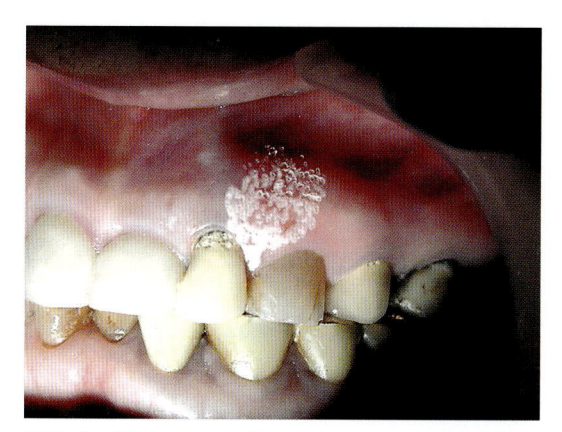

図8-4　術中写真　予備照射中

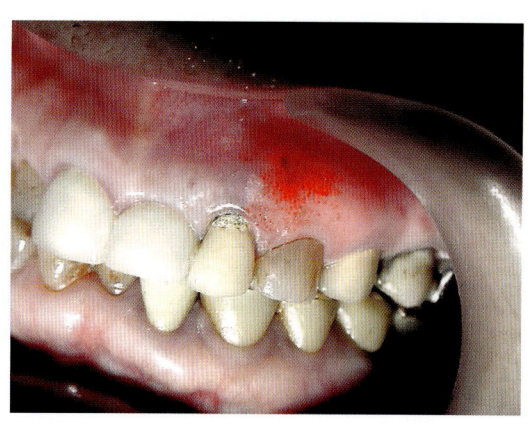

図8-5　術直後写真

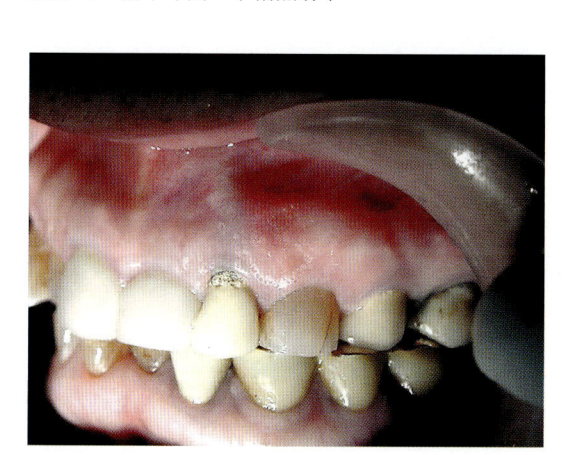

図8-6　1週間後

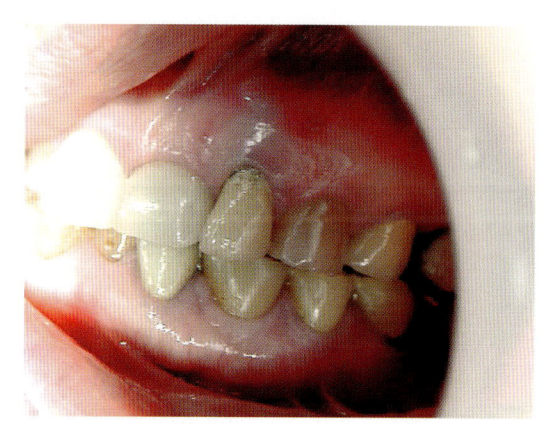

図8-7　術後2週間後

第9章

歯石除去

1 歯石除去：総論

　プラークの微生物の中には，タンパク質をエネルギー源とするものもある．

　これら微生物は代謝産物として塩基を産生し，塩基が産生されるとプラークのpHは上昇し，プラークに唾液中のカルシウムやリンが沈殿する現象が促進されてできたものが歯石である．エナメル質上のプラークや歯石はエナメル質表面に付着しているだけで，エナメル質の構造中にはまり込んでいるわけではない．しかし歯根面上のプラークや歯石はしばしばセメント質中に入り込んでいる．

　Er：YAGレーザーは，1994年より歯根面に重篤な熱変性を生じることなく歯石を効果的に蒸散することができ，臨床応用においても安全で有効であると報告されている．蒸散のメカニズムは，光エネルギーが生体組織に吸収され，熱作用により組織中の水および有機成分が蒸散する効果に加えて，特に硬組織では，その気化に伴い内圧が亢進し，微小爆発が生じ，その力学的作用によって，機械的に組織の崩壊が生じるメカニズムが働くと考えられ，熱力学的効果（thermomechanical effect）あるいは光力学的効果（photochemical effect）と呼ばれている（図9-1）．

　歯肉縁下歯石はグラム陰性菌の，いわば巣のようなものであり，Er：YAGレーザーではその除去が容易な上に，これが細菌産生物の為害性が排除できることが効果的となっている．またEr：YAGレーザーの殺菌効果は優れていることが確認されている．

　細菌由来のエンドトキシンであるリポポリサッカロイド（LPS）を歯周病罹患根面から効果的に除去でき，細菌バイオフィルムや根面の毒性物質の除去，歯石の蒸散が得られる．またコンタクトチップが接触していない範囲へもレーザー光は到達するため，ポケット内の殺菌無毒化が期待できると報告されている（図9-2～6）．

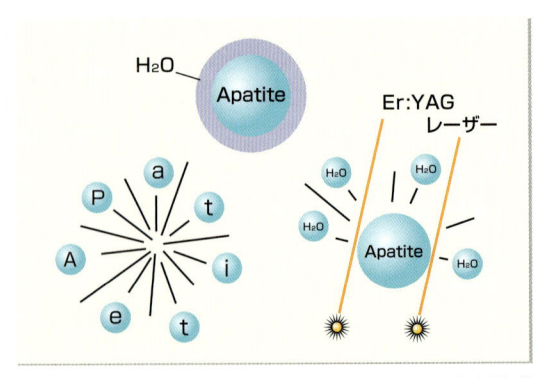

（熊崎 護：Er：YAGレーザーおよび分子振動レーザーによる歯牙硬組織切削について，日本レーザー医学会誌，20：55-61, 1999）

図9-1　Er：YAGレーザーと水分子
　　　　レーザー光はアパタイト内外の水分子に吸収され，微小爆発が起こり，その結果，アパタイトが粉砕する．
　　　　歯牙硬組織と同様に歯石も微小爆発により粉砕すると考えられる

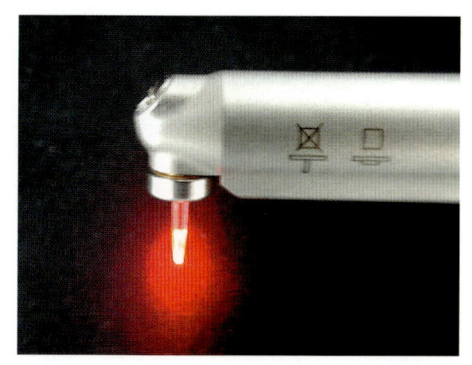

図9-2 円錐加工したコンタクトチップ

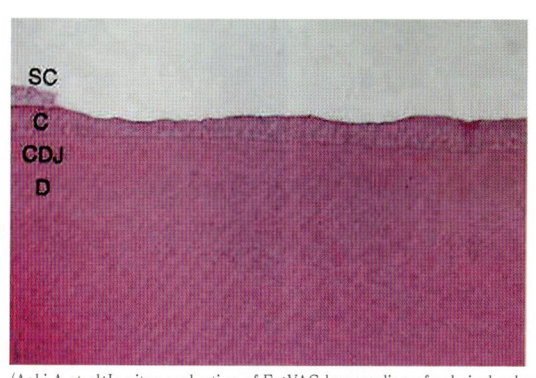

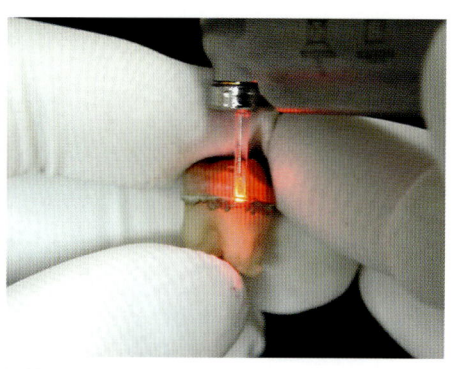

図9-3 歯石の除去
水＋エアー，150mj，11Hz

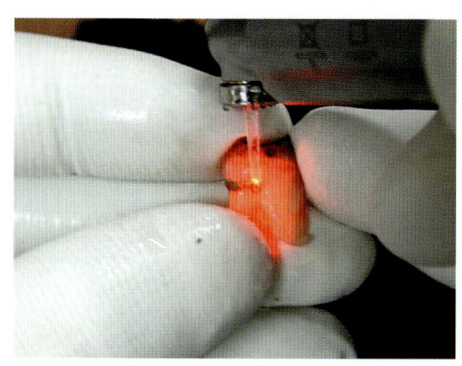

図9-4 歯石の除去
水＋エアー，150mj，11Hz，60sec

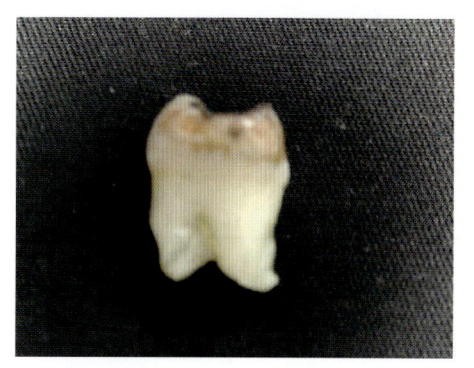

図9-5 歯石の除去後
水＋エアー，150mj，11Hz，2min

図9-6 レーザースケーリング後の根面の組織像（脱灰HE染色標本）[3]
先端出力40mj/pulse（パネル60mj/pulse）・10Hz（pps）でコンタクトチップを斜め30°に接触させながら，注水下でEr：YAGレーザー照射を行った．歯石は蒸散され，その下部のセメント質も一層蒸散されている．粗造な表面を呈し，数ミクロンの厚さのヘマトキシリン濃染層が認められる．
SC：歯肉縁下歯石，C：セメント質，CDJ：セメント象牙境，D：象牙質．

(Aoki A, et al : In vitro evaluation of Er：YAG laserscaling of subgival calculus in comparison with ultrasonic scaling, J Periodont Res, 35：266-277, 2000)

2 歯石除去の症例

＜治療上の注意点ポイント＞
・Er：YAGレーザーにおける硬組織の微小爆発
・引っ掛けて取るのではなく，やさしくさするように除去
・ブラッシング指導

患者：65歳，男性
主訴：下顎歯肉からの出血（図9-7, 8）．
診査：問診によると心筋梗塞，狭心症，高血圧の既往があり非外科的施術を希望およびできるだけ麻酔を使わない処置を希望．

歯ブラシの度に，下顎前歯部から出血し止まりにくい，視診により全顎的に重度歯周症であり，歯肉の腫脹，発赤出血が認められ，歯石沈着も顕著である．

エックス線的には，下顎前歯部の歯槽骨は歯根の約1/2まで陰影が認められ吸収が進んでいる（図9-9）．

動揺度　1|1は2度，3 2|2 3は1度

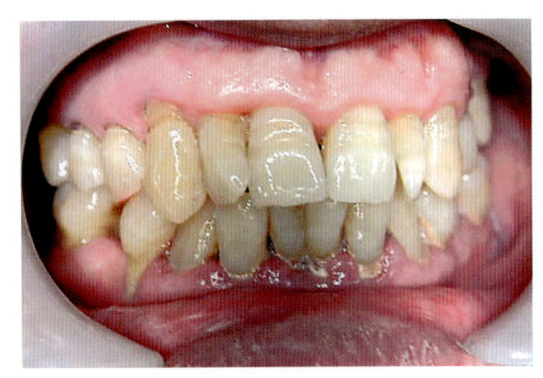

図9-7　術前写真

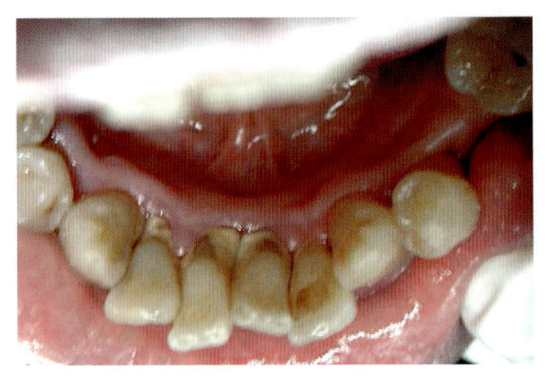

図9-8　術前写真

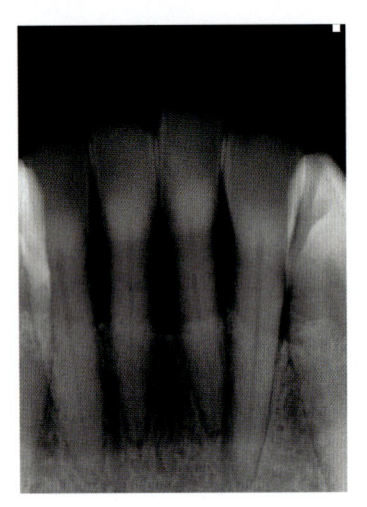

図9-9　術前エックス線写真

歯周ポケット深さ5mmが最も深く

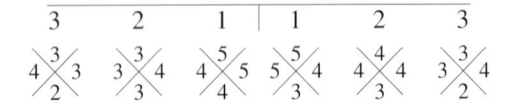

	3	2	1	1	2	3	
3	3	3	4	5	4	4	3
4	✕	✕	✕	✕	✕	✕	✕ 4
2	3	3	3	4	3	3	2

BOP　3｜3すべて（＋）

打診（－）

診断：慢性辺縁性歯周炎（図9-10）

レーザー照射条件：Deka社のSmart2940を用い円錐加工したコンタクトチップにおいて，

① 水なしエアーのみ100mj，2W，20Hz，60secずつ唇側舌側．歯肉全体的に粘膜が白くなるように照射．

② 水＋エアー　200mj，2.2W，11Hz，6min歯石を蒸散するように軽くコンタクトして照射．

術式：① TBI　軟らかめのブラシを使用．

② 歯周ポケット洗浄．

③ Er：YAGレーザーにより無麻酔下にて歯石蒸散除去．

④ 出血と共に歯石の破片を確認．

⑤ 歯周ポケット洗浄（滅菌生食水）．

⑥ 根面メルサージュ（FINE）にて研磨．

⑦ 歯周ポケット洗浄（滅菌生食水）．

経過：照射後，歯肉粘膜は白濁し歯周ポケットより出血を認めるが圧迫止血，また止血剤等は使用せず，根面研磨，歯周ポケット洗浄後には止血した．

知覚過敏なし．

2週間後，TBI不良部にプラーク付着を認めるが歯肉の腫脹，発赤，出血，動揺とも軽減している．

再度TBIプラーク除去にて継続する（図9-11）．

コメント：以前，歯石除去した際には，超音波スケーラーによる刺激で暫く知覚過敏が続いたようであるが，Er：YAGレーザーによる術式では麻酔も使用せず知覚過敏も起こさず患者負担は軽減する事ができた．

作用機序：Er：YAGレーザー光は歯牙硬組織のアパタイト内外の水分に吸収され，微小爆発が起こりその結果アパタイトは粉砕する，と同様に歯石においても内外の水分に吸収され，微小爆発が起こり粉砕されたものと思われる．

（似鳥達雄）

参考文献

1) 飯塚哲夫：歯周療法の基礎，ヒョーロン，東京，2004.
2) 青木 章，石川 烈：歯周治療におけるレーザーの応用，日本レーザー医学会誌，24（4），2004.
3) 石川 烈，他：歯周治療分野におけるEr：YAGレーザー応用の現状，日本歯科評論，65（5）:77-86, 2005.

第9章 歯石除去 | 97

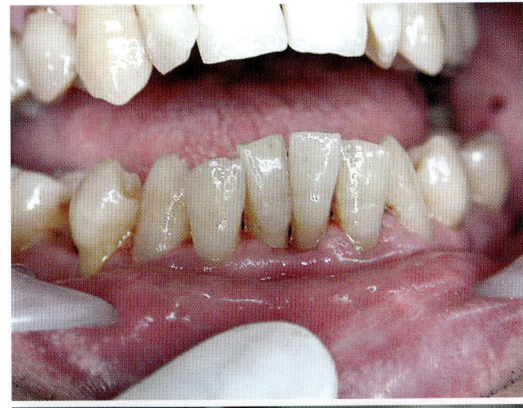

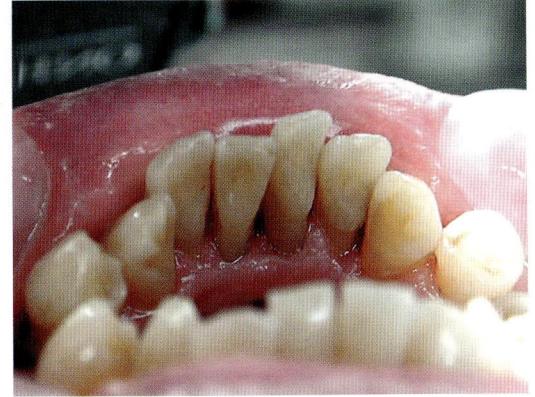

図9-10 術直後

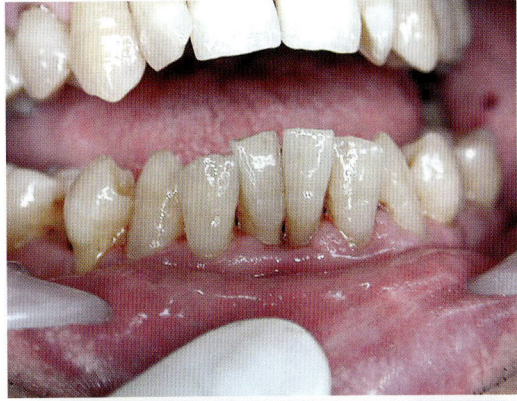

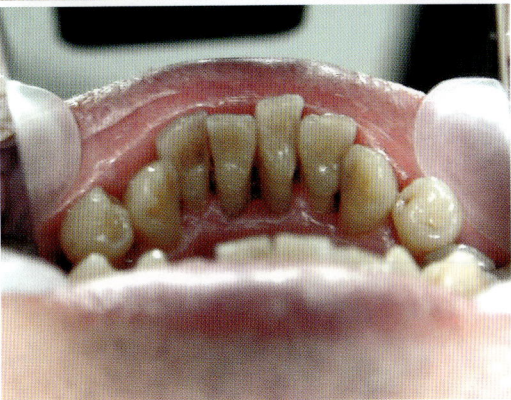

図9-11 術後2週間

第10章 根面清掃

1 根面清掃：総論

　スケーリングやroot-planing, periodontal debridementといった治療は、いずれも歯周病の原因であるプラークを取り除いて歯周組織を健康な状態にすることを目的に行うもので、歯周病の保存療法と呼ばれている．

　歯根面上のプラークや歯石は、しばしばセメント質中に入り込んでいるため、セメント質の一部も除去することが必要になる．

　歯根面にプラークが付着すると、セメント質に毒素、特に内毒素(endotoxin)がしみ込むが、比較的少量であり、しかもごく表面にだけ入り込んでいると思われる．また歯根表面の滑沢さを得ることも以前ほど必須ではなく、セメント質の除去はできるだけ避けたほうが良いと報告されている．

　Er：YAGレーザー歯根面には、殺菌効果と無毒化が得られ、スミヤー層がなく、更にポケット内照射では、ポケット内壁の炎症巣や上皮の除去、周囲組織の細胞増殖効果も期待されるため、従来の機械的方法よりも歯周組織の付着や治癒に効果的に作用している可能性もある．ただし、根面への照射では表面に生じる、ごく薄い変化層が一つの問題となる(図10-1〜4)．

　レーザー照射根面は注水により炭化や毒性物質の産生もないが、照射歯根表面は電子顕微鏡レベルで、粗造化により数ミクロンの熱変性層が認められる．これが軟組織の付着を阻害するか否かについては、組織学的な研究が行われている．歯周病罹患根面を用いた細胞付着の実験では、レーザ

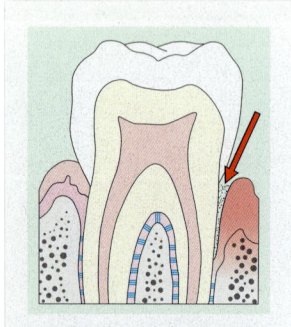

図10-1 直接照射による殺菌効果

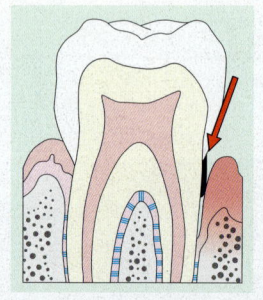

図10-2 歯石除去時の照射方向 レーザーを根面に平行に照射する

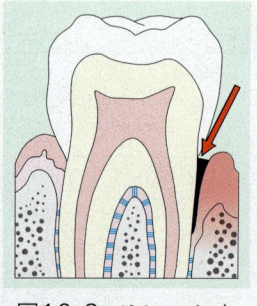

図10-3 ポケット内清掃効果

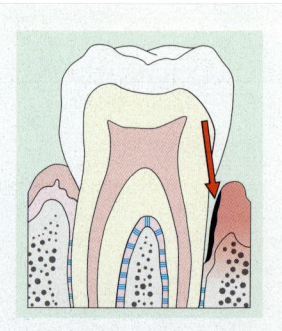

図10-4 ポケット内掻爬

(加藤純二, 他編：一からわかるレーザー歯科治療, 61, 65, 医歯薬出版, 東京, 2003.)

一処置面の方が従来のキュレット処置よりも細胞の付着が有意に多かったことも報告されている．

このようにEr：YAGレーザーは，従来の手用器具による機械的な治療と同等以上の成績を得ることが報告されつつあり，歯周ポケット治療の新しい治療手段の一つとなりうる可能性を有している．

Er：YAGレーザーは，根面の歯質をできるだけ保有しながらディブライドメントを行うことが可能のようである．歯石の探知においては，DIAGNODENT（KAVO）が有効であるという報告がなされている．また，歯石の選択的除去の可能性としてアレクサンドライトレーザーの可能性も報告されている．

2 根面清掃の症例

＜治療上の注意点ポイント＞
・コンタクトチップの方向
・歯周ポケットのディブライドメント
・罹患セメント質
・ブラッシング指導

患者：72歳，女性
主訴：右側上顎犬歯唇側歯肉．黒ずんで見える（図10-5）．
診査：問診によると3年くらい前より骨粗鬆症と診断され，歯槽骨にも影響があるのではと心配している．
　　　歯ブラシの度に出血がある．
　　　視診によると全額的に中等度歯周病であり5 4 3 2|は重度に進行していて辺縁歯肉より腫脹，発赤，出血が認められる．
　　　3|唇側歯根部歯肉に黒い影が3×3mm認められる．
　　　探針により唇側歯周ポケット内2〜5mmに歯石を探知する．
　　　歯周ポケットの深さ 7 ✕ 5/6 6 mm　BOP（＋）
　　　エックス線的には，3|歯槽骨吸収が歯根近心約1/2，遠心約2/3まで及ぶ陰影が認められる（図10-6）．
診断：慢性辺縁性歯周炎
レーザー照射条件：Deka社のSmart2940を用い円錐加工したコンタクトチップにおいて，
　①水なしエアーのみ 100mj，2W，20Hz，30sec
　　3|唇側および口蓋側歯肉全体が白くなるように照射．
　②水＋エアー　200mj，2.2W，11Hz，約2min
　　歯周ポケット内根面に沿わせて歯石を蒸散するように照射．
　③水＋エアー　200mj，2.2W，11Hz，30SEC
　　歯周ポケット内壁にできるだけ沿わせて照射．
術式：①TBI．歯肉炎上プラーク除去．
　　　②歯周ポケット洗浄（滅菌生食水）．
　　　③Er：YAGレーザーにより無麻酔下にて歯石蒸散除去．
　　　④Er：YAGレーザーにより無麻酔下にてポケット内壁照射．
　　　⑤根面研磨．根面メルサージュ（FINE）にて研磨．
　　　⑥歯周ポケット洗浄（滅菌生食水）（図10-7）．
経過：照射後3|唇側口蓋側歯肉は白濁し，歯周ポケットから出血を認める．
　　　根面研磨．歯周ポケット洗浄後には止血した．
　　　疼痛なし．また知覚過敏は起きなかった．
　　　3|唇側歯根部歯肉の黒い影は消失した．

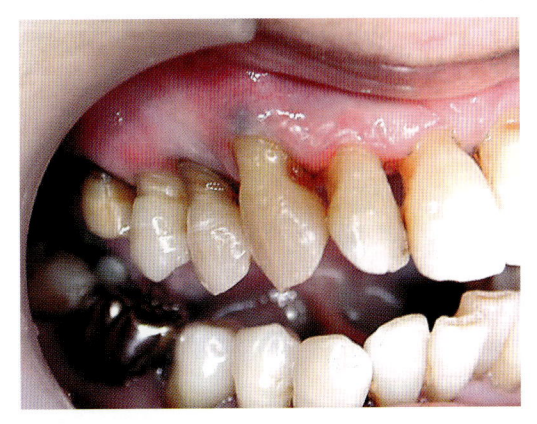

図10-5　術前写真

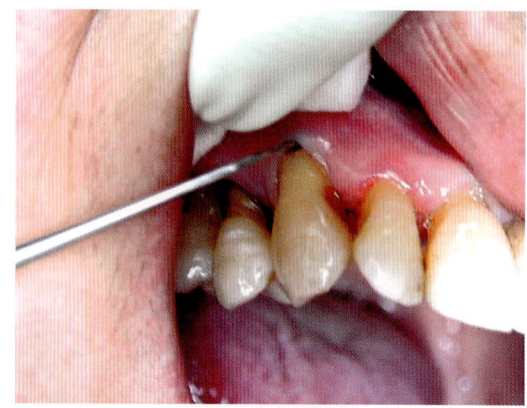

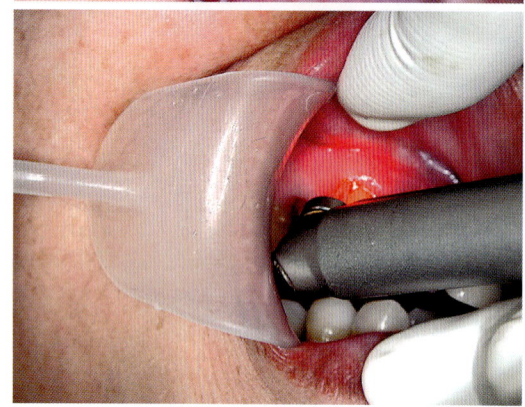

図10-6　術前写真(上), 術中写真(下)

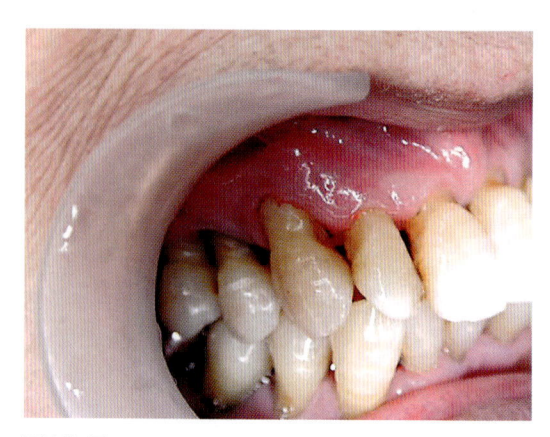

図10-7　術直後

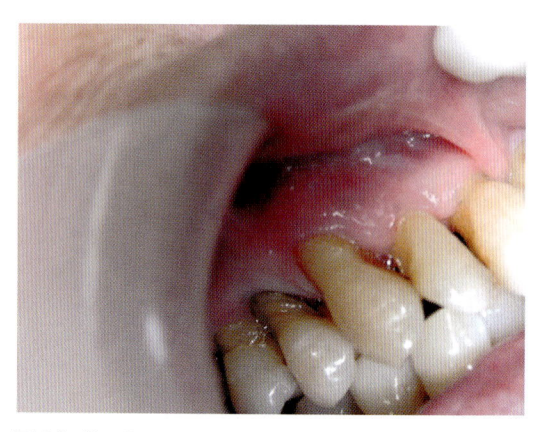

図10-8　術後2週間

2週間後．TBI不良部にプラーク付着を認めるが歯肉の腫脹，発赤，出血，動揺とも軽減している．知覚過敏なし　BOP＋．
歯周ポケット6$\frac{4}{5}$6 mm.
再度TBIプラーク除去にて継続する(図10-8)．

コメント：超音波スケーラーに対して恐怖心を持っているようで，レーザーに対しても当初緊張して，麻酔なしで大丈夫かとの心配をしていたが，処置を終わる頃には大分落ち着いた様子であった．

作用機序：Er：YAGレーザーにおける歯石除去については前項の通りであるが，Er：YAGレーザー照射根面には殺菌効果と無毒化が得られ，スミヤー層のない状態になる．ポケット内壁の炎症巣や上皮の蒸散，殺菌により歯周組織の治癒に効果的に働いたものと思われる．

(似鳥達雄)

参考文献
1) 飯塚哲夫：歯周療法の基礎，ヒョーロン，東京，2004.
2) 青木　章，石川　烈：歯周治療におけるレーザーの応用，日本レーザー医学会誌，24(4), 2004.
3) 石川　烈，他：歯周治療分野におけるEr：YAGレーザー応用の現状，日本歯科評論，65(5), 77-86, 2005.
4) 加藤純二，粟津邦男，篠木　毅，守矢佳世子編：一からわかるレーザー歯科治療，61,65,医歯薬出版，東京，2003.

第11章 軟組織疾患の鎮痛消炎療法

1 軟組織疾患の鎮痛消炎療法：総論

　口腔粘膜疾患には，アフター性口内炎，口角びらん，ヘルペス，カンジダ，再発性アフターなど，食事や会話時に痛みを伴うものが多い．

　従来は，副腎皮質ホルモン含有の軟膏塗布や，硝酸銀による潰瘍面焼灼などがよく用いられてきたが，大きな症状の改善はみられなかった．それぞれの炎症は，放置しても7～10日くらいで自然に治癒するが，慢性的に再発することが多かった．

　しかし，近年低出力の半導体レーザー，高出力の炭酸ガスレーザー，Nd：YAGレーザー，Er：YAGレーザーを使用して，症状の軽減，治癒促進が行なえるようになった．

　鎮痛消炎をもたらすためには，アーンツ・シュルツの法則（P.89参照），LLLT（Low reactive Level Laser Therapy）を用いる．鎮痛緩和機序は，交感神経活動が正常である場合には交感神経節へのレーザー照射は血流量に影響を及ぼさず，交感神経活動が増強している状態における交感神経節へのレーザー照射は血流量の増加を起こし，その機序としては交感神経の抑制にあるといわれている．

　神経異常興奮の抑制，刺激伝導の正常化，局所血流の改善，発痛物質の代謝促進，筋緊張の抑制，生体活性物質の生産促進，酵素活性の促進，消炎作用，免疫機構の賦活，創傷治癒促進，下行性抑制系の賦活などが疼痛緩和のメカニズムとして考えられている．

　レーザーは，軟組織にある自由神経終末を含めてタンパク質を変性させ，末梢から刺激の遮断を行う．末梢から中枢神経をレーザーでパルス刺激を行うと，神経細胞の興奮性が減弱されて痛みが生じ難くなる（太い神経線維が侵害防御反応や，痛覚に関する細い神経線維の興奮を抑制する．触刺激が痛みを抑制する．"ゲートコントロール説"）患者の疼痛をやわらげるため，高出力レーザーを，ある程度の距離（10～20cm）からデフォーカスで照射し，疼痛閾値の上昇をはかり，その後各々のレーザーの特性を活かして患部の蒸散を行う．薬剤を用いる方法との治癒に関しては，大差はないが，レーザー照射後，疼痛は即日軽減していく．

　レーザーの熱エネルギーは，基本的にはどのようなレーザーでも同じである．遠赤外線内の波長にあるレーザーは，電磁波であるため有機物に吸収されやすく，吸収されると熱に変わる．

　遠赤外線を伝える方法は放射伝達だけで，熱は物質の表面を暖め，遠赤外線は物質の内部を暖めるという違いがある．レーザーを照射された組織は，HSP（Heat Shock Protein）が増加する．これには，外傷や感染によって傷ついた細胞を修理して元の元気な細胞に戻す働きと，あまりに細胞の障害がひどく，HSPで修復不可能な時は細胞をアポトー

シスへと導く働きがある．このHSPを一番多く誘導するのは熱であり，それも温泉にでも入っているような温かい温度，40度くらいにあたためることで，まさに，レーザーで患部をデフォーカスで温めることに他ならない．

創傷治癒にとって，乾燥は大敵であり，「湿潤環境」にあることが絶対条件である．特に薬を塗ったわけでもないが，口腔内の創なら裂傷でも刺傷でも，きわめて早期に治癒する．要するにこれは，唾液の中に特殊な成分が含まれて創傷治癒が速いのではなく，単に，口腔内が常に湿潤だからである．口腔内にできた挫傷は，痂皮を作ることなく治癒する．

しかし，口唇では痂皮を作りやすく，治癒は口腔内より遅くなる．口腔内以外にできた口内炎，裂傷などにレーザーを照射した後は，軟膏などで創が乾燥しないようにすれば，より速くきれいに治癒する．

Er：YAGレーザーで，患者の疼痛を和らげるためには，前述したように，疼痛閾値の上昇をはかる．そのためには，10〜20cm離して，10Hz，100mj，1.0w水なしで手をかざしてみて，暖かく感じる程度のデフォーカスで行う．けっして組織を白く蒸散せず，1〜2分行う．Hzが多くなると連続的になり，疼痛が出やすくなる．その後，蒸散を行うが，焦点を定めると患部に穴が開いてしまうため，焦点外拡散光で行う．焦点より5〜7cm位離して，5Hz，100mj，0.5wで患部がさっと白くなる程度で3〜5秒照射する（図11-1）．痛みはほとんどない（患者によっては疼痛閾値が異なるため照射距離のコントロールが必要である）．

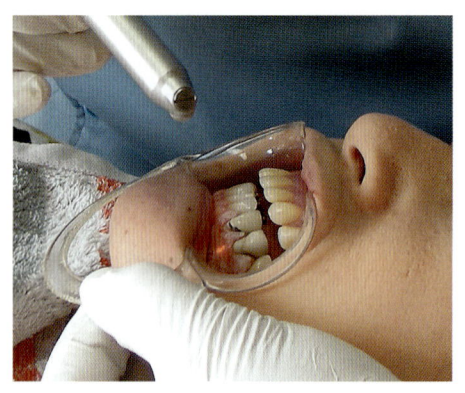

図11-1 約7cm離して，薄く白く蒸散する．基本的な軟組織の鎮痛消炎処置

2 アフタ性口内炎

<治療上の注意点・ポイント>
・極力患者に疼痛を与えないようにするため，疼痛閾値の上昇をはかる．
・患部の周囲からレーザー照射を開始する．
・なるべく出血させないようにする．
・過照射を避けること．

患者：24歳，男性
主訴：昨日から左側歯肉に白っぽい物ができ，食事や会話時に特に疼痛が顕著となる．
診査：歯肉に3×5mmの楕円形の浅い潰瘍がみられ，表面は黄白色の繊維性偽膜で覆われ，

潰瘍の周囲は発赤した紅暈によって縁どられている（図11-2）．

診断：アフタ性口内炎

円形あるいは長楕円形の境界明瞭な浅い潰瘍で，特徴的な臨床像を示すので，ほかの症候性の症状を伴わない場合は，診断は容易である．

レーザー照射条件：DEKA社のSmart2940Dを用いて10Hz，0.5w，100mj，水なし．メタルチップを使用．水有の場合は効率が悪い．

術式：①10～15cm離してデフォーカスでゆっくり円を描きながら照射する．痛みがあるかない程度がよい．30秒くらい照射し疼痛閾値を上昇させる．

②それから少しずつ近づけて，誘導光の直径が8mm程度になると白斑になるように3～4秒照射する（図11-3）．出力が強いので，遠くから離してやらないと穴があいて出血するため注意が必要である．

③照射直後は，少しヒリヒリすることや，腫れぼったい感じがすることもある．接触痛は即座に軽減する（図11-4）．

経過：1日位で腫れぼったい感じはなくなり，接触痛はほとんどない．1回の照射であるが，3日目で症状はほとんどなく，気にならなくなった．1週間後口内炎は消失している（図11-5）．

コメント：炭化層をほとんど作らないため，治癒は早まる．口唇にできた場合は，患部にワセリンなどの軟膏を塗って湿潤環境にしておくほうが，治癒は促進する．

レーザーを照射した部位では，基本的に光生物学的破壊反応（PDR）の下部に光生物学的活性化反応（PAR）が起こっている．Er：YAGレーザーは炭化層や蛋白変性層がほとんどないため，活性化層が効率よく作用し，治癒が促進するのではないかと考えている．

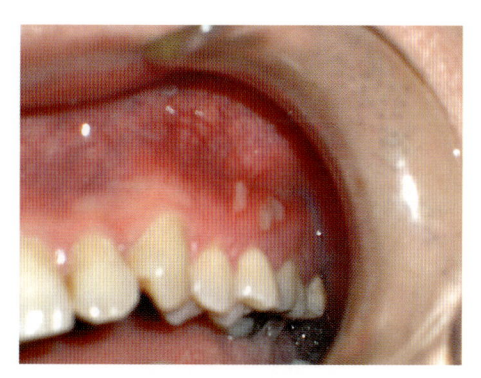

図11-2　最初は単独で3個できていたが，その後2個が癒合した

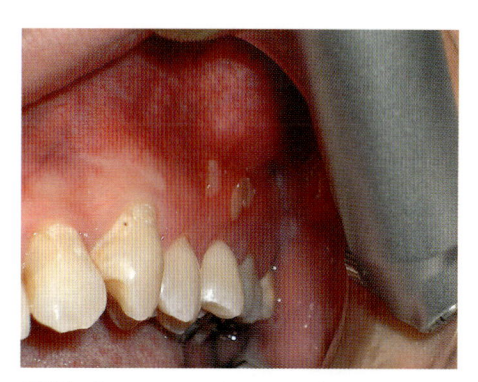

図11-3　デフォーカスから近づけていき，白斑となる程度に照射する

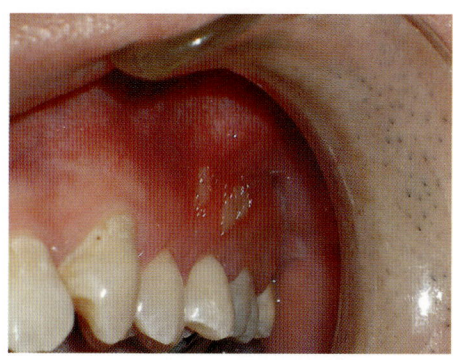

図11-4　照射直後，照射部は白濁するが出血は見られない

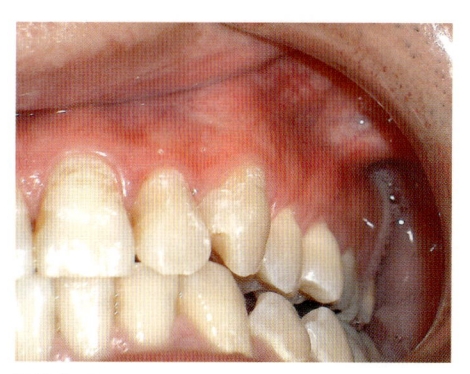

図11-5　1週間後，きれいな状態である

3 ヘルペス

＜治療上の注意点・ポイント＞
・LLLTを利用して，疼痛の軽減，治癒促進をはかる．
・水泡に対して敏感に反応するので，過照射して出血させない．

患者：60歳，男性
主訴：1日目；朝から上唇左側に水泡ができ，夕方までに下唇中央，左側に広がった．
2日目；ストマイ軟膏を塗ると，夕方水泡がつぶれた（口唇が張ってむずがゆかった）．
3日目；口唇を動かすと，カサブタが割れて塩気がしみ，口を開けるとまた割れて痛み，食事をするのがおっくうになった（この時点で歯科を受診する図，11-6）．

診査：透明の小水疱が黄色の濁った小膿胞となり，黄褐色の痂皮を形成し，偽膜性被苔となっている．単純疱疹ウィルス感染症のなかで最も多く，口唇と皮膚の境界部に多く発生し，経過が長くなり抗菌剤の局所，全身投与で2～3週間ののち治癒する．

診断：ヘルペス

レーザー照射条件：DEKA社のSmart2940Dを用いて，5Hz，0.5w，100mj，水なし（患者の疼痛閾値の違いによって，本照射を行う前に，予備照射の段階で照射距離を決める）．

術式：① 5Hz，0.5w，100mj，水なしで15～20cm離したデフォーカスで1分間照射する．痛みが出ず，温かい感じがする．
② 10cmくらいまで近づけていき，ぱっと白く蒸散させる（卵を落とした時のような感じ）．水泡の残っている部分は特に強く反応する．出血するまで行わない．疼痛をほとんど感じることはない（図11-7，8）．
③ 翌日，痂皮が脱落したが接触痛はない．再度5Hz，0.5w，100mj，水なしデフォーカスで今度は白くならない程度に離して，1分間照射する（図11-9）．

経過：通常は接触痛が続き，治癒に2週間位かかるというが，照射直後から接触痛が軽減される．1～2日でほとんど気にならなくなった．レーザー照射後に，ワセリンなどの軟膏を塗って湿潤状態に保つことにより，より早く治癒に導くことができる．重度のヘルペスであったが10日で治癒した（図11-10）．

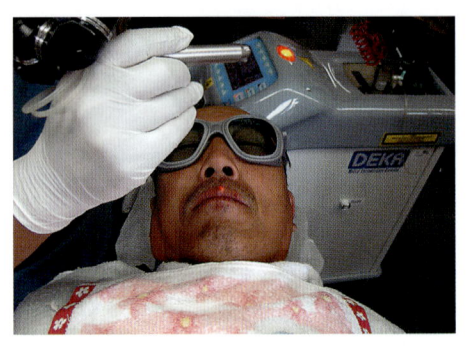

図11-7 デフォーカスで疼痛閾値の上昇をはかる

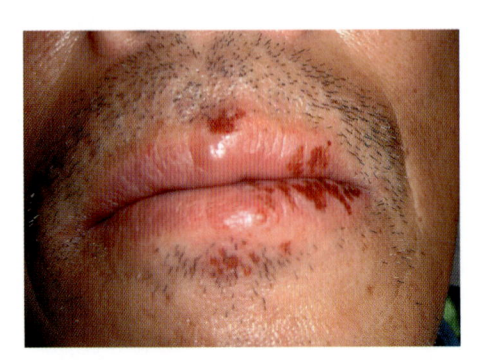

図11-6 水泡とそれが崩壊したものが混在している状態

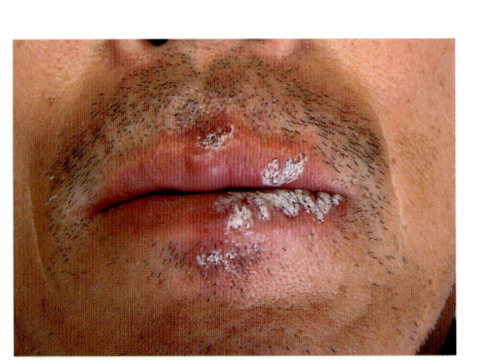

図11-8 レーザーを近づけていき，白く蒸散し始めた距離で照射する

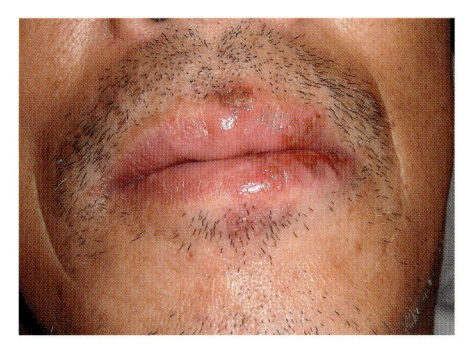

図11-9 翌日，接触痛が消失する．デフォーカスで白くならないように照射する

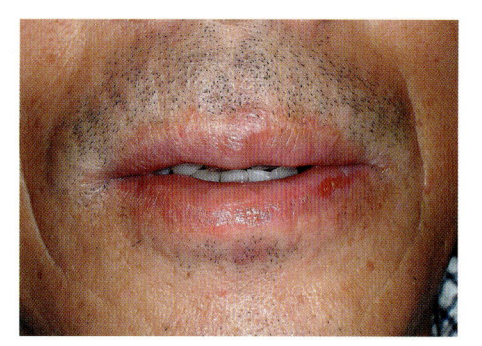

図11-10 10日後，難治部分が少し残っているが痛みはない

コメント：口唇ヘルペスはしばしば再発し，その回数は年に1〜2回が多い．日常よくみられる口唇ヘルペスはほとんどが再発による．普通は，再発のたびに軽症化し，水泡は小さくなり，患部も限局する．口唇ヘルペスは皮膚の違和感，かゆみ，ほてりなどの自覚症状が出てから半日以内に赤く腫れてくる．この時期は患部でのウィルスの増殖が活発である．このような早い時期にレーザーによる治療を始めることが大切である．

4　口角炎

<治療上の注意点・ポイント>
・疼痛を和らげることが先決である．
・過照射をせず，出血させない．
・なめる行為をさせない．

患者：45歳，調理師，女性
主訴：2日前から，左側口角部が切れてただれている．よく舐めていたら深く切れていき，開口時にさらに切れて出血しさらに痛みがまし，食事時に塩気がひどくしみた（図11-11）．
審査：左側口角部に亀裂が生じており，この裂隙に唾液が停滞し，深い溝となり，潰瘍を形成している．
診断：口角炎（口角びらん）
　水泡がみられないため，ヘルペスと区別できる．高齢者では，カンジダの場合もあるため，細菌検査による確認が必要な場合もある．患者は先天性の血小板機能異常症の基礎疾患があり，これが誘因として存在したことも考えられる．
レーザー照射条件：DEKA社のSmart2940Dを用いて，5Hz，0.5w，100mj，水なし
術式：①DEKA社のSmart2940Dを用いて，5Hz，0.5w，100mj，水なしで10cm位離したデフォーカスでゆっくり円を描きながら照射する．1分間行う．患部は疼痛に対して敏感なため，赤色の誘導光の直径が8〜10mmくらいになる所から始める．
②少しずつ近づけていきながら，薄く白く濁る程度に照射する（図11-12）．出血しないように過照射は避ける．
③湿潤を保つために，ワセリンなどの軟膏を塗っておく．

経過：照射直後に接触痛も，開口時の疼痛も軽減した．舐めないように指示したため，2日後には，深い列隙は浅くなり，唾液の停滞はなく，疼痛もなくなり，気にならなくなった（図11-13）．
5日後には，きれいに治癒した（図11-14）．

コメント：レーザーのLLLTを利用して，デフォーカスで照射し，疼痛の軽減，治癒促進をはかることができる．それと同時に，原因の除去例えば，咬合高径の減少の改善，なめる悪習癖をなくするようにする．そしてゲンタシン軟膏などの抗生剤軟膏の塗布を行う．

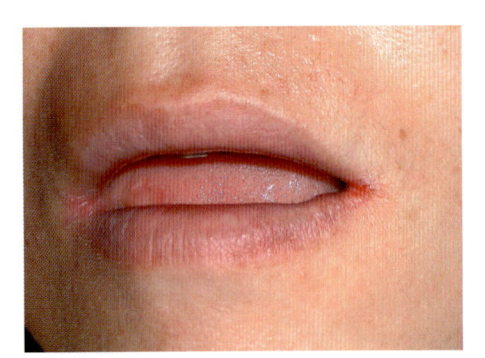

図11-11 口角部が深い溝となり，潰瘍となり出血している

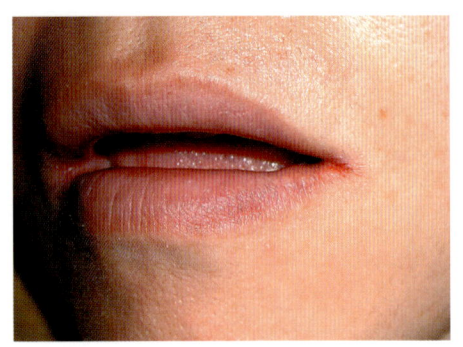

図11-12 デフォーカスから近づけていき，薄く白濁する程度に照射する

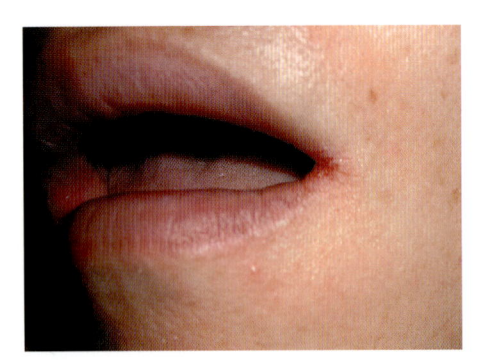

図11-13 2日後，開口時の痛み，接触痛は消失している

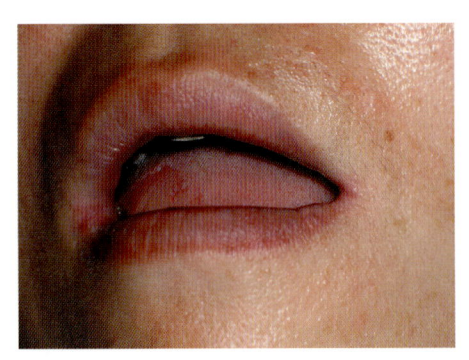

図11-14 5日後，きれいに治癒している

5 口唇炎

＜治療上の注意点・ポイント＞
・口腔軟組織，特に口唇は敏感なため過照射をさけ，出血させない．
・乾燥させるような照射は行わない．

患者：71歳，男性，脳梗塞による右半身麻痺

主訴：前日に辛いものを食べ，下唇がヒリヒリしていた．その後，いくつもの亀裂が入り，痛いのでよく舐めていたらさらに悪化し，会話や食事時にしみて痛み，喋るのも食事するのも，おっくうになってしまった（図11-15）．

審査：口唇が乾燥し，数本の亀裂が生じ，出血しているところも見られる．水疱や，落屑（皮めくれ），湿潤性の痂皮は認められない．

診断：口唇炎
口唇炎の原因はさまざまであるが，99％はアトピー性の口唇炎または接触性口唇炎である．

レーザー照射条件：DEKA社のSmart2940Dを用いて，5Hz，0.5w，100mj，水なし

術式：① 5Hz，0.5w，100mj，水なしで，約15cm離しデフォーカスで約30秒間照射する．痛みが出ないところで行う．ぬるま湯をたらしたような温かい感じがするとのこと（図11-16）．

② 10cm位まで近づけて，患部が薄く白くなる程度に蒸散する．下唇の中央部の深い亀裂はレーザー照射直後，亀裂が閉じあたかも溶接したようになった．それぞれの亀裂に対して3秒程度のごく短い照射とした．照射後，乾燥を防ぐためにワセリンなどの軟膏を塗布する（図11-17）．

経過：
・レーザー照射直後は少しヒリヒリと，つっぱった様な感じがしたが，約10分後にはなくなった．

第11章 軟組織疾患の鎮痛消炎療法 | 107

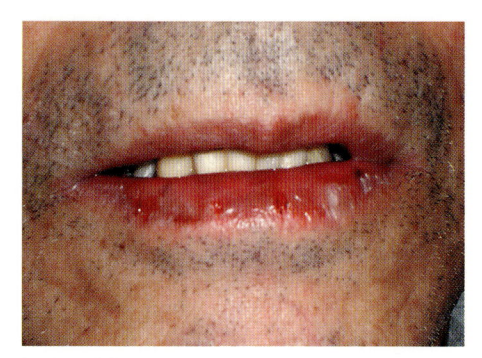

図11-15 数カ所の亀裂があり，接触痛，出血が認められる

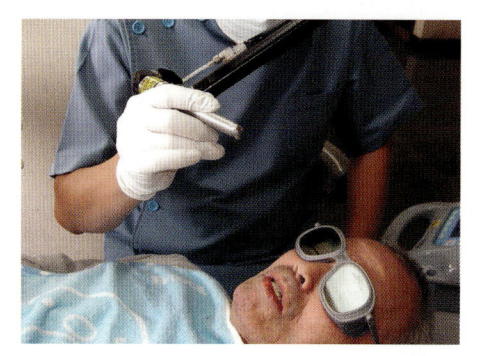

図11-16 デフォーカスから近づけていき，薄く白濁する程度の照射を行う

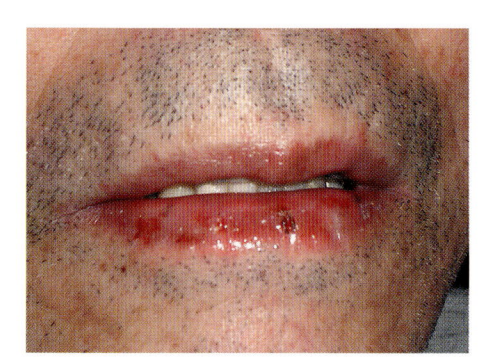

図11-17 照射直後，接触痛は軽減した

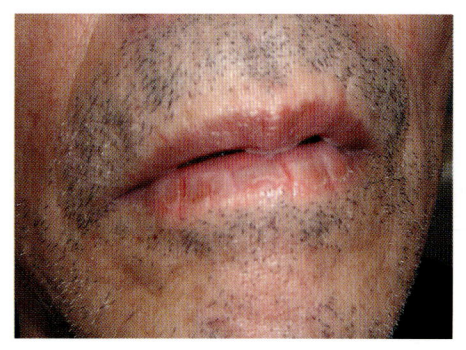

図11-18 5日後，亀裂の痕跡はあるがほとんど気にならない

・翌日には接触痛はなくなり，塩気にもしみなくなった．
・5日後，亀裂の痕跡はあるが，きれいな状態である（図11-18）．

コメント：口唇の炎症に対しては，レーザーを照射して出血させないように患部を温め，ほとんど白くならないような照射を行うことが，治癒を早めると考えられる．水の光吸収滞のピーク値3μmに近接しているEr：YAGレーザーは浸達性がほとんどゼロに近いため，接触痛を軽減するには有効であると考えられる．

（廣江雄幸）

参考文献

1) 大城俊夫：痛みに対する低反応レベルレーザー療法と応用に関する再考，日本レーザー医学会誌，9：33～42，1988.
2) 夏井 睦：創傷治療の常識非常識，1～6，82～83，三輪書店，東京，2004.
3) 堀越 勝，木村義孝：口腔病変の診断と治療，学建書院，東京，1998.
4) 松本光吉：歯科用レーザーに強くなる本，クインテッセンス出版，東京，1993.

第12章 軟組織の外科処置

1 はじめに

　口腔外科領域でレーザーによる外科処置が適応となる軟組織疾患には，線維腫・乳頭腫・血管腫・リンパ管腫などの良性腫瘍，白板症・メラニン沈着などの粘膜疾患，粘液囊胞・ガマ腫などの囊胞，舌小帯強直症・上唇小帯付着異常などの小帯異常，エプーリス・義歯性線維腫などの腫瘍類似疾患がある．

　軟組織に対する処置法としては，切除と蒸散，特殊なものとして凝固法がある．これらは，病変の位置と大きさ，病理検索の必要性，根治的か姑息的処置か，開放創とするか閉鎖創とするか，などを考慮して決定することになるが，軟組織疾患では病理組織診断を必要とすることも多く，切除が基本となる．切除が不可能あるいは適さない場合には蒸散の適応となるが，蒸散はレーザーならではの治療法で，特に表在性で広がりをもった病変に対しては，非常に便利である．しかし，蒸散の欠点は，組織のどの深さまで処置できているかの判断が困難で，病変の取り残しの可能性と，歯肉の蒸散では直下にある骨への熱障害を考慮する必要がある（図12-1）．

　これらの軟組織疾患の外科処置に際して，現在最もよく使われているレーザーはCO_2レーザーとNd：YAGレーザーである．

　CO_2レーザーは，切開・止血能が優れており，外科用メスや電気メスなどと異なって非接触で処置が行われるため，実際に切開している箇所が直視でき，正確な切開が可能となる．また，色素依存性がなくすべての軟組織に対して同様な切開が可能である．加えて，組織深達性がないことより照射の影響が表在性に留まり，硬組織と軟組織が複雑に入り組んだ口腔内で使いやすいとともに，処置後時間が経過して組織が壊死脱落することによ

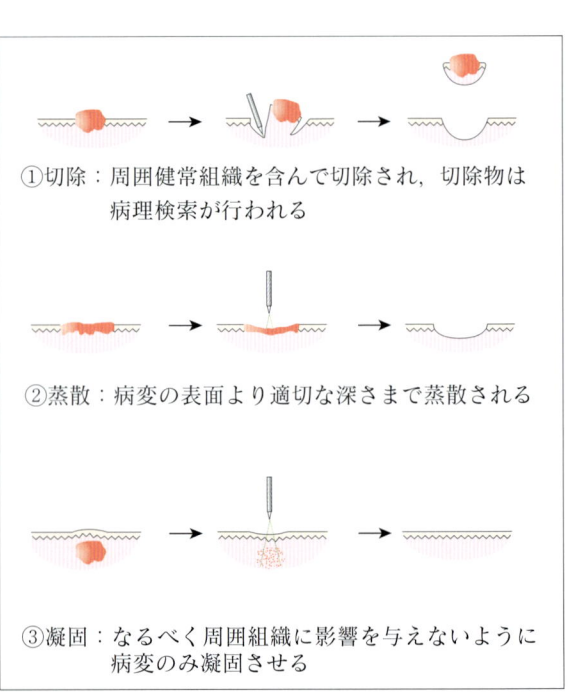

①切除：周囲健常組織を含んで切除され，切除物は病理検索が行われる

②蒸散：病変の表面より適切な深さまで蒸散される

③凝固：なるべく周囲組織に影響を与えないように病変のみ凝固させる

図12-1　レーザーによる軟組織疾患の処置法（切除・蒸散・凝固法）

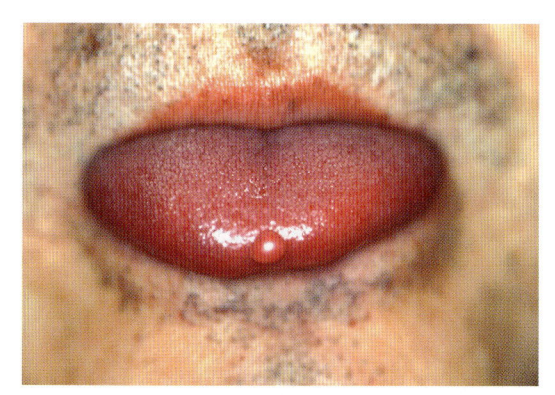

①舌尖部の小さな線維腫

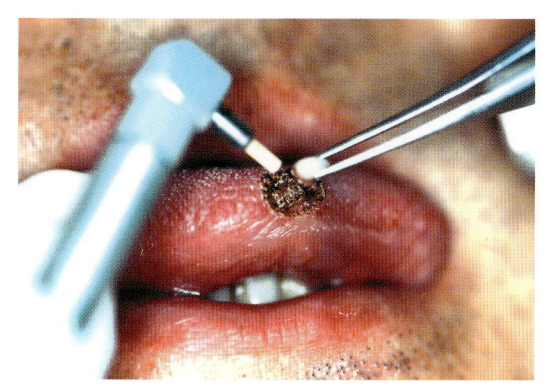

②浸潤麻酔後，CO₂レーザーにて基部より切除する

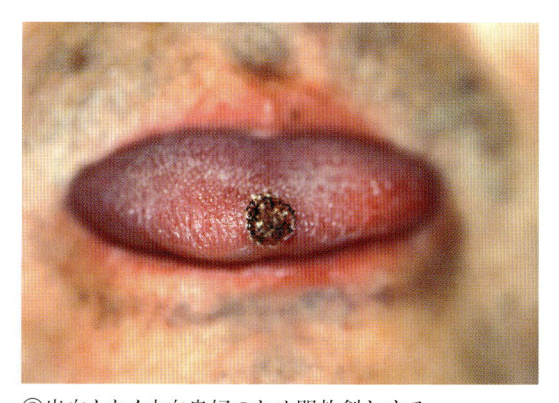

③出血もなく止血良好のため開放創とする

図12-2 白板症の蒸散

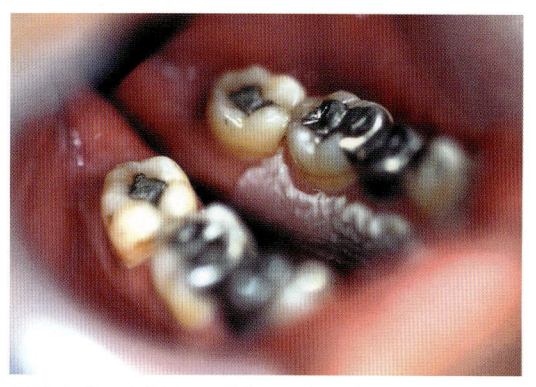

①歯肉部の白板症．通法にて病理確認後，悪性所見を認めないため蒸散とする

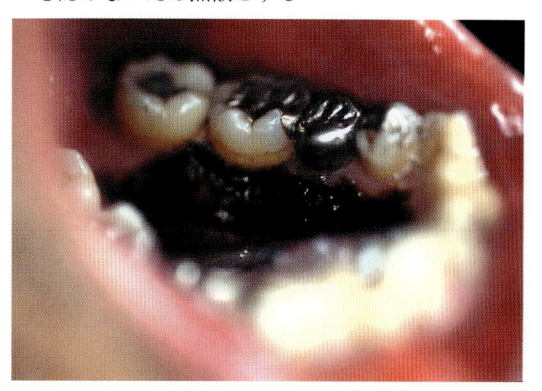

②骨に熱障害を与えないようにCO₂レーザーにて蒸散する

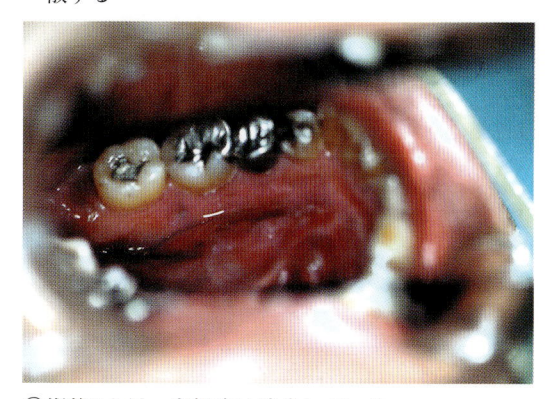

③術後2カ月．白板症は消失している

（松本光吉編：歯科用炭酸ガスレーザーの臨床，60〜61，口腔保健協会，2006）

図12-3 血管腫の凝固

り起こる後出血の危険が少ない．しかし凝固能は劣るため，毛細血管程度の出血に対しては完全に止血できて全く問題ないが，直径が0.5mmを超えるような血管に対しては止血することができず，電気メスや血管結紮などの他の止血法を利用することになる（図12-2）．

Nd：YAGレーザーはCO₂レーザーと異なり，色素依存性があり，黒や紫の組織によく吸収される．

また組織深達性があり，照射の影響は深部にまで及ぶことになる．この特徴を利用して血管腫に対する深部凝固法が行われている．この深部凝固法は，血管腫の大きさや部位にもよるが，非接触で照射するという簡単な処置で，血管腫の減量あるいは完全な消失が可能となることも多い．しかし，組織深達性があることより，術後数日あるいは1週間以上経過してから組織が壊死脱落し後出血が

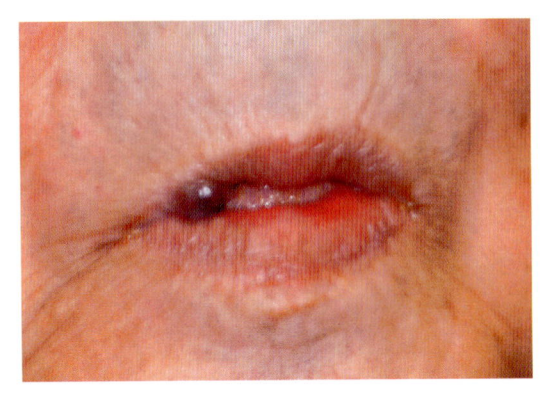

①上唇の外向性に突出した血管腫

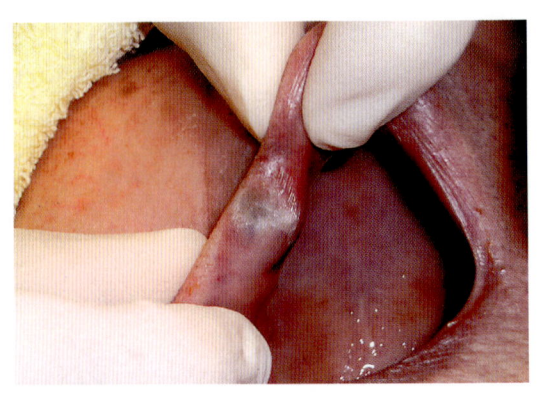

②Nd：YAGレーザーの非接触照射で瞬間的に収縮する

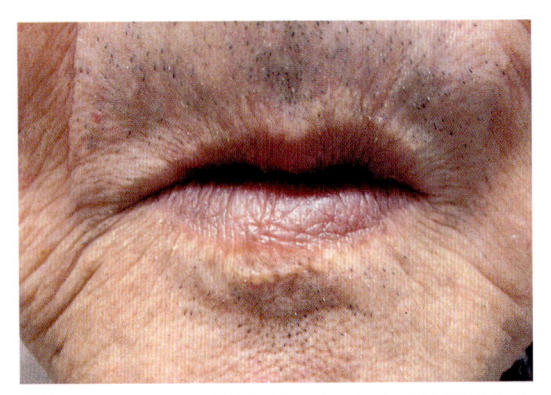

③術後1カ月．その後部分壊死による陥凹が認められていたが，元の形態に回復し血管腫は消失した

図12-4 線維腫の切除

生じることもあるので，術後の注意深い経過観察が必要である（図12-3,4）．

Er：YAGレーザーは硬組織に対する使用が中心となっているが，軟組織に対しても用いられている．色素依存性はなく，照射の影響はきわめて表在性である．したがって，周囲組織の障害は非常に少なく，創傷治癒は良好といわれている．しかし，止血能はCO_2レーザーやNd：YAGレーザーなどに比較すると劣り，無血手術は期待できないので，圧迫止血を含めて適切な止血法を併用する必要がある．

以上の特徴を踏まえて，軟組織の外科処置に際しては適切なレーザーを選択する必要がある．

2 小帯切除

〈治療上の注意点・ポイント〉
・小帯切除の適応は，機能的あるいは審美的理由により判断する．
・術後開放創とするため，後出血の管理に注意する．
・Er：YAGレーザーでは，熱障害が少ないため術後の治癒は比較的速い．
・後戻りの傾向があるので術後に運動訓練を指導する．

診査：患者は28歳の女性．上顎中切歯の正中離開もなく，またそれほど高位付着でもない上唇小帯である．

診断：患者自身が，笑ったときに小帯が見えるのを改善したい希望が強かったため，審美的な理由から切除することとなった．

レーザー照射条件：Er：YAGレーザー（Erwin Adverl モリタ社製）を使用し，浸潤麻酔後，100mJ，

20pps，注水なしの条件下で行った．

術式：上唇を挙上して上唇小帯を伸展し，小帯と歯槽部歯肉の移行部にチップを接触させ，三角形の創面ができるように切離を進めた．途中，少量出血するのを吸引しながら，歯肉唇移行部まで切離を進め，十分に小帯を切除伸展した．その後，出血に対してガーゼによる圧迫止血を5～10分程度行った．本症例ではその後も少し出血が続く傾向がみられたので，吸収性止血剤サージセルを歯肉唇移行部を中心に貼付したところ，ほぼ止血が得られた．縫合は行わず開放創とした（図12-5）．

経過：術当日はうがいをすれば少し赤くなる程度の出血がみられたが，疼痛はあまりなく鎮痛薬および抗菌薬は服用しなかった．術後1日目では完全に止血しており，自発痛はなく，接触痛も軽度であった．術後7日目では，治癒が進行していたが，創面の上皮化はまだ不完全であった．術後14日目では，創面は完全に上皮化しており，笑ったときに上唇小帯が見えるのが気になるという患者の審美障害は改善された．小帯切除は術後後戻りの傾向があるので，患者に唇をよく動かすように指導した（図12-6）．

コメント：Er：YAGレーザーは周囲組織への熱障害が少ないという特徴があるが，熱凝固層が少ないため，凝固止血能は劣ることになる．同様な症例に対して，CO_2レーザーを用いると，全く出血することなく処置が行えるので，止血時間が必要ない分，速く終了することになる．

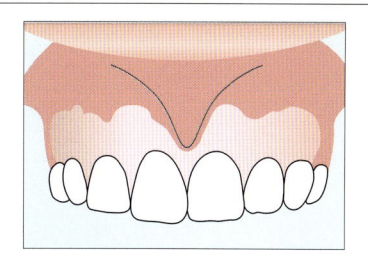

①上唇小帯の位置と大きさ，特に歯との関係を確認する

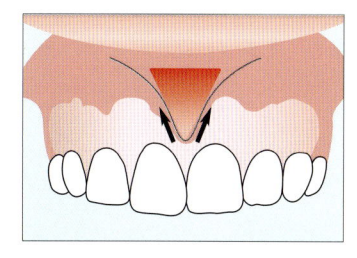

②上唇小帯を歯肉唇移行部を底辺，歯に近いところを頂点とする三角形と想定し，頂点から底辺に向かう二辺を切離するように照射する

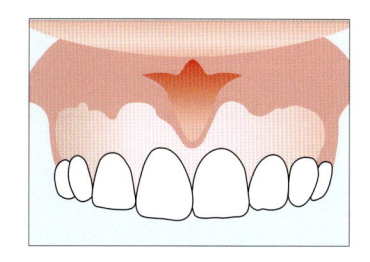

③上唇小帯が切除伸展された後，止血を確実に行う

図12-5 手技説明

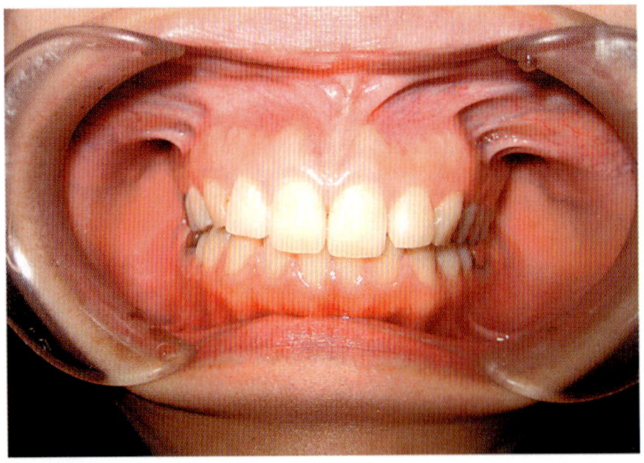

①術前写真
歯間離開もなくそれほど高位でもない上唇小帯であるが，審美的理由から切除を希望した

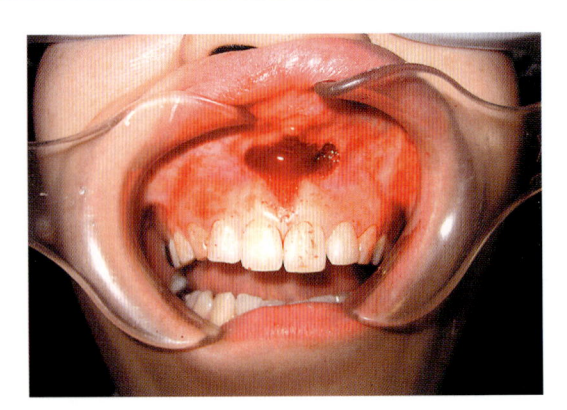

②術中写真
Er：YAGレーザーは止血能が弱いため，切除中は出血がみられる

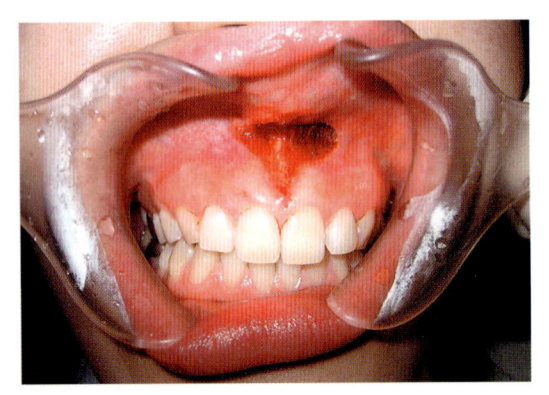

③術直後写真
圧迫止血後もわずかに出血がみられたので，この後局所性止血剤を併用した

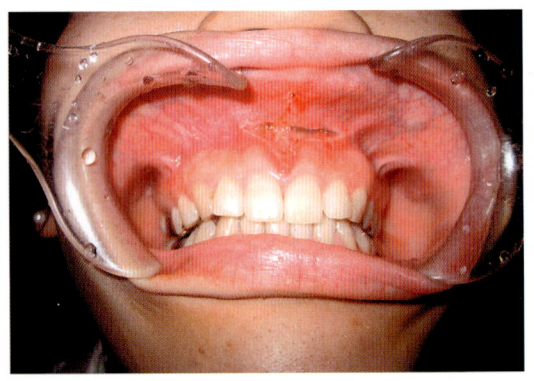

④術後1日目
完全に止血しており，自発痛はなく接触痛も軽度であった

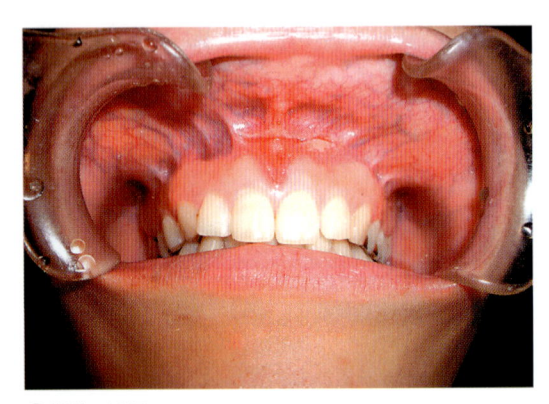

⑤術後7日目
治癒が進行し創部の縮小がみられるが，上皮化はまだ不完全である

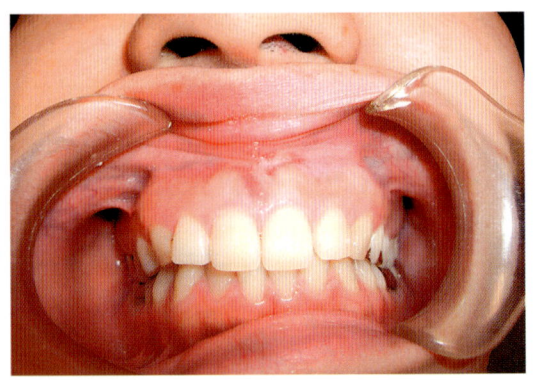

⑥術後2週目
創部は完全に上皮化し，笑ったときに小帯が見えるのが気になるという患者の主訴は改善された
（なお本症例に関しては，神戸大学医学部口腔外科　後藤育子医員の多大の協力を得た）

図12-6　症例写真

3　腫瘍の切除

＜治療上の注意点・ポイント＞
・病理検索が必要となることが多い．
・悪性が疑われるときは速やかに専門施設に紹介する．
・止血能がやや劣るので，確実な止血に留意する．
・表面的な広がりとともに深さにも注意し，取り残しのないように切除する．

診査：患者は62歳の女性．5年程前より舌背部に腫瘤を自覚し，次第に大きくなってきたため開業医を受診し，当院を紹介された．

診断：大きさ10×11mm，弾性硬の広基性腫瘤で，線維腫と臨床診断した．腫瘍の一部を切除して組織診断がなされ，病変は主として上皮で構成されていたため上皮の反応性増生と診断された．その後Er：YAGレーザーによる切除予定となった（図12-7）．

レーザー照射条件：Er：YAGレーザー（Erwin Adverl モリタ社製）を使用し，浸潤麻酔後，80mJ，20pps，注水なしの条件下で行った．

術式：舌を前方に牽引し，まず腫瘍の周囲に切除範囲を設定した．次に広基性腫瘍の基部にチップ先端を接触し取り残しのないように，腫瘍の切除を行った．切除時の出血に対しては5〜10分の圧迫止血を行ったが，それでも止血が不十分な部位が一部あり，CO_2レーザーを併用して止血を行った．その後は縫合を行わずに開放創のままとした．

経過：術後1日目では完全に止血し，自発痛は認めなかった．術後7日目では，治癒が進行し，創部は縮小していた．接触痛もほとんど認めなかった．術後6週目では，やや凹みが残っていたが，周囲と同じように上皮化していた．一部治癒が遅れた部位はCO_2レーザーで凝固止血し炭化した部位で，熱障害が強かったためと思われた（図12-8）．

コメント：小帯切除などと同様に，Er：YAGレーザーを用いた外科処置は止血が問題となる．

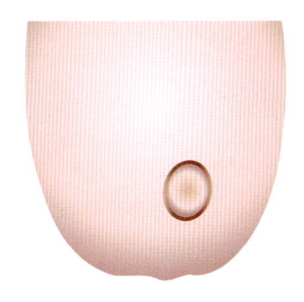

①腫瘍周囲に切除範囲を設定する

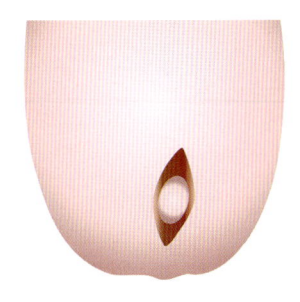

②縫合閉鎖創とする場合は紡錘形の切除を行うが，通常レーザーの場合は開放創のため①のように腫瘍の形に沿った切除範囲でよい

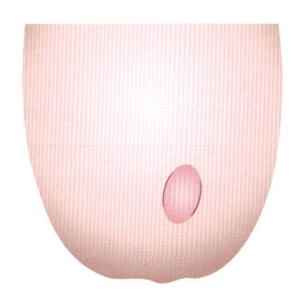

③切除後，止血を確認し開放創とする

図12-7　手技説明

そのためCO_2レーザーなどに比較すると処置時間が長くなる．

（古森孝英）

参考文献
1) 古森孝英，編著：日常の口腔外科　はじめから，213〜222，永末書店，京都・東京，2004．

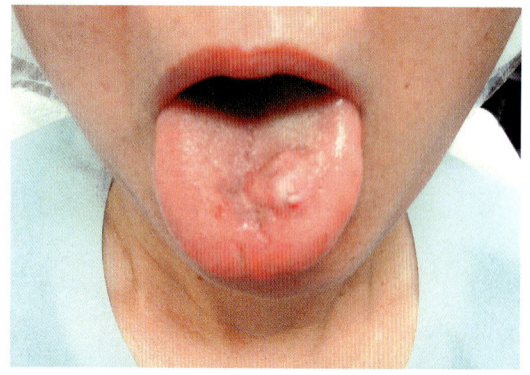

114 | 臨床編

①術前写真
舌背やや左側に広基性腫瘍が認められる．舌尖部に近い周囲より白く見える部位は1週間前に行われた組織診断の影響である

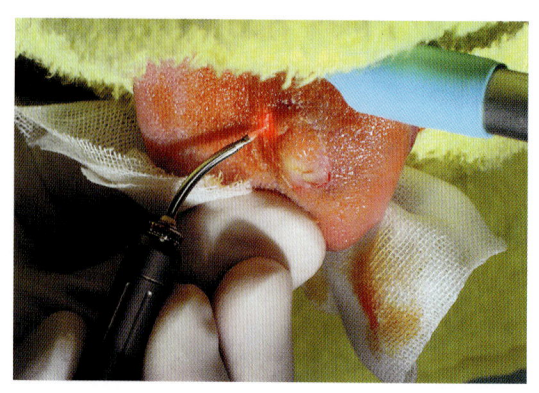

②術中写真
腫瘍周囲にレーザーで切除範囲を設定しているところ

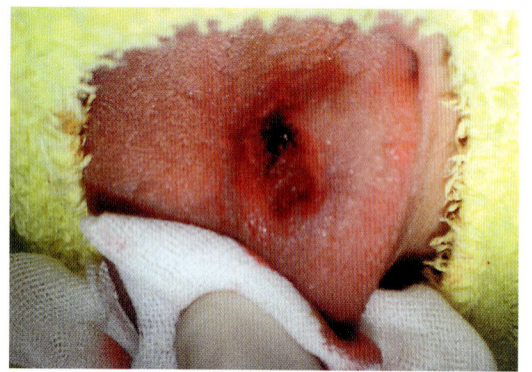

③術直後写真
切除中に出血がみられ圧迫止血を行った．一部止血困難な部位に対してはCO_2レーザーを併用して凝固止血を行い，そのため創部上部に黒い炭化が認められる

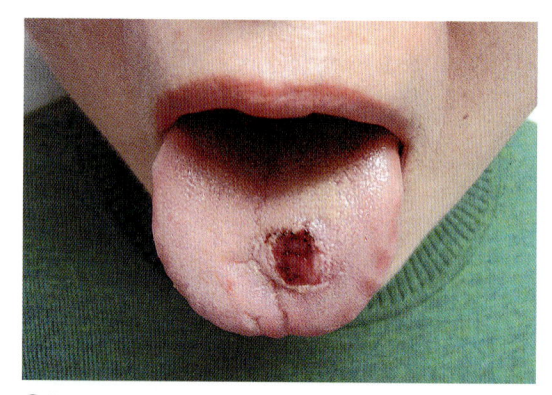

④術後1日目
完全に止血しており自発痛はなかった

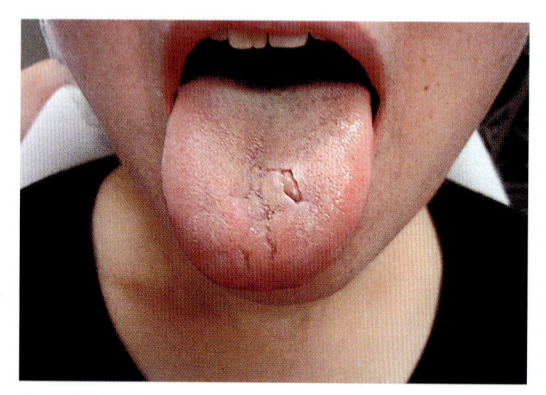

⑤術後7日目
治癒が進行し，創部はかなり縮小している

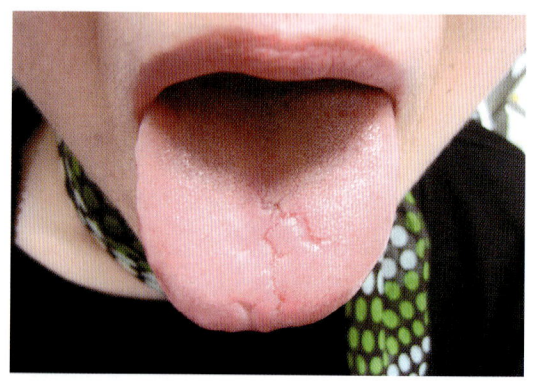

⑥術後6週目
一部やや凹みが残っているが，ほぼ上皮化している
（なお本症例に関しては，神戸大学医学部口腔外科 鈴木泰明博士の多大の協力を得た）

図12-8 症例写真

第13章

三叉神経痛の疼痛・麻痺の軽減

1 はじめに

　三叉神経は大変興味深い神経である．名前が示すように3つの枝分かれがあり眼神経，上顎神経，下顎神経より構成されている．すなわち，顔の表面から内部までの知覚を担当している神経である．良く勘違いする人がいるが顔面の運動は担当していない．顔面の運動神経は顔面神経であり三叉神経ではない．

　歯，歯根部，歯肉の痛みについて，通常は三叉神経痛とはいわないが学問的には三叉神経痛の領域に入る．

　三叉神経痛を原因が比較的明瞭な三叉神経痛を症候性三叉神経痛(Symptomatic Trigeminal Neuralgia)，原因が不明瞭な三叉神経痛を真性(本質性)三叉神経痛(True, Essential Trogeminal Neuralgia)と分類しているが，最近では，必ず原因があるという考え方が主流になってきた．

　三叉神経の原因については歯，歯肉，根尖，顎骨，顔面，関連領域の病変などの炎症が原因の場合と加齢による神経管の形態学的な変化や腫瘍による神経線維の圧迫や損傷，さらに精神的な原因に分類されている．さらに，もう一つ追加すべき原因として外傷や外科手術による神経線維の損傷がある．歯科における抜髄や顎骨の手術も含まれ，幻歯痛(Phantom Tooth Pain)の原因になることもあり，医原性の疾患になる危険性を含んでいる．

2 症例

患者：58歳，会社員
主訴：右側上顎顔面部の放散痛
診査：① 問診によると2～3カ月前から違和感があり，数日前から右側顔面部の放散痛と洗顔時の知覚異常があり，次第に強くなり不安となったので来院したとのことである．
　　　② 短針による触診では，右側頰側部が鈍感で頸部に移行するに従って感覚が敏感になり，左側とは異なっていた(図13-1～3)．
　　　③ エックス線診査では，右側上顎側切歯根尖部に過剰根管充填と大きな根尖病変が観察された(図13-4)．
　　　④ 視診では唇側と口蓋側に瘻孔が観察された(図13-5，6)．
診断：根尖病変が原因で生じた顔面部の三叉神経痛
レーザー照射条件：Deka社のSmart2940を用い10Hz，1.5W，150mJ，歯の表面から約10cmの距離よ

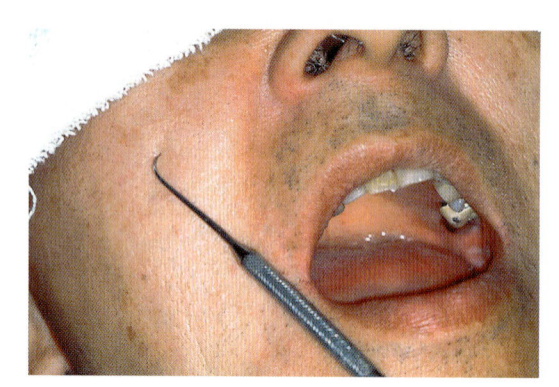

図13-1　顔面の短針による触診

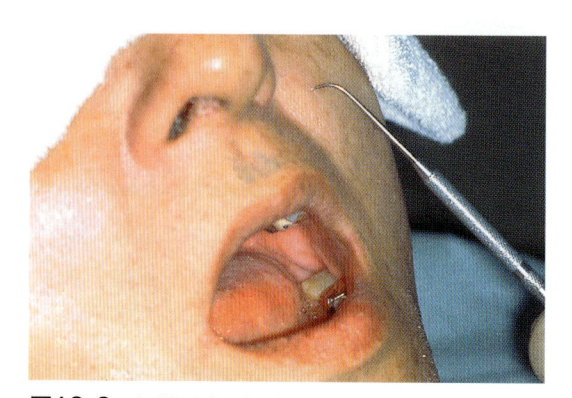

図13-2　知覚異常の観察

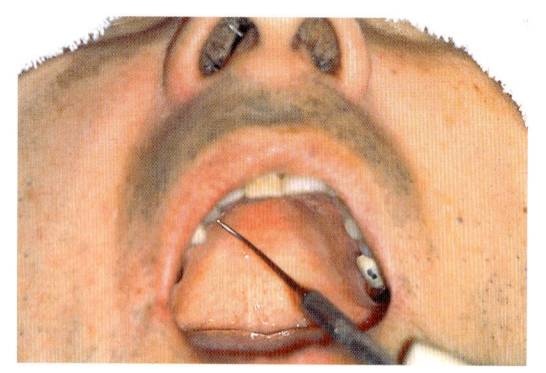

図13-3　口蓋側も異常感覚

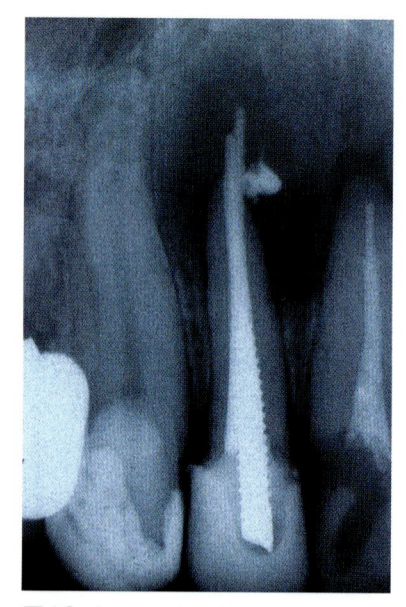

図13-4　エックス線所見

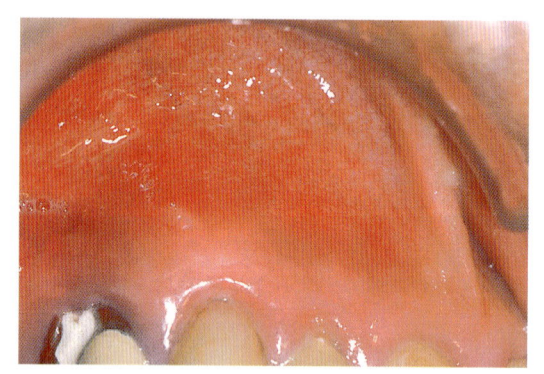

図13-5　小さな瘻孔が観察される

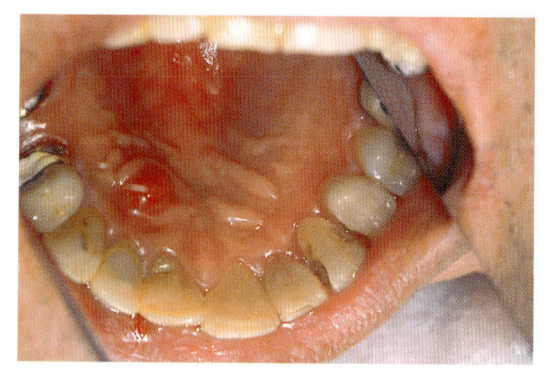

図13-6　比較的大きな瘻孔が観察される

　　　り照射した．
術式：レーザーチップの先端を小さな円を描くよ
　　うに回転し，ペダルで1秒間に一発の照射
　　を間歇的に歯冠部と歯肉の表面に約60秒間
　　照射した（図12-7）．顔面の感覚が戻るまで1
　　週間に2回照射した．膿瘍の切開，排膿，洗
浄，ラバードレーンの挿入を行った（図13-8〜
10）．
経過：1週間後に来院した時の診査では，自発痛は
　　消失し（図13-11，12）．感覚の麻痺は改善し
　　ていた．2週間後には左右の感覚はほとんど
　　同じになった（図13-13，14）．

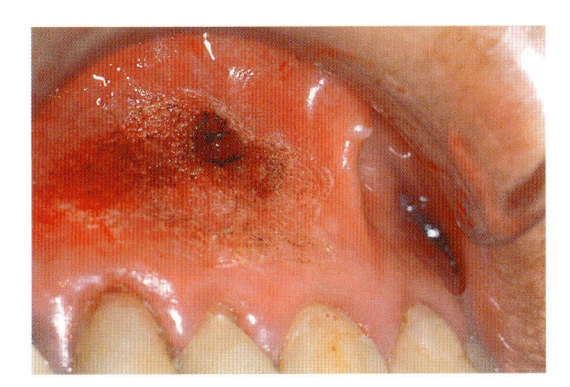

第13章 三叉神経痛の疼痛・麻痺の軽減 | 117

図13-7 レーザーで処置後

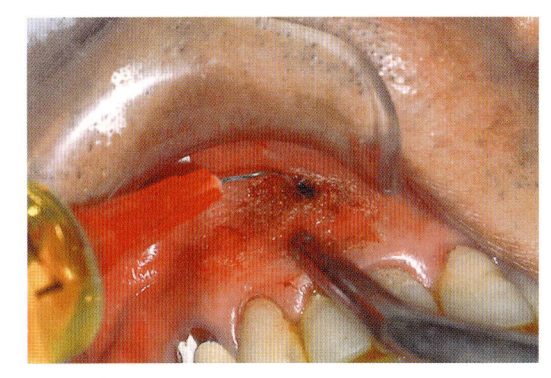

図13-8 根尖部洗浄

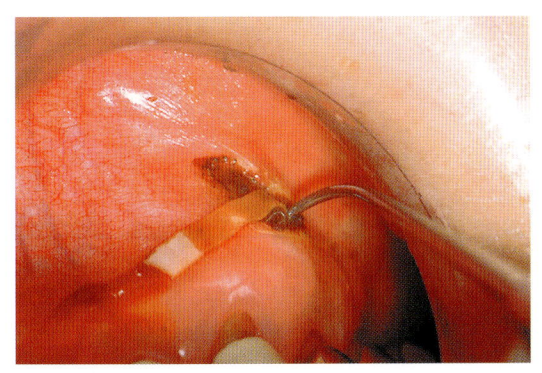

図13-9 ラバードレーン挿入

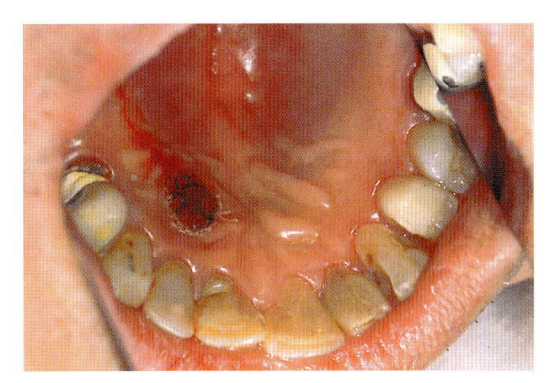

図13-10 口蓋側処置後

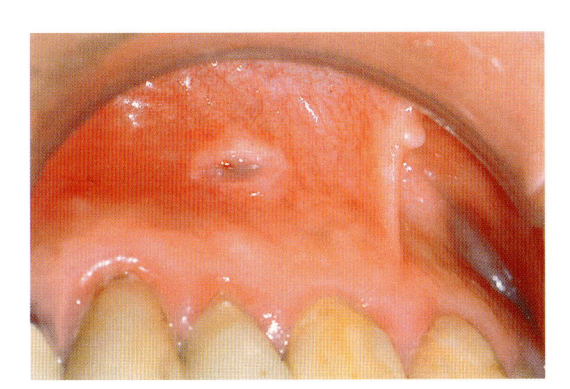

図13-11 7日後の所見

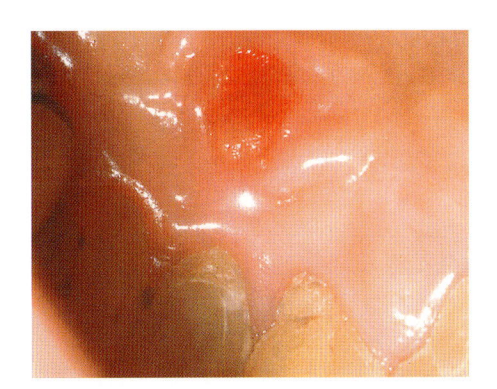

図13-12 7日後の口蓋側所見

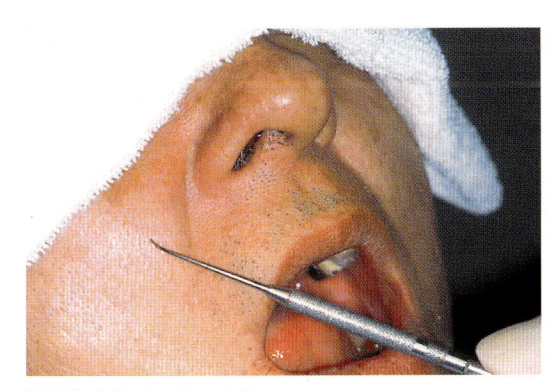

図13-13 知覚の改善

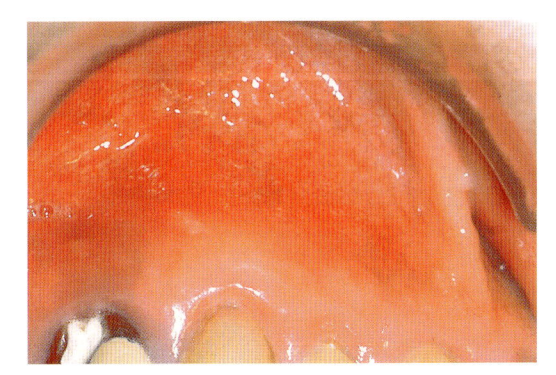

図13-14 術後14日で瘻孔は消失

コメント：原因が明瞭な三叉神経第2枝の知覚神経麻痺であり，短期間での改善は十分可能であった．

作用機序：根尖部病変が拡大し，患部頰側の粘膜を支配している神経に損傷を与えた結果，一部の顔面領域で麻痺が生じた．根尖部病変からのレーザーを併用した排膿，内圧の除去により神経の損傷が改善され臨床症状が改善した．

（松本光吉）

参考文献

1) 松本光吉：歯科用レーザーの臨床症例集，デンタルフォーラム，127，東京，1994.
2) 松本光吉編集：歯科用Nd：YAGレーザーの臨床，医学情報社，106，東京，2001.
3) 松本光吉編集：歯科用炭酸ガスレーザーの臨床，口腔保健協会，70，東京，2002.
4) 中村嘉男監訳：メルザック＆ウォール著；痛みへの挑戦，誠信書房，東京，1986.
5) Samuel Seltzer:Pain control in dentistry, J.B.Lippincott Company, Philadelphia ,1978.

第14章 メラニン色素沈着の除去

1 メラニン色素沈着の除去:総論

1．メラニン色素の沈着は，基底細胞層にあるメラノサイトの活性力の違いにあるといわれ，人種によるメラノサイトの数に差があるわけではない．すなわち，白色人種では，メラノサイトの活性力が弱いのでチロシナーゼの働きが抑制され，そのため，メラニン色素の沈着が起こりにくい．反して，有色人種においては，メラノサイトの活性力が強いため，チロシナーゼの働きも強く，メラニン色素の生成が多く，沈着しやすいのである．また白色人種のほうが，皮膚，粘膜が刺激に強く，有色人種は皮膚，粘膜が刺激に弱いので，防御反応としてメラニンを多く生成して，さまざまな刺激から細胞を守っているのではないかといわれている．

2．口腔粘膜に沈着するメラニン色素は，粘膜上皮内の基底細胞層に存在し，この位置までの距離は，約0.2mm程度であるため，このくらいの厚

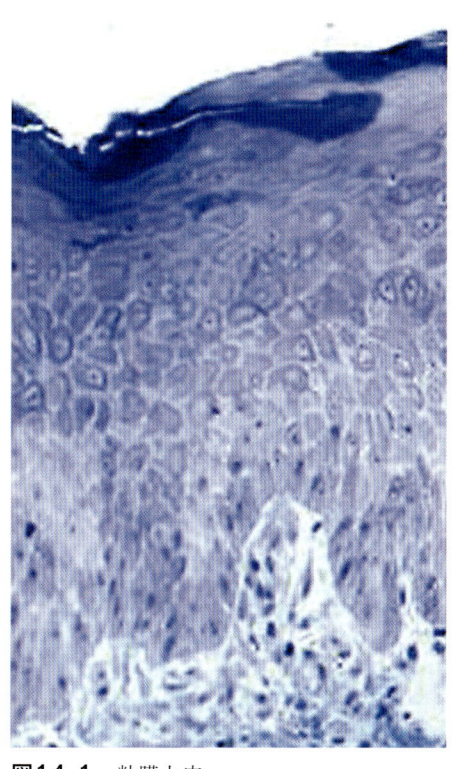

図14-1　粘膜上皮

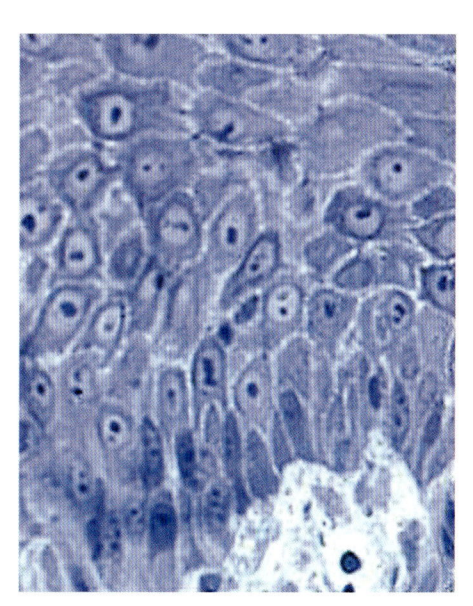

図14-2　上皮内の基底細胞層

みの組織を除去する必要がある（図14-1, 2）．

3．メタルタトーは，メラニン色素の沈着と異なり，歯科材料としての重金属が局所に接触や混入した場合に生じる色素沈着のことをいい，病理組織診断では，上皮下結合組織に金属小片あるいは，粒子を貪食した組織の集簇，異物巨細胞などが観察される．そのため，メラニン色素よりも深い所に存在する．

4．近年，メラニン色素がメラノサイトから，どのように輸送され，かつ，その輸送を阻害する新酵素が発見されたことにより，将来的にはメラニン色素の沈着そのものを，防げるようになるであろうと思われる（図14-3, 4）．

5．メラニン色素沈着の誘発刺激因子として，下記によるものが多いといわれている．
　①喫煙
　②口腔衛生不良
　③開口
　④遺伝
　⑤歯周病
　⑥栄養不良
　⑦閉経期後状態
　⑧経口薬剤（経口避妊剤，精神安定剤，鎮静剤）
　⑨全身疾患（アジソン病，ジェガー症候群）
　⑩黒色腫

特に，喫煙は再発の可能性が高いといわれている．

6．メラニン色素の沈着は，皮膚，口唇，頰，舌，口腔粘膜に見られる．

歯科領域で一般的に見られる口腔粘膜においては，歯肉や歯槽粘膜に，黒色ないし褐色の色素が帯状または，瀰漫状に着色することであり，審美性が損なわれる場合には，外科的に除去することが多い．

7．歯肉のメラニン色素の沈着は，下記の4段階に分けることができる．
　①正常：歯牙漂白後においても，メラニン色素による審美的な問題の全くない状態．
　②軽度の沈着：歯の色より濃い，薄い褐色を呈

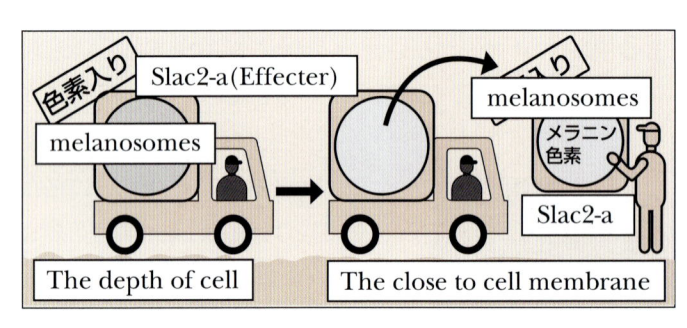

図14-3 メラニン輸送システム[9]

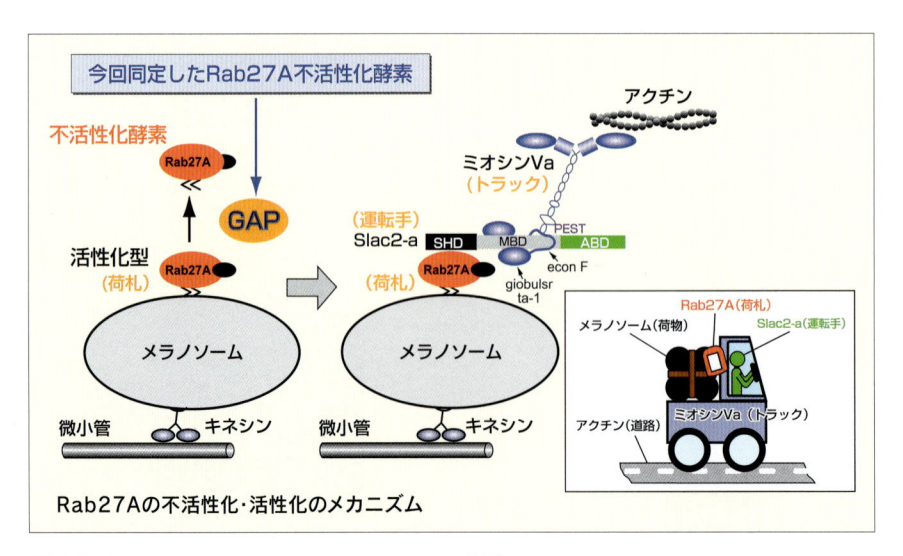

図14-4 メラニン輸送システムの阻害酵素[10]

したメラニン色素の沈着が見られる状態.
③中等度の沈着：部分的に黒色のメラニン色素の沈着が見られ，褐色のメラニン色素の沈着した状態で，不健康な歯肉の印象を与える状態.
④重度の沈着：黒褐色のメラニン色素の沈着した状態.

8．口腔粘膜に見られるメラニン色素の沈着の処置を行うにあたっては，悪性黒色腫，瀰漫性メラニン色素沈着，生理的色素沈着の鑑別診断が必要である.

9．メラニン色素の除去法としては，従来より，

① 歯肉の乱切法
② 歯科用のバー等による，歯肉表面の削去方
③ Phenol-Alcohol法
④ 各種レーザーによる方法

等があり，疼痛，予後，簡便性等の観点から，Nd：YAGレーザーを用いたピーリング法が一般的となっていたが，近年，Er：YAGレーザーの開発が進み，患者に全く，疼痛等の違和感を与えず，メラノサイトも含めて，メラニン色素を除去することができるようになった．そのため，再発が非常に少なくなった．

2　軽度の沈着の症例

患者：39歳，男性，美容師
主訴：歯がきれいになったら，歯肉の着色が気になる.
診査：以前より歯肉の着色は，気になっていたが，喫煙により，歯と同様に着色しているものと解釈しており，今回，喫煙を止め，PMTCを受けたところ，さらに気になりだしたが，治らないものと思い込んでいた.
診断：軽度の沈着
レーザー照射条件：Deka社のSmart2940Dを用い，10Hz，100mJ，1W，歯肉表面から約5cmの距離より，非注水下で照射した.
術式：①除去すべきメラニン色素の沈着部位を含めて，歯肉全体をEr：YAGレーザーを用いて焼畑治療を行う（図14-5，6）．

②麻酔は，必要ない．
③図14-6に示すように，歯肉全体が白くなった状態で，レーザー照射は止める，狐色になるまで焼いてはいけない．
④術直後は着色しやすいので，創面の消毒には，無色の物を使用すべきで，小生は，強酸性水で白色が消失するまで洗う．
⑤ノンコンタクト・ハンドピースを使用して，ゆっくりと丁寧に焼いて行くのがコツである．

経過：照射直後は，図14-6のように歯肉表面が白くなり，強酸性水で洗うと，白濁が消失し，歯肉表面をよく観察すると，細かい凹状を呈している．3〜4日後に，薄い膜様の薄皮ができ，約1週間後に消失する．歯肉はきれ

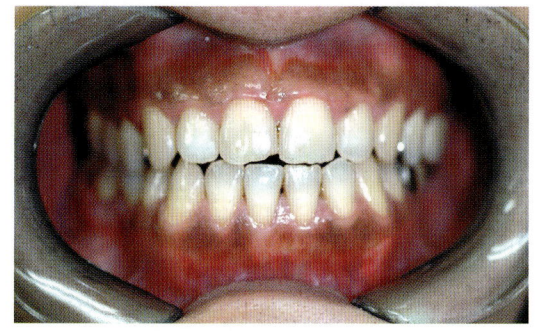

図14-5　術前：薄い褐色のメラニン色素が，部分的に着色しているのが見られる

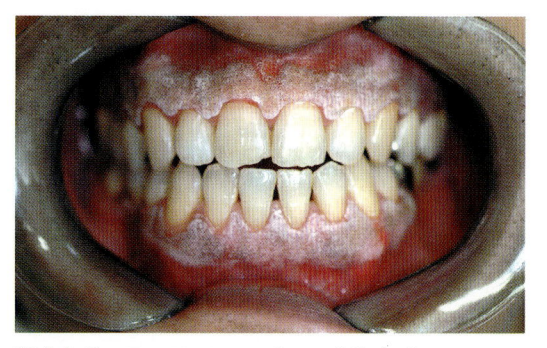

図14-6　Er：YAGレーザー，非注水下，デフォーカスにて焼畑直後

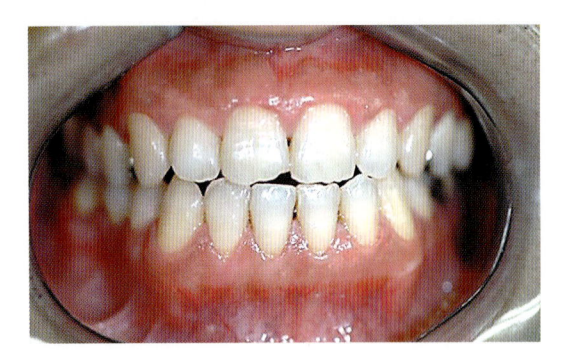

図14-7 術後，3カ月

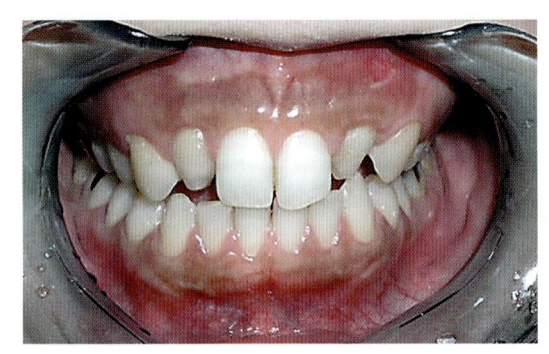

図14-8 軽度の症例

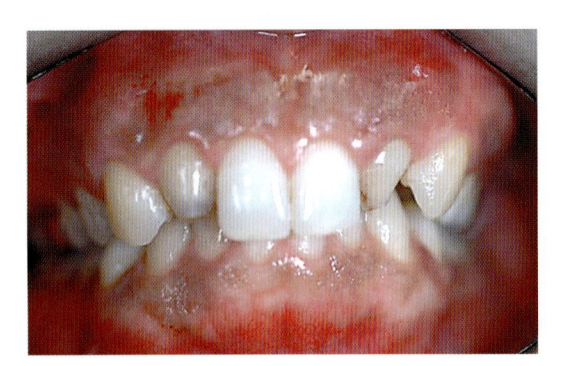

図14-9 Smart2940Dプラスで処置した直後

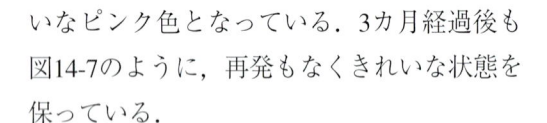

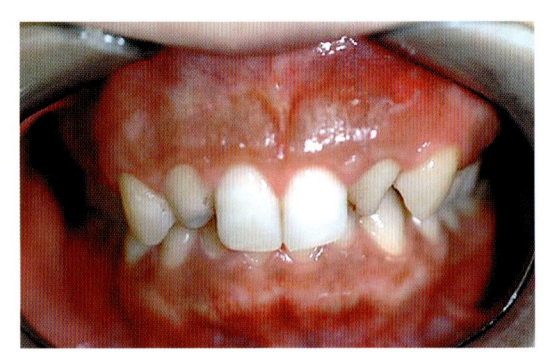

図14-10 3年経過後

いなピンク色となっている．3カ月経過後も図14-7のように，再発もなくきれいな状態を保っている．

コメント：軽度のメラニン色素の沈着の症例においては，決して焼きすぎないことで，2～3週間後の経過観察で，除去しきれていない部分があった場合には，再度，同様の処置をすべきである．この時，除去しきれていない部分のみを焼くのではなく，最初と同様，全体を焼くべきである．同じくDEKA社のEr：YAGレーザー装置で，SMART2940Dプラスを使用する場合には，5Hz，50mJ，0.25Wの出力で，注水下で観血的に処置をしたほうがよい．もちろん麻酔は必要ない（図14-8～10）．術後の創面の消毒には，決してヨード，アクリノール等の着色物の含まれるものは使用しないこと．薄膜が形成されるまでは，着色物，刺激物等の摂取は禁じ，喫煙も控えてもらうこと．

作用機序：メラニン色素は，粘膜上皮内の基底細胞層に存在する．メラノサイトを除去すれば，メラニン色素の出現を抑制することができる．基底細胞層までの距離は，歯肉表面より，約0.2mmであることから，水に吸収されるEr：YAGレーザーならば，深部組織まで到達させることなく，粘膜組織の表層のみを蒸散させることができ，低出力の観血処置が，再発をなくしているのだと思われる．焼畑治療においては，歯肉粘膜内にヒートショック・プロテインの生成を促進させることにより，歯肉粘膜を活性化させ，自然治癒能力を高めることにより，歯肉が改善されるのだと思われる．

3 中等度の沈着の症例

患者：53歳，男性，税理士
主訴：接客業であり，喫煙を止め，歯がきれいになったら，歯肉の黒い帯状の着色が気になり，治せるものなら，治療したい．
診査：付着歯肉部に褐色の帯状の着色があり，部分的に黒色の着色が見られた（図14-11）．
診断：中等度の沈着
レーザー照射条件：Deka社のSmart2940Dを用い，10Hz，100mJ，1W，歯肉表面から約5cmの距離より，非注水下で照射した．
術式：① 図14-12のように沈着部が白濁するまで焼畑を行う．
② 麻酔は，必要ない．
③ 図14-12に示すように，歯肉全体が白くなった状態で，レーザー照射は止める，狐色になるまで焼いてはいけない．
④ 術直後は着色しやすいので，創面の消毒には，無色の物を使用すべきで，小生は，強酸性水で白色が消失するまで洗う．
⑤ ノンコンタクト・ハンドピースを使用して，ゆっくりと丁寧に焼いて行くのがコツである．
経過：軽度の症例と同じである（図14-13）．
コメント：中等度の症例においては，慣れるまでは，一度に除去しようと思わず，1週間に一度ずつ，3～4回で除去しきるようにするのがコツである．Smart2940Dを用いて，一度の処置で除去しようと思う場合には，次の高度な沈着のコンタクト・ハンドピースを使用する術式で行っていただきたい．
作用機序：メラニン色素は，粘膜上皮内の基底細胞層に存在する，メラノサイトを除去すれば，メラニン色素の出現を抑制することができ，かつ，基底細胞層までの距離は，歯肉表面より，約0.2mmであることから，水に吸収されるEr：YAGレーザーならば，深部組織まで到達させることなく，粘膜組織の表層のみを蒸散させることができる，低出力の観血処置が，再発をなくしているのだと思われる．焼畑治療においては，歯肉粘膜内にヒートショックプロテインの生成を促進させることにより，歯肉粘膜を活性化させ，自然治癒能力を高めることにより，歯肉が改善されるのだと思われる．

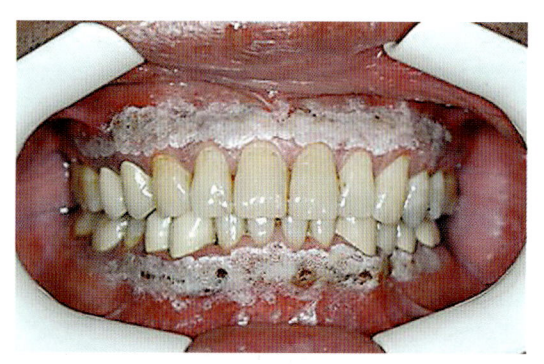

図14-12 Er：YAGレーザー，非注水下，デフォーカスにて焼畑直後

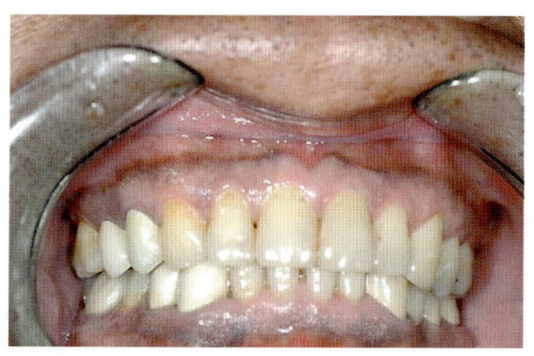

図14-11 中等度の沈着

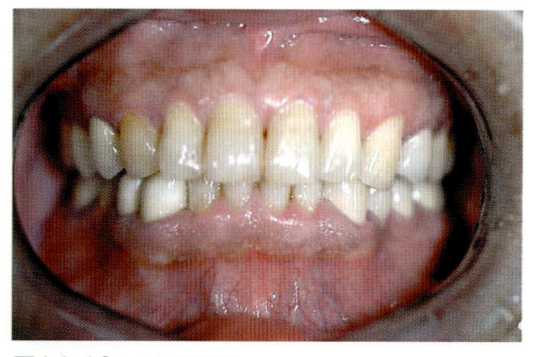

図14-13 3年経過後

4 重度な沈着の症例

患者：30歳，女性，主婦
主訴：歯肉が黒く，笑うと見えるので，非常に気になり，人前で笑うこともできない．治るものなら，治療してほしい．
診査：歯肉の歯頸部より，黒色のメラニン色素の沈着が見られ，下顎の方が，上顎に比して着色が強い．喫煙習慣あり．
診断：重度な沈着と診断し，観血処置で一度に除去する方法を採用することとした．
レーザー照射条件：DEKA社の2940Dを使用することとした．この装置には，ノンコンタクト・ハンドピースとコンタクト・ハンドピースの2本が装備されており，機構上の違いから，それぞれの先端出力のエネルギー密度が異なっている．ノンコンタクト；$51.0J/cm^2$，コンタクト；$12.7J/cm^2$と，コンタクトはノンコンタクトの約4分の1，の実質先端出力であることを利用し，この症例のレーザー照射条件を決定した．

上顎；コンタクト・ハンドピースを使用，5Hz，100mJ，0.5W，注水下（図14-14〜16）．
下顎；ノンコンタクト・ハンドピースを使用，5Hz，100mJ，0.5W，注水下（図14-17〜19）．
術式：①除去すべきメラニン色素の沈着部位を含めて，周辺部の歯肉を確実に除去する．出血が見られるが圧迫止血で確実に止血できる（図14-17）．
②麻酔は，必要ない．
③創面を洗浄しながら，着色部がなくなるまで行う．
④除去が完了したら，創面を十分に洗浄，消毒し圧迫止血を10分間行う．この時使用する，洗浄，消毒剤は無色の物を使用しなければならない（図14-18）．
経過：止血直後は，図14-18のように歯肉表面にクレーター状の細かい凹みが見られる．3〜4日後に，やはり薄い薄膜が出現し，1週間

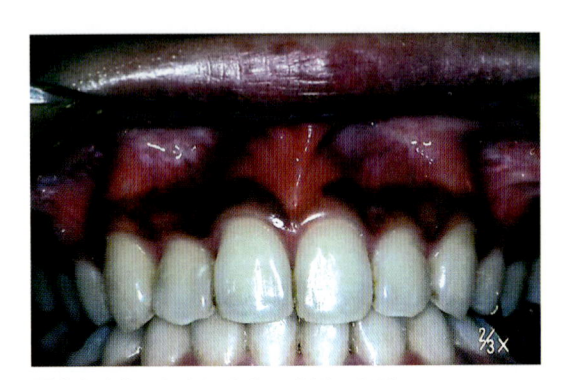

図14-14 高度な沈着の症例，上顎

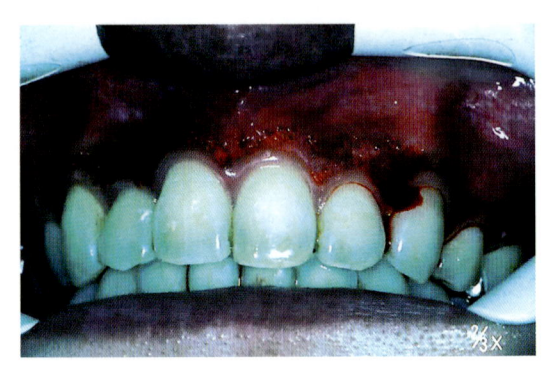

図14-15 コンタクト・ハンドピースを使用した，照射直後

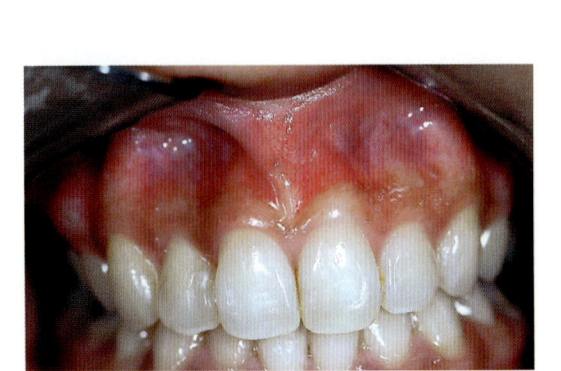

図14-16 3年経過後

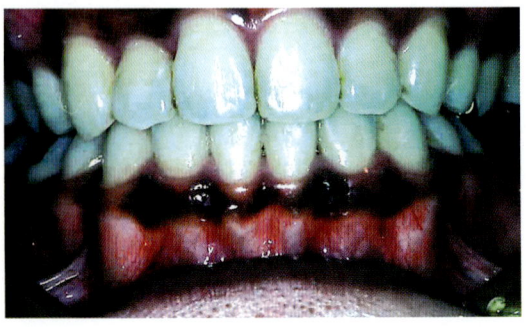

図14-17 高度な沈着の症例，下顎

第14章　メラニン色素沈着の除去 | 125

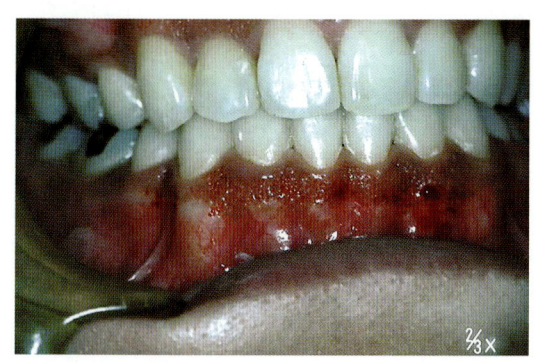

図14-18　止血直後，クレーター状の凹みが見られる

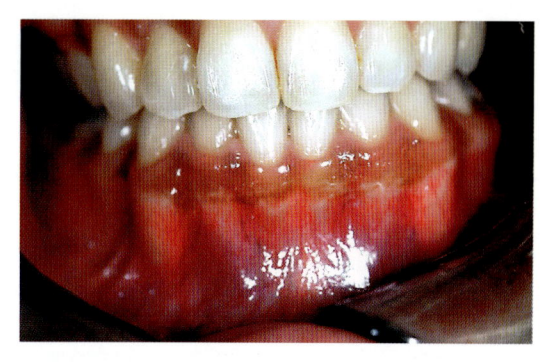

図14-19　3年経過後，喫煙が続いていたためか，右下部分に軽い再発が見られる

後には消失し，きれいなピンク色した歯肉が出現する．3年経過後も（図14-16）のように再発もなく維持できている．

コメント：観血処置においては，除去すべきは粘膜上皮のみで，決してやりすぎて骨膜を傷つけてはならない．そのためには，慣れるまでは，コンタクト・ハンドピースを使用するのと，2～3回に分けて処置を行うべきである．喫煙はメラニン色素の沈着にかなり影響を及ぼすようで，術後，喫煙を続けた場合，タバコの吸い口のあたる部分にのみ再発が見られることがある（図14-19）．

作用機序：メラニン色素は，粘膜上皮内の基底細胞層に存在する，メラノサイトを除去すれば，メラニン色素の出現を抑制することができ，かつ，基底細胞層までの距離は，歯肉表面より，約0.2mmであることから，水に吸収されるEr：YAGレーザーならば，深部組織まで到達させることなく，粘膜組織の表層のみを蒸散させることができる．低出力の観血処置が，再発をなくしているのだと思われる．

（蓮見　聰）

参考文献

1) 下野正基，他：口腔外科・病理診断アトラス，67，71，医歯薬出版，東京，1992．
2) 松本幸吉：歯科用レーザーの最前線，デンタルダイヤモンド，24(10)：112～121，1999．
3) 松本幸吉，他：Nd：YAGレーザーによるメラニン色素沈着の除去に関する研究，日歯保存誌，29：1543～1547，1986．
4) 中村幸雄，他：炭酸ガスレーザーによるメラニン色素沈着の除去に関する研究，日歯保存誌，32：1206～1213，1989．
5) Nakamura Y, Mozammal H, Hirayama K and Matsumoto K：A clinical study on the removal of gingival melanin pigmentation with CO_2 laser, Lasers Surg Med , 25：140～147, 1999.
6) Nakamura Y, Funato A, Wakabayashi H and Matsumoto K：A study on the removal of melanin pigmentayion of dog gingival by CO_2 laser irradiation, J Clin L aser Med Surg 10：37～42, 1992.
7) Asim D, Sebnem E Yand Semih O：CO_2 laser treatment of physiological melanin-pigmented oral tissues, J Oral Laser Application, 3：211～217, 2003.
8) Berk G, Atici K and Berk N：Treatment of Gingival pigmentation with Er, Cr：YAGG Laser, J Oral Application, 5：249～253, 2005.
9) 理化学研究所：メラニン輸送システム，ネイチャー・セルバイオロジー，朝日新聞，2005．
10) 東北大学大学院生命科学研究科膜輸送機構解析分野，他：メラニン色素の輸送を阻害する新酵素，J Biological Chemistry, 電子版，2006．
11) 蓮見　聰，他：Er：YAGレーザーによるメラニン除去，日レ医誌，24，(3)：198，2003．
12) Hasumi S, Hasumi J, Masuda Yand Matsumoto K：The Removal of Melanin Pigmentation by Er：YAG laser, JJSLSM , 2：172, 2005.
13) Hasumi S, Hasumi J and Matsumoto K：Removal of Human Gingival Melanin Pigmentation by Er：YAG vs Nd：YAG Laser, J Oral Laser Application, 3：205～210, 2006.

第15章

インプラントへの応用

1　インプラントへの応用：総論

　最近の，インプラントにおける話題といえば，フラップレス，即時加重，抜歯即時埋入，CT，オペ支援システム，麻酔医によるセデイションなどがあげられるであろうか．例えば2000年ころであれば，レーザーによる術前照射で麻酔の疼痛緩和および術後の症状の軽減などが話題に挙がったかも知れないが，現在であれば，麻酔医が術前に鎮静処置をしてくれており，局所麻酔の導入もスムースに運ぶし，術後の症状もフラップレスであれば鎮痛剤の服用もそれほどいらないのが現実になりつつある様である．また，数年前であれば，2次オペのパンチングにEr：YAGレーザーは最適と考えていたが，現在では即時加重がかなり可能であり，即時加重が不可能でも早期加重を行うことになり，いずれにしても2次オペ自体も必要ない状況である．

　当院においても，フラップレス・即時加重の恩恵でレーザーの出番がかなり少なくなってきた．が，それでも，フラップレス手術のパンチングにEr：YAGレーザーは有効と考えている．その理由としてはEr：YAGで歯肉をパンチングすると，骨面に達しても腐骨形成の心配がなく，よって骨面に起始点の形成が可能でありパイロットドリルの位置決めが楽であり，滑脱の心配がなくなるのと，一般的な歯肉パンチであれば歯肉を穿孔した後その歯肉を除去しなければならないが，Er：YAGレーザーであれば歯肉は蒸散されてしまうのでその手間もなくなるわけである．第一，色々な径のインプラントがあるわけでパンチの径もそれだけ揃えなければならず，煩雑になるところをEr：YAGレーザーであればその必要もない．

　抜歯即時埋入において，抜歯および掻爬を慎重にしかし確実に行わないと，骨の吸収が大きくなりインプラント体がインテグレーションしなかったり，歯肉が退縮してインプラント体が露出してしまう可能性があるので，抜歯後の肉芽組織などの除去にEr：YAGレーザーを使用するメリットは大きいと思われる．また，Er：YAGレーザーを使うことによって細菌数がかなり少なくなることが考えられるので，インプラントのディスインテグレーションへの確率がかなり下がるのではと思われる．

　インプランタイティスに対しては，色々な方法が考えられてきたが，正直今現在決め手を欠くのが現実の様である．そんな中でレーザー特にEr：YAGレーザーを照射することがとりあえず一番有効な方法ではと思う．Nd：YAGレーザーは金属に反応しインプラント表面に悪影響を与えるし，炭酸ガスレーザーや半導体レーザーもインプラント体にあたると良くないだけではなく，骨にあたると腐骨を形成する可能性があるので注意が必要で

あるといわれている．しかし，Er：YAGレーザーはインプラント体にも骨にも問題が少なく，安全といわれているがインプラント体への直接照射は避けなければならない．インプランタイティスに対してEr：YAGレーザーを照射すると，とりあえず歯肉の炎症は消退するもののインテグレーションが再び起こったり，骨が再生するような経験はしたことがないし，そのような文献に接したこともないので，インプラント治療は術前の計画をしっかり立て，手術は確実に行い，セルフケアおよびメインテナンスが成功するようにモチベーションをしっかり実施後に行う必要があると思われる．

2 一次オペのパンチングにおけるEr：YAGレーザーの応用

症例：54歳，女性，|67にインプラント埋入
審査：① 問診；全身的既往歴特記事項なし．
② エックス線審査；オルソパントモにより，下顎管との距離が十分あることを確認（図15-1）．
③ 視診；歯槽骨の幅径は十分にあるが，付着歯肉が多少不足気味である（図15-2）．
診断：Er：YAGレーザーによるパンチングによりフラップレスオペ．初期固定が十分に得られれば即時荷重．インプラント体はスプラインツイスト5×13mm²本．
レーザー照射条件：FOTONAのノンコンタクトハンドピースを使用し，パルス幅LPモード（水分の多い歯肉および歯槽骨に対して使用するので長めのパルス幅を選択）出力200MJ20Hz．注水．
術式：術前に製作したステントを装着し，そのステントに開けたアクセスホールよりまず歯肉に起始点をつける．ステントを除去する．焦点距離がチップより6mmであるが，チップの汚れを考えて距離約15mmにて先ほどの起始点を中心に円を描くようにスキャンしながら照射．その時インプラント体の直径より大きくならないように注意する（図15-3）．
経過：当日，インプラント埋入直後（図15-4），プロビジョナル装着直後（図15-5）．術直後のパノラマ（図15-6）．翌日，多少痛みはあるが鎮痛剤を飲むほどではないとのことで，腫脹もほとんど見られない．
コメント（今後の課題，改良方）：患者は，以前右側上下に当院にてインプラント治療を受けたことがあり，大変好印象を持たれたので左側もインプラントを希望された．以前は，歯肉を剥離したオペを経験された訳だが今回術中術後ともあまりにも楽で大変驚かれていた．最近のインプラント治療の進歩は，術者はもとより治療を受ける側にとって大きな幸福をもたらすであろう．しかし，より確実安全に治療を行うためには，CTおよび手術支援システムの導入の必要性を痛感している．

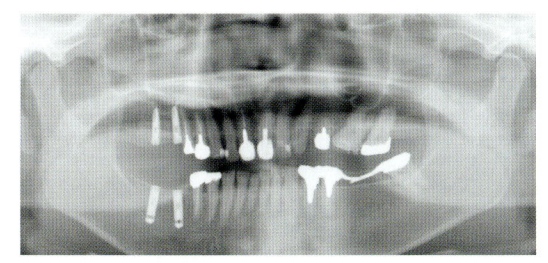

図15-1　以前右側にインプラントオペを行った後のオルソパントモ

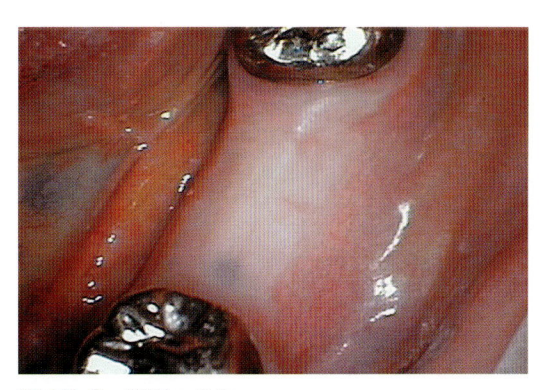

図15-2　顎堤の状態

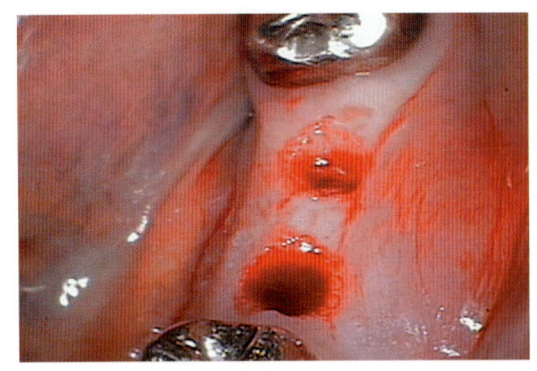

図15-3　パンチング直後

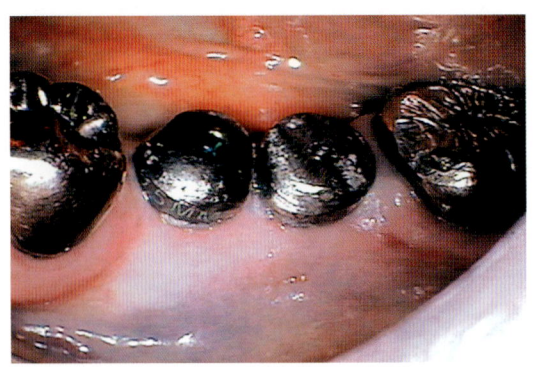

図15-4　インプラント埋入後，テンポラリージンジバールカフを装着し，形成

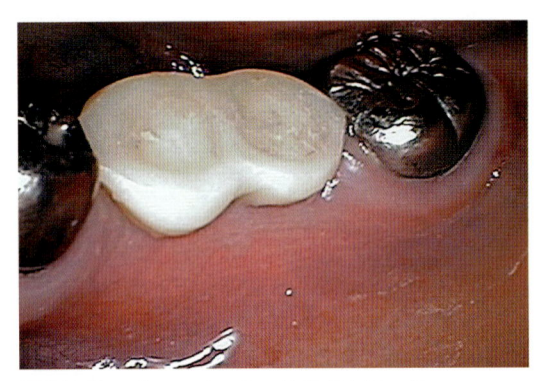

図15-5　プロビジョナル装着（即時加重）

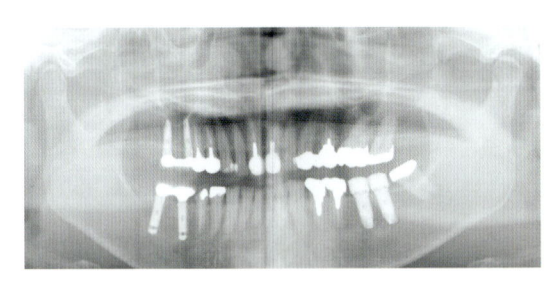

図15-6　術後のパノラマエックス線写真

3　抜歯即時埋入オペにおけるEr：YAGレーザーの応用

症例：63歳，男性，3〜7へのインプラント埋入の内3・4・5番は抜歯を同日に行い内状態の良い2カ所にインプラントを同時埋入．6・7部にもフラップレスで埋入．

審査：①問診；全身的既往歴は特記事項なし．
　　　②視診；3・4・5番は歯槽堤の幅および付着歯肉は十分に存在する．が，6・7番の歯槽堤および付着歯肉は十分とはいえない（図15-7，8）．
　　　③エックス線審査；下顎管およびオトガイ孔までの距離は十分に存在する（図15-9）．

診断：犬歯および小臼歯部は，抜歯と同時にスプラインツイスト3.75×15mm 2本．大臼歯部スプラインツイスト5×15mmをフラップレスにて埋入し，初期固定が十分であれば即時加重．もし，初期固定が不十分なインプラント体が2本以上ある場合は即時加重は行わないが，1本だけならそのインプラント体以外には加重を掛ける予定．

レーザー照射条件：従来抜歯即時埋入においては，歯槽骨を傷付けないように慎重に抜歯して，その後徹底的に掻爬を行ってきたが，掻爬の機械的刺激の歯槽骨の吸収の原因になる可能性も考えられるので，Er：YAGレーザにて肉芽組織を除去することおよび細菌数の減少を目的で使用するのでFOTONAにコンタクトチップ装着し150MJ，20Hzパルス幅LPにて照射．

術式：慎重に抜歯後，従来よりかなり軽めに掻爬しFOTONAを慎重に照射して肉芽組織を除去する（図15-10）．その時歯槽骨の辺縁部には，レーザー光を照射しないように心がける．犬歯小臼歯部には2本埋入の予定であったが，結局3本を埋入することとした．また，6・7部にはレーザーにてパンチングを行った．

経過：術前（図15-7，8），レーザー照射後（図15-10），インプラント埋入後（図15-11，12），プロビ

第15章 インプラントへの応用 | 129

ジョナル装着後(図15-13),翌日(図15-14)実施した.
コメント(今後の課題,改良方):3・4・5番の内どこに埋入するかを術前に決定できなかったのは,CTによる診断法を当院がまだ持っていないからで,今後の課題である.審美性への要求が強まりつつある現在のインプラント治療において,特に前歯部は歯間乳頭の保存が重要であるが,そのためにも抜歯即時埋入および即時加重の重要性はもっと増すであろう.

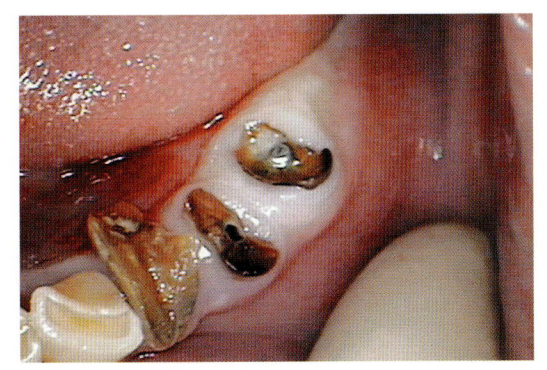

図15-7 ⎿3 4 5⎿

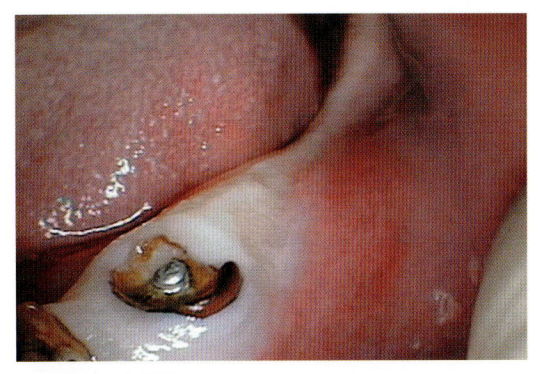

図15-8 ⎿6 7

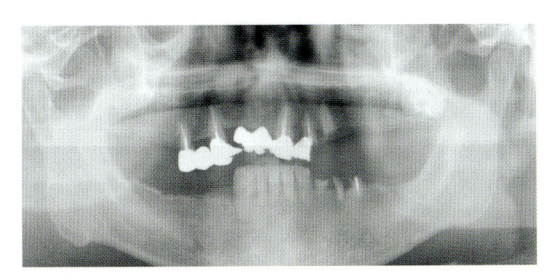

図15-9 初診時のパノラマエックス線写真

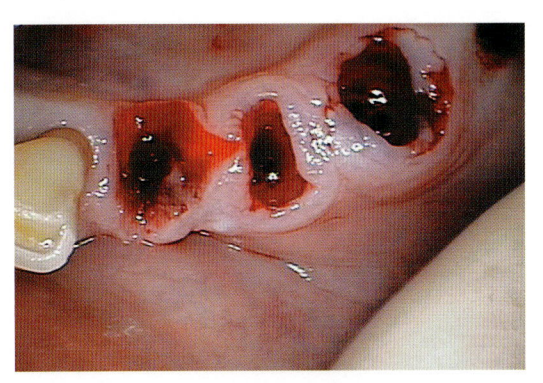

図15-10 レーザーにより肉芽組織除去後の写真

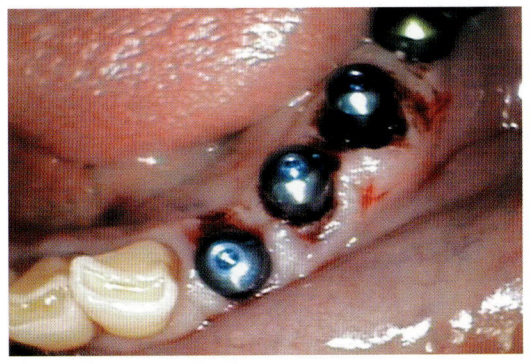

図15-11 インプラントを埋入し,テンポラリージンジバールカフ装着時

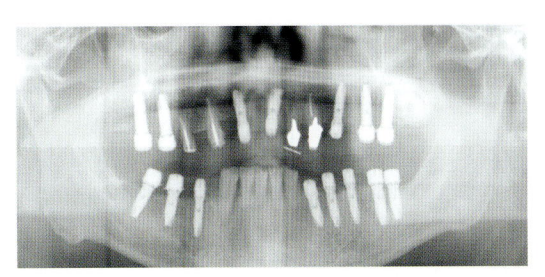

図15-12 術後のパノラマエックス線写真.全顎的にインプラント埋入終了

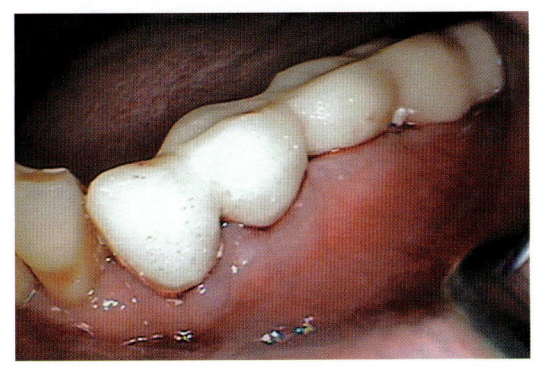

図15-13 プロビジョナル装着

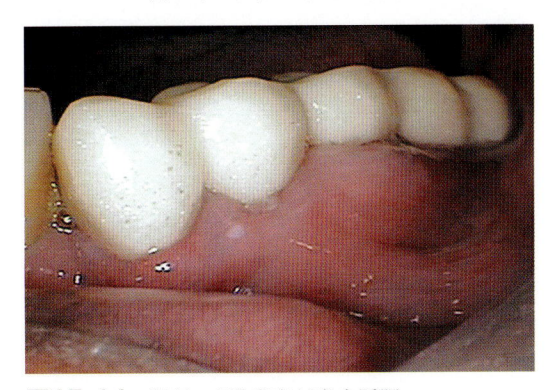

図15-14 翌日.5番歯肉が多少腫脹

4 インプラントイティス

症例：78歳，女性，約20年ほど前に他院にて|6のインプラントを含む5・6・7番の連結冠を装着．

審査：①問診；ここ数年体調不良時および疲労時にうずいたり腫れたりをくり返していたが，今回は2週間も腫れているとのこと．
②視診；6番インプラント体および5番歯根が歯肉退縮により露出．6番頬側歯肉に発赤腫脹が見られる（図15-15）．
③エックス線診；6番インプラント周囲および5番歯根を覆うような透過像が見られる（図15-16）．
④触診；プロービングデプスは5番12mm．6番は20mm以上あるが測定不能．

診断：6番インプラントイティス．5番辺縁性歯周炎．

レーザー照射条件：5番および6番ポケット内にアドベール・チップS600T・出力80MJ20Hz・注水．

術式：チップをポケット底部より引き抜くようにして何度もくり返し照射．肉芽の取りすぎはインプラント体の露出の危険があるので要注意．年齢を考えてインプラント体の摘出を行うかを経過を追って，腫れがくり返すようならインプラントを行う予定である．

経過：術直後；3日後（図15-17）腫脹はほぼ消退．

コメント（今後の課題，改良方）：今現在インプラントイティスに対する有効な治療法は存在しないと考えており，Er：YAGレーザーは対症的に腫脹・疼痛を一時的に抑えるだけであり，決して骨の再生が起こることはないだろう．よって，インプラント治療を行うにあたり重要なことは，確実な診断，十分なモチベーション，適切な処置，効果的なホームケアとプロフェッショナルケアであると考える．

（大貫徳夫）

参考文献
1) 林 揚春：インプラントにおける Minimum Invasive Surgeryの確立，デンタルダイアモンド，31(6)：27～50，2006．
2) 津田忠正：歯科用Nd：YAGレーザーの臨床：インプラントへの応用，医学情報社，東京，2001．

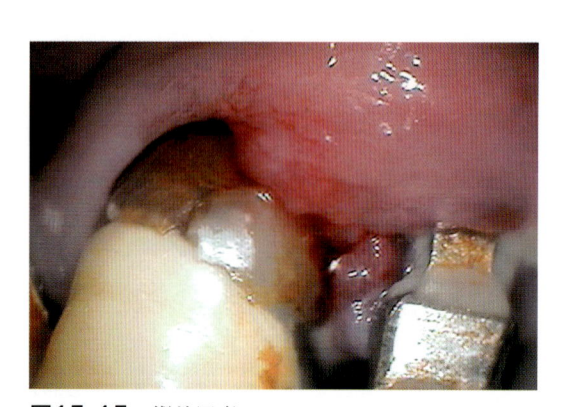

図15-15 術前写真

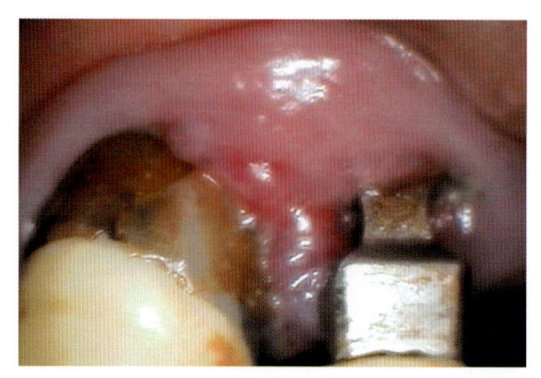

図15-17 術後3日．排膿も収まっているが治癒したわけではない

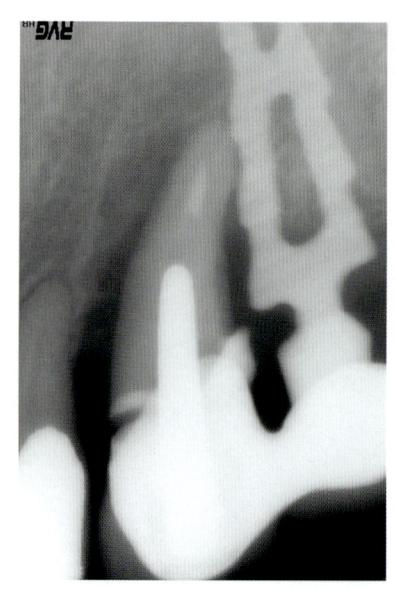

図15-16 術前のエックス線写真

第16章

歯の漂白

1 歯の漂白：総論

　Vital Bleachingの分野は，このわずか10数年間で飛躍的な進歩を遂げ，今日ではおおよそ3種類の方法に分類[1]されている（表16-1）．レーザー漂白は，In-Office BleachingにおけるPower Bleachingに属し，1990年に平山ら[2,3]によるNd:YAGレーザー等を用いたレーザー漂白法や，1996年にYarboroughおよびSmigelのアルゴンレーザーとCO$_2$レーザーを併用したレーザー漂白法の報告がある．

　レーザー漂白においても，効果を上げるための留意点は，他の漂白と同じく，漂白剤の温度，濃度，時間，pH，密閉環境が考えられるが，その中で温度は最も重要な要因であると思われる．漂白の詳細な機序は成書に譲るとして，In-Office Bleachingでは，一般的にプラズマアークライトやアルゴンレーザー等を漂白剤に照射するが，光そのものにはそれ程意味がなく，照射によって漂白剤の温度が上昇し，過酸化水素の分解が促進されることが重要である．漂白作用に必要なのは，光の波長による反応ではなく，熱による漂白剤の温度上昇である[4]．しかし，漂白剤の温度を上昇させるには歯面の温度を上昇させる必要があり，歯面の温度を上昇させると，それに伴い歯髄炎を起こす可能性が大きくなる．したがって，漂白剤のみの温度を上昇させ，歯面の温度は上昇させないような照射条件が設定できれば，プラズマアーク

表16-1　Vital Bleachingの臨床的分類

1. In-Office Bleaching
   (1) Power Bleaching（第1～3世代）
       （Halogen Lamp，Xenon Lamp，Laserなど）
   (2) FAP Whitening
   (3) 二酸化チタン光触媒法
2. At-Home Bleaching
   (1) Custom Tray法
   (2) Trayless System
3. Assisted Bleaching

ライトやアルゴンレーザー等に限らず，基本的にはどんなものでも，熱源として使用可能である[5]．

　その中で，漂白剤に選択的に吸収されやすく，しかも歯の温度上昇を招かないようなレーザーが最適であり，漂白剤は水分を多く含んでいることから，水分に吸収特性があるレーザーが良いと考えられる．特にEr:YAGレーザーは，水分に吸収特性があり，組織表面吸収型のレーザーであるため，他の波長のレーザーと比較して，最適であると思われる．

　Er:YAGレーザーの照射は普通注水下で行うが，漂白においては，注水下だと歯面上の漂白剤を流してしまうので無注水下での照射になる．Er:YAGレーザー照射時の歯髄内温度変化について，熊崎ら[6]の報告によると，ヒト上顎中切歯抜去歯において，周囲温度24.5℃，100mJ，3pps，無注

水下60secの照射で，歯面温度が107℃，歯髄腔壁が35.8℃の研究報告がある（表16-2）．筆者は，Er：YAGレーザー漂白の照射条件として，50mJ，10pps，5sec照射，120sec休止を1クールとして使用している．詳細な検討はしていないが，筆者の臨床的経験からして，無注水下での50mJ，10pps，5sec程度の照射であれば，歯質が削られる影響は小さく，歯面の温度上昇も少ないと考えられる．しかし，レーザーはパネル表示と先端出力が違うことが多く，また，同機種でも使用状況や使用年数によっても違いが生じることが多いので，使用するEr：YAGレーザー機器に合わせて照射条件を工夫する必要がある．

また，Er：YAGレーザー照射による，漂白剤からの活性酸素の発生量や漂白剤基材の安定性についても詳細な検討は行っていないが，表16-3の漂白剤に関しては，この程度の照射条件であるならば，漂白に必要な活性酸素が発生していると判断しても，また，基材に対しても影響はなく安定していると判断しても問題ないと思われる．

Er：YAGレーザー漂白は，強力な光や色の濃い防護メガネをかける必要がないため，強力な光に眩惑されることもなく，漂白歯の状態を十分に観察しながら漂白できる．さらに，先端チップの大きさが小さく，またフォーカス・ディスフォーカスの照射方法を使い分けることによって，漂白剤全体を活性化するだけなく，部分的に活性化することもできる．これにより1歯全体を漂白するだけなく，歯面の一部を選択的に漂白することも可能である．

しかし，漂白剤から発生する活性酸素は歯面へ拡散する必要があるが，In-Office Bleachingやレーザー漂白では，発生した多くの活性酸素は歯面へ拡散せず，大気へ拡散してしまうと考えられる．Er：YAGレーザーにおいても，水分に吸収特性があり，組織表面吸収型のレーザーであるため，漂白剤の歯面に接した側を活性化するより，レーザーが最初に当たる漂白剤の外表面の方を多く活性化してしまうと考えられる．したがって，漂白剤をただ塗布するのではなく，歯面側の漂白剤が活性化するように，漂白剤の厚みに注意を必ずする．

表16-2 Er：YAGレーザー照射による温度変化（60sec）

パワー	冷却	表面の温度変化		歯髄腔壁の温度変化	
50mJ	DRY	60.0	(80.0)	9.2	(29.9)
	WET	0.5	(17.5)	0.5	(20.3)
100mJ	DRY	88.8	(107.0)	16.0	(35.8)
	WET	2.0	(18.5)	−2.7	(18.2)
150mJ	DRY	154.3	(174.0)	18.7	(39.2)
	WET	0.4	(18.5)	−1.0	(18.2)
200mJ	DRY	125.6	(149.0)	30.9	(56.0)
	WET	−8.0	(19.0)	−9.6	(18.2)
250mJ	DRY	193.0	(216.0)	30.5	(52.8)
	WET	−1.8	(16.0)	−1.7	(14.7)
300mJ	DRY	159.4	(184.0)	30.7	(56.3)
	WET	−4.4	(21.0)	−6.5	(19.8)

表16-3 筆者がErレーザー漂白に使用した漂白剤

1. In-Office Bleaching用漂白剤
   - Hi-Lite　　　　　　松風
   - Opalessence　　　　Ultradent
2. In-Home Bleaching用漂白剤
   - Nite White Excel　　Discus Dental

また，発生した活性酸素が効率良く歯面へ拡散するためには，密閉環境が必要であるが，筆者はAt-Home Bleachingで用いられるようなカスタムトレー（インプレオンS）を使用して密閉環境を作っている．水分に吸収特性のあるEr：YAGレーザーを，トレー表面の水気を取り除いた状態で照射すると，トレー表面では反応せず，トレーを透過して密閉状態にある漂白剤を活性化させることができる．これにより，発生した活性酸素は大気へ拡散せず効率良く歯面へ拡散すると思われる．筆者はAssisted Bleachingの変法として，最近はこの方法を多用している．

過酸化水素は，酸性雰囲気においてはその分解過程で活性酸素が生じ，アルカリ性雰囲気においては水酸基ラジカルが生じる．そして活性酸素と水酸基ラジカルの両者を合わせてフリーラジカルと呼ばれている．水酸基ラジカルは，酸性雰囲気で生じる活性酸素よりはるかに漂白作用が強いので，漂白しようとする歯面に過酸化水素を作用せるときには，可能なかぎり雰囲気をアルカリ性に保つ配慮が必要である[7]．

漂白剤の濃度は，濃度が高いほど漂白作用が強

いが，At-Home Bleachingの漂白効果の有効性から考えて，作用させる時間の方が漂白剤の濃度より重要であると思われる．Power Bleaching に属するレーザー漂白では，高濃度のフリーラジカルを発生させ，短時間に漂白効果を得ようとするが，やはり，適度な濃度の漂白剤を適度に活性化させ，長時間作用させることが，Er：YAGレーザー漂白においても重要であると思われる．

2 臨床例1

1 歯の色の診査について

一般的に色彩の評価には，マンセルの色票系が使用される．マンセルは，物体色を色相(Hue)と明度(Value)と彩度(Croma)の3つの基本属性を指標として色を分類し，色空間(色球儀)を考案した．わが国においてもJIS Z8721(三属による色の表示方法)として規格化され，さらに　日本色彩研究所の医学標準色票「歯冠色票」によって歯の色の同定ができるようになった．また，分光光度計による測色表示方法には，国際照明委員会(CIE)により定められているL*(エルスター)，a*(エイスター)，b*(ビースター)表色系が医療分野で広く使用されており，L*は明度を表し(0が黒，100が白)，a*は赤色さの度合いを表し(＋方向が赤，－方向が緑)，b*は黄色さの度合いを表している(＋方向が黄，－方向が青)(図16-1)．

漂白前後の評価として，色差値ΔE(色空間内の2点間の距離，$\Delta E=\sqrt{(L^*_2-L^*_1)^2+(a^*_2-a^*_1)^2+(b^*_2-b^*_1)^2}$　L*a₁,a*₁,b*₁は漂白前の測定結果，L*a₂,a*₂,b*₂は漂白後の測定結果)が使用されることが多いが，歯の色は，切縁側1/3と歯肉側1/3では色が異なり，その色差の平均は，ΔE=8.2との報告[8]があり，臨床的に有意差のある値である(ΔEが6.0以上であれば，肉眼的には大いに色調が異なって見える)[9]．漂白前後の歯の色差を計測したRustogiらの報告[10]では，ΔE=3.42～5.25であり，Kowitzらの報告[11]でもΔE=1.89～4.29にすぎない．このことから，漂白効果を色差で表現した場合には，切縁側色と歯肉側色ほどの差もないことがわかる．したがって，明るさ順に再配列したVita Shade Scale(図16-2)を用いて歯の測色は肉眼的行うことが，定量性に問題はあるものの，簡単で直感的に計測ができるので有効である[12]と思われる．

一般的にレーザー漂白によって，明度は明らかに改善するが，細矢[13]によると，歯の光学的特性は複雑で，光沢，透明感，半透明性，蛍光性，燐光性などを有しており，歯の漂白の効果を色彩的に比較した多くの論文において，「明度の増加＝歯が白くなった＝成功」と評価される傾向に疑問を投げかけている．やはり，最終的な評価は，術者の感性によるところが大きいと思われる．

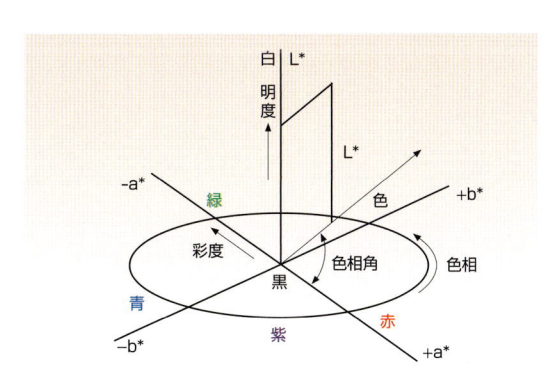

図16-1 CIE1976 L*a*b*色空間

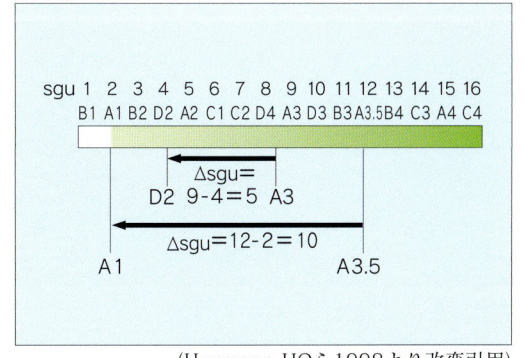

(Heymann HOら1998より改変引用)
図16-2 明るさ順に再配列したVita Shade Scale Shade Guide Unit(sgu)とその差(Δsgu)

2 臨床例

　Er：YAGレーザー漂白の術式は，他の生活歯や失活歯に対する漂白の術式とほとんど変わらない．要は漂白剤を活性化する際に，Er：YAGレーザーを照射するだけである．

　漂白にEr：YAGレーザーを使用する文献は少ないが，筆者は照射条件として，50mJ，10pps，5sec照射，120sec休止を1クールとして使用している．

　図16-3は，漂白剤にNiteホワイト・エクセルを使用し，上記照射条件を5クールくり返した症例であるが，本来使用されるIn-Office Bleaching用の漂白剤ではなく，At-Home Bleaching用の漂白剤を使用しても，チョーキー様の漂白状態が発現する．At-Home Bleaching用の漂白剤だけでは，普通チョーキー様の漂白状態は発現しないので，Er：YAGレーザーの照射によって，漂白剤が活性化され，漂白に必要なフリーラジカルが発生したと思われる．

　In-Office Bleaching用の松風Hi Lite（35％過酸化水素）でも，同じ照射条件でEr：YAGレーザー漂白を行ったが，こちらの方がかなり強力に活性化してしまい，さらに強いチョーキー様漂白状態を呈した．

　必ずしも「漂白剤を強力に活性化する＝漂白効果が高い」ということではないので，Er：YAGレーザー漂白に使用する漂白剤は，過酸化水素の濃度が高くないものでも十分であると思われる．筆者はAt-Home Bleaching用漂白剤のNiteホワイト・エクセル（10％過酸化尿素：過酸化水素の濃度にして3.6％）を使用している．

　図16-4は，歯面一部分にエナメル質表層の初期脱灰による褐色病変のある症例であるが，このような部分を漂白するは難しいことが多い．Er：YAGレーザー漂白は，先端チップの大きさが小さく，またフォーカス・ディスフォーカスの照射方法を使い分けることによって，漂白剤全体を活性化するだけなく，部分的に活性化することもできる．これにより1歯全体を漂白するだけなく，歯面の一部を選択的に漂白することも可能である．

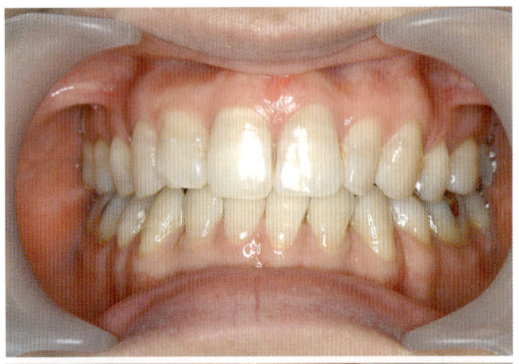

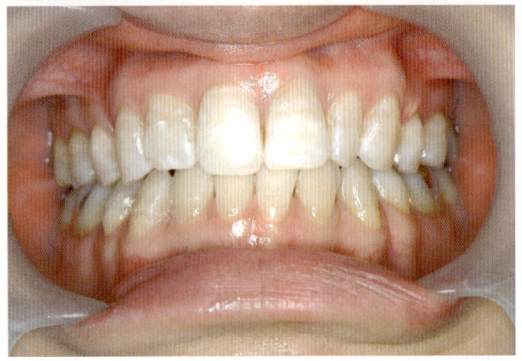

図16-3 （上）漂白前，（下）漂白後
上顎3〜3を漂白，A3.5からA3へ，△sgu＝3変化した．チョーキー様漂白状態が発現，At-Home Bleaching用の漂白剤だけでは，普通チョーキー様の漂白状態は発現しないので，Er:YAGレーザーによって，漂白剤が活性化されフリーラジカルが発生したと思われる

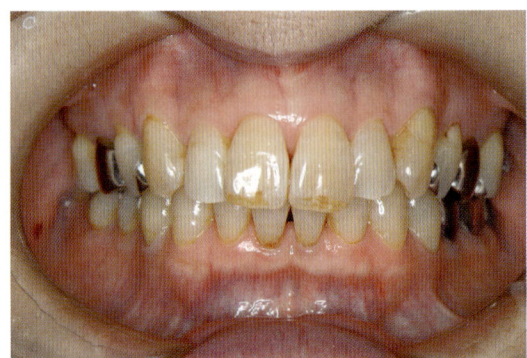

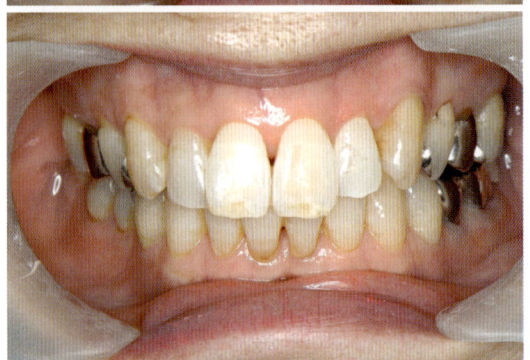

図16-4 （上）漂白前，（下）漂白後
上顎1〜1のエナメル質脱灰部の褐色病変部を中心に漂白．
Er：YAGレーザー漂白を2カ月間に5回行った．
1歯全体を漂白するだけなく，歯面の一部を選択的に漂白することも可能である

3 臨床例2

　Er：YAGレーザー漂白でも，他のIn-Office Bleachingと同様に，発生した多くのフリーラジカルは歯面へ拡散するより，外気へ拡散してしまうと考えられる．また，漂白剤の歯面側が活性化するより，レーザーが当る漂白剤表面が多く活性化してしまうと考えられる．

　そこで，発生したフリーラジカルを効率良く歯面へ拡散させるためには，密閉環境が有効であると考えられる．筆者はAt-Home Bleachingで一般的に用いられるカスタムトレーを用いているが，その材質は，Er：YAGレーザーが透過する材質（インプレオンS：Polycarbonate）を使用している（図16-5）．

　術式は，まず歯肉保護材（ファーストガム）を歯頸部へ設置し，漂白剤の厚みが厚くなり過ぎないように注意しながら歯面へ塗布する．次に通法に従い，前述した材料で作製されたカスタムトレーを口腔内へ装着する．トレーの表面でEr：YAGレーザーが反応しないように，水気を取り除く．Er：YAGレーザーを照射すると，トレー表面では何も反応せず，トレーを透過して密閉状態にある漂白剤を活性化することができる（図16-6）．ただし，前述したトレー材料以外のものでは，Er：YAGレーザーが透過しない可能性があるので注意が必要である．

　照射条件は，前述した照射条件：50mJ，10pps，5sec照射，120sec休止を1クールとして適宜照射するが，トレーを透過させる分，照射エネルギーを多くする必要があると感じている．また，漂白剤についても，前述した通り，At-Home Bleachingで使用されている低濃度の過酸化水素や過酸化尿素のもので十分であると思われる（図16-7）．

　カスタムトレーは，そのままAt-Home BleachingやAssisted Bleachingとしても使用できるので，他の漂白方法と組み合わせて，状況に応じてEr：YAGレーザー漂白を選択することができる．

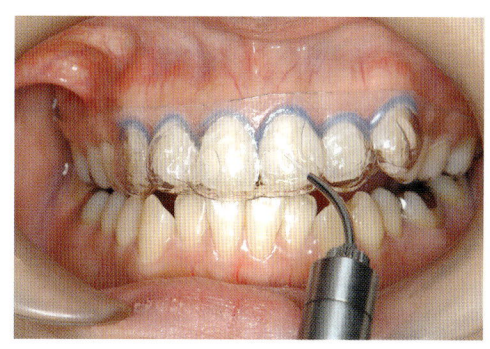

図16-6　トレー表面の水気を取り除いた状態で，Er：YAGレーザーを照射すると，トレーの表面では何も反応せず，トレーを透過して密閉状態にある漂白剤を活性化させることができる．そのままAssisted Bleachingとしても使用できる

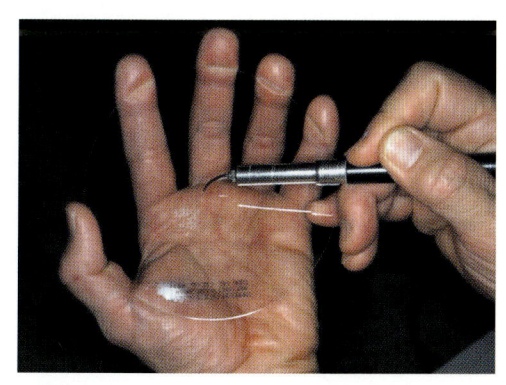

図16-5　Er：YAGレーザー光が，トレー材料（インプレオンS）を透過して手のひらで反応しているのが分かる

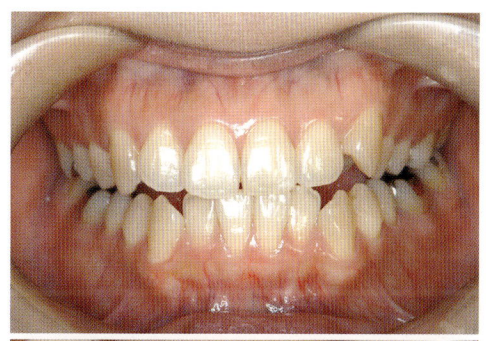

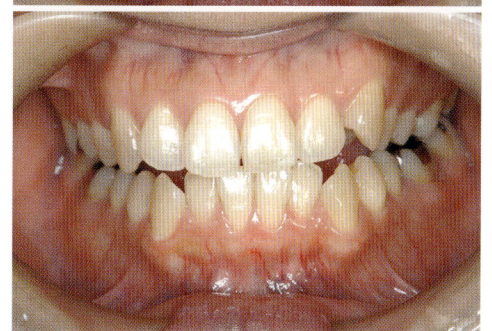

図16-7　（上）漂白前，（下）漂白後
上顎3～3を漂白，A3からD4へ，Δsgu＝1変化した

4　まとめ

　レーザー漂白に対する評価の中には，漂白専用機器として何百万円もかけるのは，費用対効果の点で問題があるという評価や，漂白効果にバラツキがあるというような否定的な評価が見受けられる．しかし，各種レーザーを日々の臨床に多用している筆者にとっては，レーザーは多用途で使用されるものであって，単一の目的だけに使用されることは，むしろまれではないかと思う．また，漂白治療は一般的に思われているほど簡単な治療ではなく，常に一定の効果を得ることは非常に難しい．これは様々な術式がある漂白治療全体の問題であって，何もレーザー漂白特有の問題ではないと思う．

　Er：YAGレーザーによる漂白治療は，他のレーザー漂白ほど，一般的に認められている治療ではないが，Er：YAGレーザーは，水分に吸収特性があり，組織表面吸収型のレーザーであるため，歯面の温度上昇を抑え，漂白剤のみを選択的に活性化できる可能性が高い．また，強力な光源や色の濃い防護メガネを使用しなくても良いので，漂白中の歯を十分観察しながら漂白することもできる．また照射チップの先端の細いものを選択することによって，前歯部の歯列全体を漂白するだけでなく，歯冠の一部や歯列の中の特定の歯だけを漂白することも可能である．

　したがってEr：YAGレーザー漂白だけに固執するのではなく，他の様々な漂白治療，At-Home Bleaching等と組み合わせることによって，状況に応じてEr：YAGレーザー漂白を選択するのが良いと思われる．

　失活歯の漂白については触れなかったが，これまで述べた漂白方法で十分対応可能であると考える．

　また，レーザーによって漂白剤を活性化し，高濃度のフリーラジカルを発生させ，短時間に漂白効果を得る方法は，自然な感じに仕上げることが難しく，やはり適度な濃度の漂白剤を適度に活性化させ，長時間作用させることが重要であり，Er：YAGレーザー漂白だからといって，短時間に効果を得ようとすることは，禁物であると思われる．

　今回，Er：YAGレーザーによって発生したフリーラジカルを外気へ逃がさないように，Er：YAGレーザーが透過するPolycarbonate製のカスタムトレーを用いたが，この様なひと工夫を加えることによって，Er：YAGレーザー漂白には，まだ様々な可能性が秘められていると考える．

（河原優一郎）

参考文献

1) 金子 潤：変色歯漂白法の現状—とくにVital Bleachingについて—，北海道歯誌，19：106〜107，1998.
2) 平山 健，松本光吉：レーザー併用による歯の漂白に関する研究，日歯保存誌，50：51，1990.
3) 久光 久，松尾 通 編著：歯の漂白，デンタルフォーラム，東京，1992.
4) 松本光吉：歯科用レーザーの臨床症例集，デンタルフォーラム，東京，1994.
5) 加藤純二，粟津邦男，篠木 毅，守矢佳世子編：一からわかるレーザー歯科治療，医歯薬出版，東京，2004.
6) 熊崎 護，松田尚宏：Er：YAGレーザー照射時の歯髄の温度度変化ついて，日本レーザー歯学会誌，4：95, 150, 1993.
7) Frysh H：Chemistry of bleaching. In Goldstein RE. Carber DA, eds Complete Dental Bleaching, Quintessense, Chicago, 22〜33, 1995.
8) O'Brien JW, Hemmerndinger H, Boenke KM, et al：Color distribution of three region of extracted human tooth, Dental Materials, 13, 179〜185, 1997.
9) 山口龍司，加藤喜郎：漂白法ついての基礎的研究；歯の漂白，デンタルフォーラム，1992.
10) Rustogi KN and Curtis J：Development of a quantitative measurement to assess the whitening effects of two different oxygenation agents on teeth in vivo, Compend Contin Educ Dent,Suppl.(17)：s631〜s634, 1994.
11) Kowitz GM, Nathoo SA and Wong R：Comparative evaluation of two professional tooth-whitening products, Compend Contin Educ Dent, Suppl.(17)：s635〜s639, 1994.
12) 川原 大，白井伸一：川原春幸監修：ホワイトニングのリーセントステイタス，医歯薬出版，東京，2002.
13) 細矢由美子：乳歯歯冠色に関する研究2，小児歯誌，24：428〜437, 1986.

第17章 顎関節症の処置

1 はじめに

　顎関節症は口腔顔面の多因子性疾患である．原因はブラキシズム等の悪習癖，ストレス，精神的問題，そして全身的，歯科的な疾患にあるが原因の解明は十分になされていない．他の歯科疾患が減少傾向なのに対して増加低年齢化傾向にある．
　日本顎関節学会は顎関節症を以下の4つのタイプに分類している．すなわち，Ⅰ型は咀嚼筋の障害を主徴候としたもの，Ⅱ型は関節包，靱帯を主徴候としたもの，Ⅲ型は関節円板の異常を主徴候としたもので，さらにa型として関節円板の復位を伴うものと，b型として関節円板の復位を伴わないものに分類している．Ⅳ型は顎骨の吸収，増生などの変形を主徴候としたものである．

　以上の4タイプに分類されているが，実際の臨床では複数のタイプの複合型もみられる．
　治療の目的は顎関節，咀嚼筋の痛み腫れを抑え，顎の正常な機能を回復するものであり，保存的療法，外科的療法，精神的療法に分けられる．
　一般歯科医が行うのは保存的療法である．保存的療法は，さらに咬合療法，スプリント療法，理学療法，薬物療法に分類される．1996年にアメリカ国立衛生保健局（NIH）のカンファレンスで，非可逆的に咬合を変える治療は推奨しないとの報告が出されている．初期治療においては可逆的な保存的療法を第一選択とすべきである．

2 顎関節症におけるEr：YAGレーザー治療

　顎関節症におけるEr：YAGレーザー治療は，理学療法に位置づけられ可逆的な保存的療法の一つである．Er：YAGレーザーは組織表面吸収型レーザーであり，出力，パルス幅を調節する事により即効性のある疼痛緩和作用を得ることができる．疼痛緩和のメカニズムは局所の温度上昇，血流改善，筋緊張の緩和などが考えられる．しかし，これらの事項は単なる温湿布でも同等の効果が得られるはずであるが大きな差がある．レーザーによる疼痛緩和のメカニズムは，ただ単なる湿布布で得られる効果だけではないようである．今後，更に解明すべき現象があるはずである．

1 疼痛緩和への対応

　疼痛は顎関節症分類のⅠ型からⅣ型まで，程度の差はあるもののすべての症例に出現する．Er：YAGレーザー照射法による疼痛緩和治療は即効性

で，術後，直ちに効果がでる．基本的には患者の訴える疼痛部と，術者の行う圧痛診査で反応のあった部位を中心に照射する．Ⅰ型は咀嚼筋，Ⅱ型では顎関節が主な照射部位となる．顎関節の疾患は片側だけでなく，両側共に何らかの影響を受けていると考えられるので，疼痛を訴える患部のみならず症状のない反体側にもレーザーを照射している．同様の理由でⅠ型においても顎関節部にもレーザー照射を行う．

2 開口障害への対応

レーザー照射は顎関節部位を中心に行う．1回の照射で直後に3～5mmの回復が認められる．開口障害が生じている場合，その開口量は15～30mm程度の場合が多く正常値までの回復には4～6回の照射が必要となる．疼痛と開口障害を伴っている場合は，レーザー照射により患者に術後の安心感を与える事ができる．

3 関節雑音への対応

関節雑音はⅢ型，Ⅳ型に多く認められるが，これらは顎関節自体に器質的異常があるので，レーザー照射による改善は難しいと思われる．またレーザー照射により強度の開口障害が改善されると，顎の運動量が多くなりそれに伴い今まで生じていなかった関節雑音が発生する症例も見られる．

以上のように顎関節部に対するレーザー照射方法には大きな差はなく，顎関節部への照射はいずれの場合にも有益で，誘発痛もなく，また即効性が認められるので患者の治療に対する協力が得やすい．

もちろん，レーザー治療単独で改善が認められない場合は他の療法を併用する必要がある．

3 レーザー装置と照射方法

1 使用したレーザー機器と照射条件

今回使用したレーザー装置は，イタリアのDEKA社製Smart 2940 Dである（図17-1）．照射条件は出力が100mj，10～15Hz，1～1.5W，非注水，レーザーチップとして集光ミラー型を使用した．照射距離は20～30cmのデフォーカス状態で，照射時間は約1～2分とし，照射回数は4～7日おきに4～5回行った．

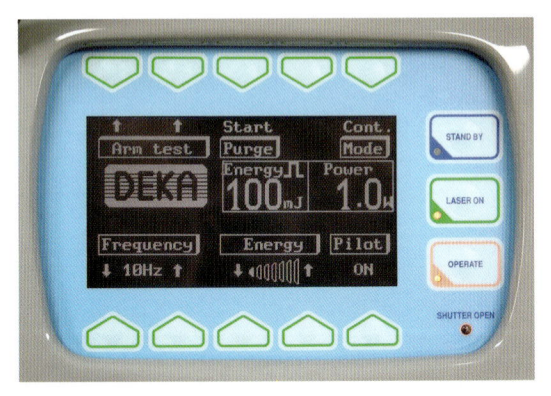

図17-1 照射パネル：照射条件　100mj，10Hz，1.0wを表示

2 レーザー照射術式

レーザー照射は，目的部位を中心に円を描く様にゆっくりと移動させながら照射する．照射中は温度の変化，痛みについて問いかけ少し温かく感じる程度が理想であり，ヒリヒリする場合は少し距離をとる．眼球保護のゴーグルは必ず装着し，頭部固定のため歯科ユニット上で行う．右側照射時は問題ないが左側照射時には，患者に右に顔を傾けてもらい照射する．この時アームが伸びきらない様にする（図17-2）．右側照射の場合より，照射距離が確保しづらくなり距離が近くなりやすいので注意が必要となる．

照射前には術者自身の手にレーザーを照射し，その出力に異常がないか必ず確認を行う（図17-3）．第1回の照射は，皮膚の感受性の個人差を考慮し

低出力で行い，照射後の皮膚の変化に注意し2回目以降の照射出力を決める．長時間の照射は低温火傷を生じる危険性があるので，1回の照射は1～2分とする．

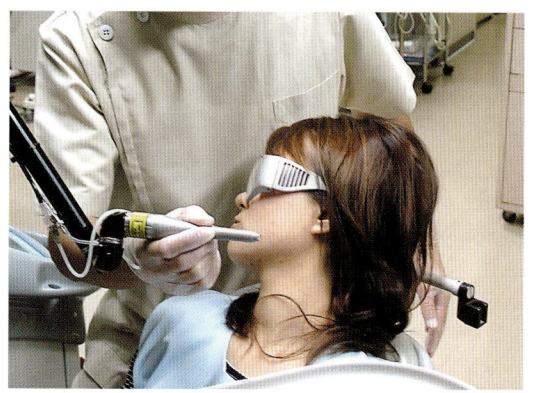

図17-2　左側照射時にはアームが伸びきらない様に注意する

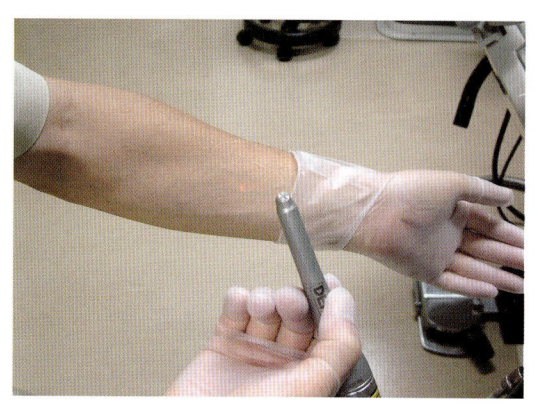

図17-3　照射前に必ず出力のテストをする

4　鎮痛療法

ほとんどの顎関節症は痛みと開口障害，更に関節雑音を伴い，痛みだけのことは稀であるが鎮痛療法を中心に述べることにする．

患者：20歳，女性，会社員

主訴：左右顎関節部の疼痛と開口障害

診査：昨日より左右の顎関節部に疼痛があり，口が開かず食事ができず来院した．問診によると4～5年前より開口障害があったが，痛みもなくそのまま放置していたが昨日胃の内視鏡検査を受け，無理に口を開いてから左右の顎関節に疼痛が生じ痛くて食事ができないとの訴えた．最大開口距離は15mmであった．開口時に疼痛を生じ，安静時には痛みはなかった．また，顎関節外側部，下顎角咬筋付着部，眼窩下孔部に圧痛が観察された．エックス線写真（図17-4）上では，上下8～8まで健全歯で大きな修復物はなかった．overbiteは浅く，overjetは大きく2～2の四前歯は開口状態で上顎前突ぎみであった．仕事中に歯をくいしばる癖があり，朝起きた時顎がだるく感じるとのことから就寝中のくいしばりも疑われた．

診断：慢性化した顎関節症Ⅱ型が，内視鏡検査による開口により過度の力がかかり組織の伸展，圧縮が生じ急性症状が出たものと考えられた．

レーザー照射条件：100mj，1W，5～10Hz，ミラーチップ使用，無注水下，焦点距離は約20cmデホーカスでレーザーを照射した．

術式：1回目の照射は100mj，5Hzで顎関節外側部，下顎角咬筋付着部，眼窩下孔部，および顎関節部を中心にゆっくりと円を描く様に照射した．1回目の照射時間は一側約2分間行った．照射2回目以降は，100mj，10Hzにて顎関節部を中心に照射した．照射間隔は5～7日とし6回照射を行った．

経過：第1回目照射直後，疼痛は軽減10の痛みが3程度になった．開口度は15～22mmに変化し

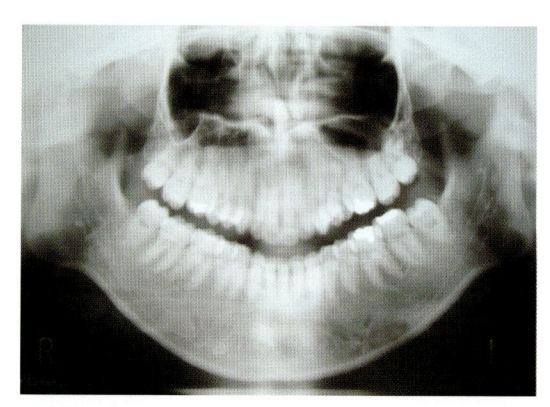

図17-4　初診時のエックス線写真

た．帰宅後目の下が日に焼けた様な感じがして少し赤くなったとの訴えがあったので，以降当部位への照射は避けるようにした．翌日から疼痛は軽減し，食事も楽にできるようになった．2回目以降は疼痛の訴えはないが，開口度は20mm程度で開口障害はまだ改善できない．照射直後に開口度は5〜8mm程度改善された．照射6回目に開口度28mmに改善され痛みは全くなく，日常生活に不自由はなくなった．印象も無理なく採れると判断し，歯軋り防止用のスプリントを製作した（図17-5〜8）．

コメント：

① 慢性症状が過度の開口により，急性化した本症例に対してレーザー治療効果は大きかった．

② 今回の症例に対するレーザー治療効果のメカニズムは明らかではないが患部の神経，血管，筋肉に対する作用が主で，さらに心理的な作用も効果を促進したものと考えられる．

③ われわれ臨床家は，作用機序も興味あるが実際の臨床効果に興味がある．副作用がなく，安全な治療であれば作用機序にこだわる必要はないと思われる．この世のなかで本当に分かっていることはほとんどない．

④ Er：YAGレーザーによる新しい顎関節症の治療法について，照射条件や適応症について症例を積み重ねていく必要を感じた．

図17-5 術前開口度の測定中

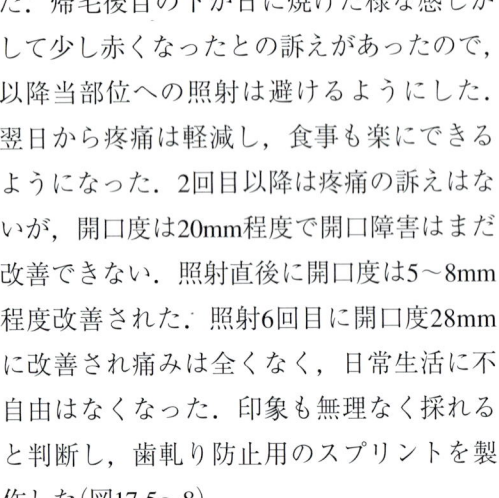

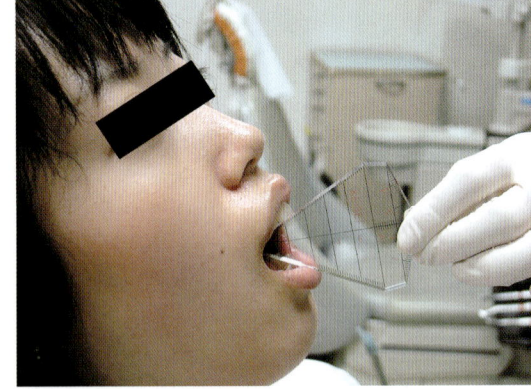

図17-6 1回目治療後の開口度測定

図17-7 6回目治療の術前の診査

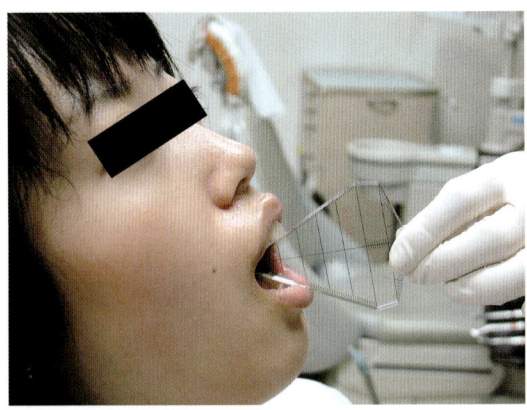

図17-8 6回目治療の術後の開口度測定 25〜28mmへ変化

5 開口障害の改善

患者:女性,19歳,学生
主訴:口が開きずらい
診査:問診によると4年程前から口が開きずらくなり,寿司,たこ焼きが一口で食べられなくなった.しかし痛みはあまり感じないので放置しておいた.自分なりに顎を鍛えたほうが良いのではないかと思い,毎日ガムを良く噛む様にしていた,とのことである.初診時診査により最大開口距離は22mmであった.顎の開閉に伴う痛みはなく,偏位等は生じない.触診による右側顎関節外側に圧痛が認められる,クリッキングは生じていなかった.エックス線写真(図17-9)では左右上顎8,右下8が未萌出で骨に異常は認められなかった.口腔内診査では,上下7～7まで健全歯で大きな修復物の装着はなく,咬合高径も正常と思われた.

診断:顎関節自体には異常はなく,関節痛,雑音も認められないため,顎関節症Ⅰ型と診断した.

レーザー照射条件:100mj,10Hz,1W,ミラーチップ使用,無注水下,デフォーカスで照射した.

術式:100mj,10Hz,1W,無注水,焦点距離約20cmにて,左右の顎関節を中心に円を描く様に約1～2分ずつ照射した.4～5日に1回の間隔で6回程度を目安に行った.

経過:照射1回目で開口度22～28mmへと改善され,本人も照射直後に口が開く様になったことを実感した(図17-10,11).初診から20日経過し,第4回目照射後,楽に30mm開口できる様になったので,スタビリゼイションスプリントの印象を採得した.この頃より右側顎関節より軽いクリック音が生じる様になり,右側臼歯部に軽い早期接触が認められた.初診から30日経過した第6回照射後,開口度38mmとなり,女性の正常開口度35～65mmの値に近づいてきたが,クリック音は消えなかった(図17-12,13).本人は以前より楽に食べられる様になり,日常生活には何も不自由はないとのことであった.

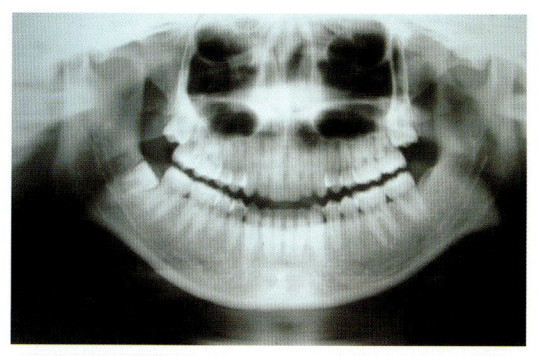

図17-9　初診時のエックス線写真

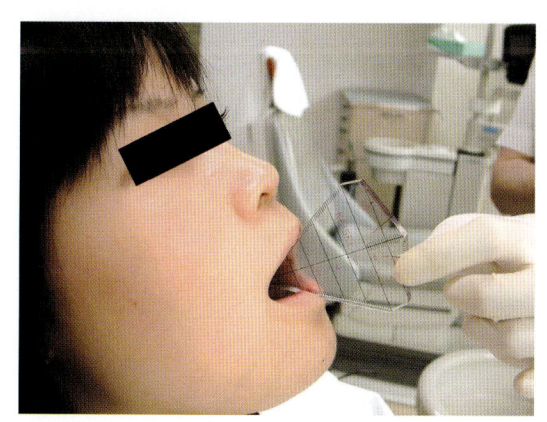

図17-10　術前の診査中

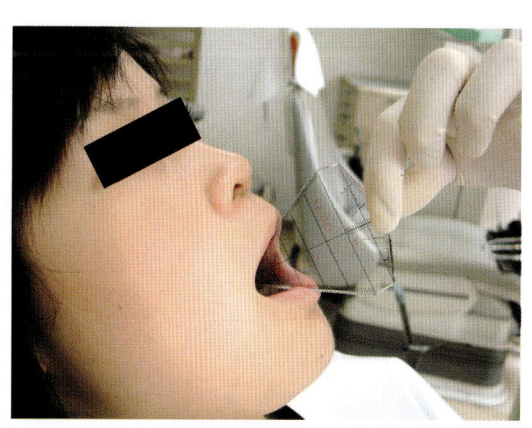

図17-11　1回目治療の術後診査中
　　　　　開口度23～28mmへ変化

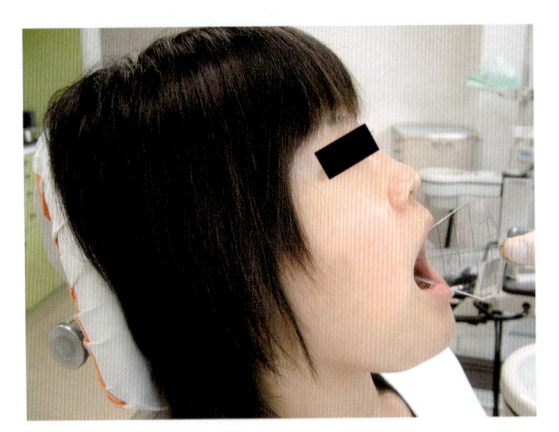

図17-12　6回目治療の術前診査

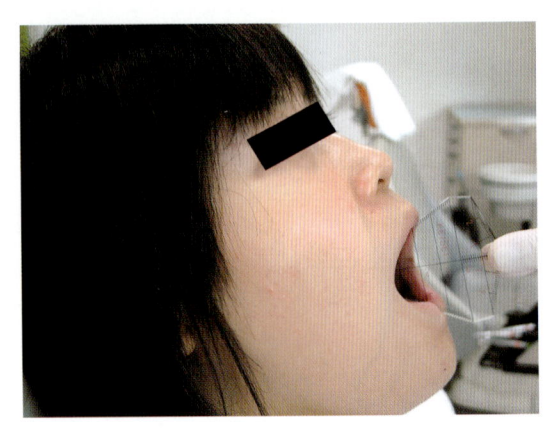

図17-13　6回目治療の術後診査
　　　　開口度30〜38mmへ変化

コメント：
　①通常関節雑音は，開口度20mm以下では生じないといわれている．
　②本症例でも開口障害が改善されるにつれて，顎関節の動きが大きくなりクリック音が生じてきたものと思われた．
　③レーザー療法のみで顎関節の障害が改善できない症例では，他の療法を併用する必要がある．
　④照射時の誘発痛を避けるために，レーザー照射方法を熟練することが大切である．

6　関節雑音の改善

患者：52歳，女性，保育園保母
主訴：顎が鳴る．
診査：問診によると，2〜3年前から顎が鳴る様になったが痛くないのでそのままにしていたが，最近歯が欠けたのでついでに顎が鳴る病気も治したい，とのことであった．最大開口距離は約38mmでほぼ正常と思われた．エックス線写真上（図17-14）では，左上6は残根状態で7は欠損し左下67は挺出し右上7も歯冠部は崩壊していた．臼歯部には多くの修復物が装着され，咬合状態は良好ではなかった．開口時にクリック音が生じた．顎関節部，咀嚼筋の圧痛等は認められなかった．
診断：長期にわたる歯の欠損のため，咬合の低位化が生じ顎関節になんらかの器質的障害が生じて，関節雑音が発生しているものと推測される．顎関節症Ⅲあるいは Ⅳ 型に分類されると思われるが，確定診断することは難しい．
レーザー照射条件：100mj，10Hz，ミラーチップ，

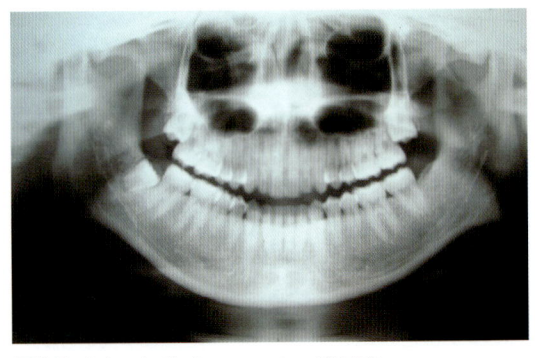

図17-14　初診時のエックス線写真

無注水下，焦点距離約20cm，デフォーカスの状態で照射した．
術式：100mj，10Hzで顎関節部を中心に円を描くようにゆっくりと照射した．照射時間は一側約2分間，7日おきに4回照射した．
経過：照射直後，開口度に変化なく，クリック音にも顕著な変化は認められなかった．照射による不快感，副作用はなく，顎に温かみを感じ楽になったような気がするとのことであった．レーザー治療に平行して，保存，

正誤表

「歯科用 Er：YAG レーザーの基礎と臨床」におきまして、図に以下のような誤りがございました。お詫びいたしますと共に訂正いたします。

142 頁　第 17 章　顎関節症の処置　6．間節雑音の改善
　　図 17-14

　　誤

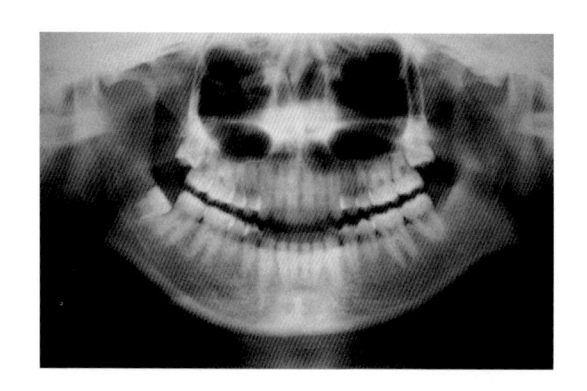

　　正

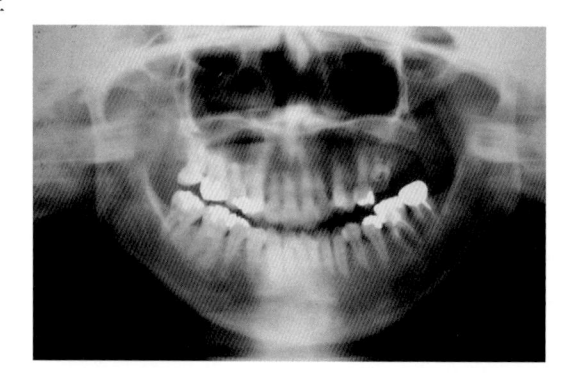

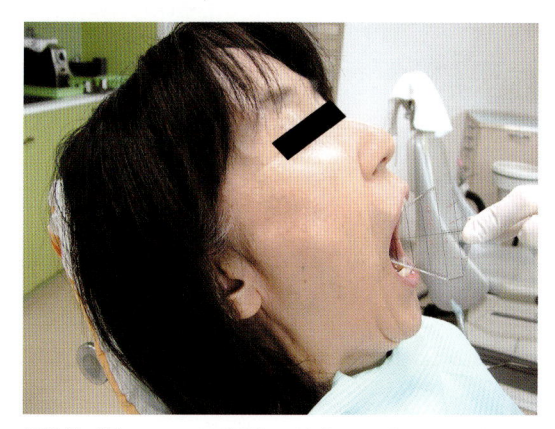

図17-15 4回目照射後の診査．最大開口度約40mm開口度に大きな変化はない

補綴処置を行った．30日間にわたり4回照射したが，レーザー照射による関節雑音の改善は認められなかった（図17-15）．

コメント：
① 関節雑音は，骨の変形，吸収，関節円板の変位等で生じるためレーザー療法のみで改善するのは難しいと思われる．
② 当症例は照射4回で中止したがレーザー療法は副作用がないため，補綴処置と平行して継続し照射すべきであった．少なくとも2〜3ヵ月継続すべきであろう．

（深田高史）

参考文献

1) 松本光吉：歯科用Nd：YAGレーザーの臨床，124〜126，医学情報社，東京，2001．
2) 藍 稔：顎機能異常の診断と治療，医歯薬出版，東京，7〜47，1991．
3) 石川高行，他：臨床家が行う顎関節症のマネジメント，歯界展望別冊：6〜14，2001．

第18章 小児歯科への応用

1 乳歯のう蝕除去

　乳歯のう蝕処置にレーザーを応用する試みは，多くの研究者によって行われてきた．その結果，従来のタービンや電気エンジンを用いて行ううう蝕処置に比較して，患者に与える恐怖心や誘発痛も少ないことが明らかになっている．しかし，乳歯のう蝕除去に関しては問題はなかったが，第一大臼歯のう蝕処置には時間がかかりすぎるという欠点があった．

　今回使用したEr：YAGレーザーは，これらの欠点を補うレーザーで臨床応用の範囲が広くなった．以下，臨床応用を中心に解説する．

1 隣接面う蝕の除去

患者：T.Z，2歳11カ月，男児

主訴：両側上顎乳中切歯のう蝕処置（図18-1，2）
診査：特記すべき臨床症状はなかったが，視診により隣接面にう窩が観察された．露髄と打診痛は観察されなかった．
診断：臨床的正常歯髄
レーザー照射条件：Deka社のSmart2940を用い10Hz，1W，100mJと200mJ，サファイヤチップを使用して至近距離より注水下で照射した．
術式：①保護者と患者にレーザー治療について説明し了解を得た．
　　　②患者，術者，補助者は保護メガネを着用した（図18-3）．
　　　③レーザーの出力を最初10Hz，100mJに設定しう蝕を除去した．時間は4分4秒であった．次いで10Hz，200mJでう蝕を除去した．

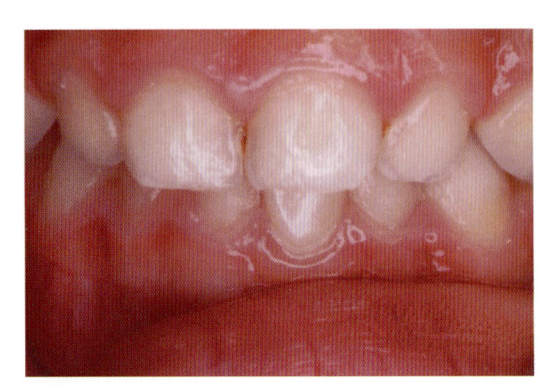

図18-1　初診時の患歯の口腔内所見

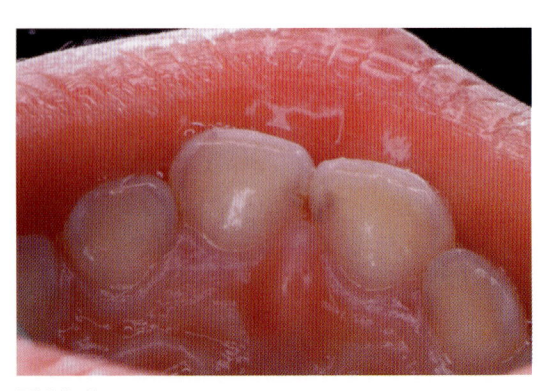

図18-2　口蓋側の所見

時間は1分16秒であった．再度10Hz, 100mJで残存う蝕歯質を除去した．時間は34秒であった．

④定法に従ってレジン充塡を行った．

結果：
- 照射時の誘発痛はなかった．
- 窩洞形成に要した時間は約6分であった．
- 患者はレーザー照射中恐怖感を訴えなかった．
- 3級の隣接面う蝕処置が問題なく終了した（図18-4, 5）．
- レジン充塡処置が問題なく完了した（図18-6, 7）．

経過：約1週間後に来院した．診査の結果，特に臨床的に問題はなかった．その後の経過も良好である．

コメント：
- 視診では浅いう蝕を推察されたが，う蝕を除去するとかなり深いう蝕であった．
- レーザーは歯髄刺激が少ないのか，それともレーザー麻酔効果の理由によるものかは不明であるが誘発痛はなかった．
- レーザーは低出力で1分前後照射してから，高出力に上げていく方が誘発が起こりにくい．
- 露髄の心配があり，安全を期して最後は出力を10Hz, 100mJに下げてう蝕を除去した．出力を下げる場合の操作が簡単で操作しやすかった．
- ミラー型チップは，エネルギー密度が高く

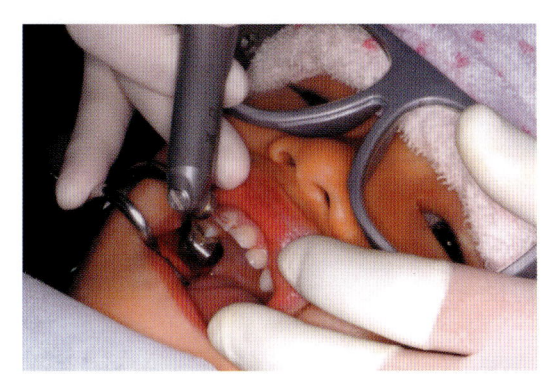

図18-3 保護めがね着用下でレーザー治療中

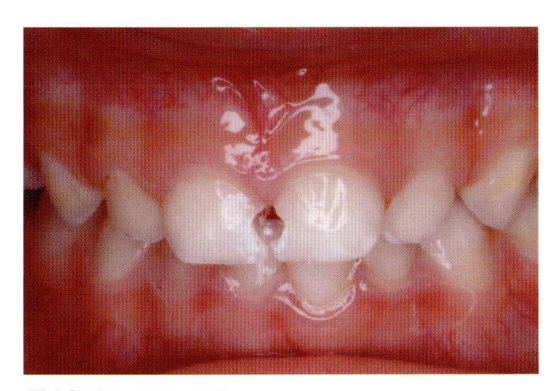

図18-4 う蝕除去終了の所見

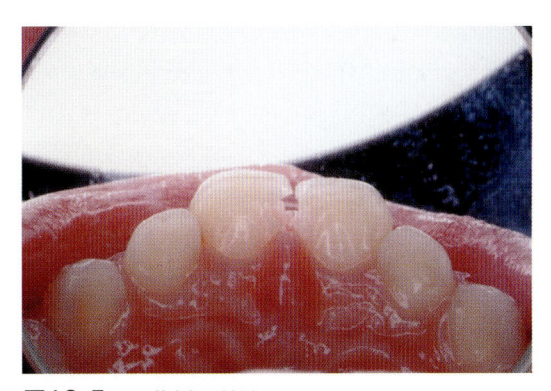

図18-5 口蓋側の所見

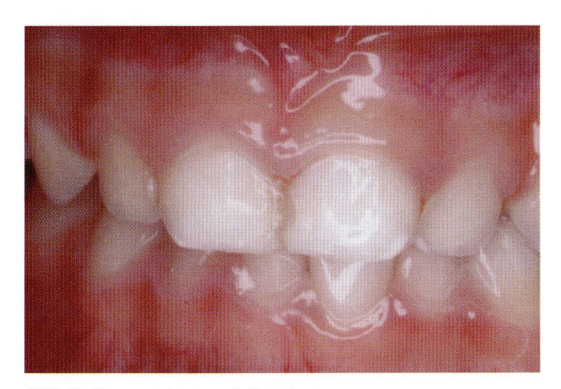

図18-6 レジン充塡後の所見

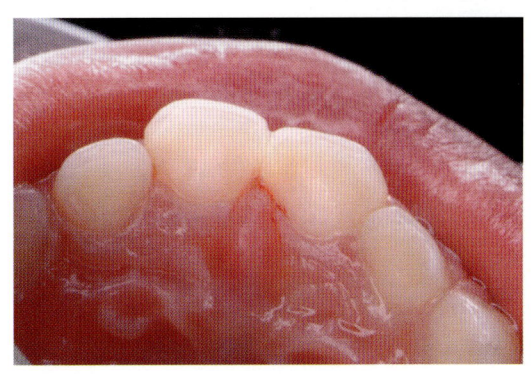

図18-7 レジン充塡後の口蓋側所見

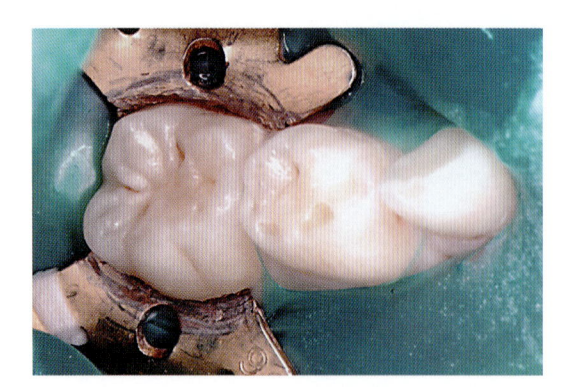

図18-8　初診時の患歯の口腔内所見

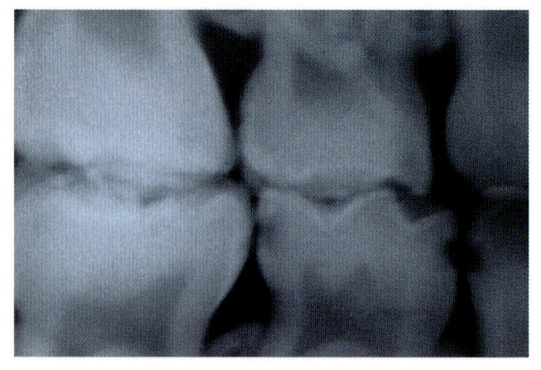

図18-9　エックス線写真

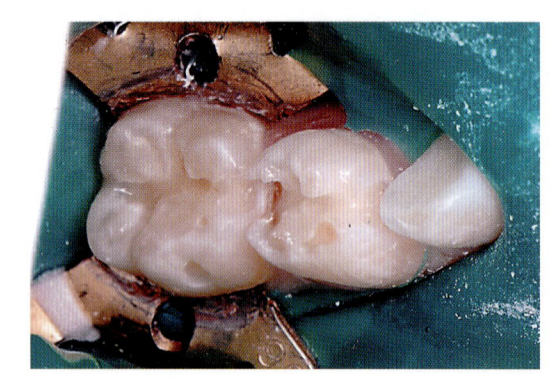

図18-10　う蝕除去終了の所見

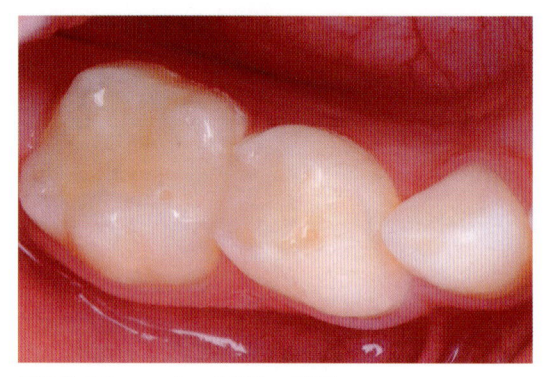

図18-11　レジン充填後の所見

痛みが出やすいのでサファイヤチップを使用した．慣れてくればミラー型チップも使用可能と思われた．

作用機序：Er：YAGレーザーの波長は2.94μmである．この波長はハイドロキシアパタイトに吸収され易い．その結果歯質が蒸散されう蝕が除去される[1]．う蝕除去時に誘発痛が生じ難い理由としては，乳歯の神経終末部の未発達と間歇的な神経終末部のレーザー刺激効果によると思われる[2]．

2　咬合面および隣接面う蝕の除去

患者：S.E，5歳11カ月，男児
主訴：右側下顎乳臼歯のう蝕処置
診査：特記すべき既往歴はなかった．視診により咬合面にう窩が観察された（図18-8）．エックス線所見では隣接面う蝕も確認され，歯根完成期で歯髄腔は広く，う窩は大きくなかった（図18-9）．
診断：臨床的正常歯髄

レーザー照射条件：Deka社のSmart2940を用い10Hz，1W，100mJ，サファイヤチップを使用して注水下で照射した．

術式：①保護者と患者にレーザー治療について説明し了解を得た．
　　　②患者，術者，補助者は保護メガネを着用した．
　　　③レーザーの出力を初め10Hz，100mJに設定しう蝕を除去した．照射時間は3分25秒であった（図18-10）．
　　　④定法に従ってレジン充填を行った（図18-11）．

結果：
・照射時の誘発痛はなかった．
・窩洞形成に要した時間は約6分であった．
・患者はレーザー照射中恐怖感を訴えなかった．
・3級の隣接面う蝕処置が問題なく終了した．
・レジン充填処置が問題なく完了した．

経過：約1週間後の診査の結果，特に問題はなかった．その後の臨床経過も良好である（図18-12）．

コメント：
・視診では小窩，裂溝の浅いう蝕を推察され

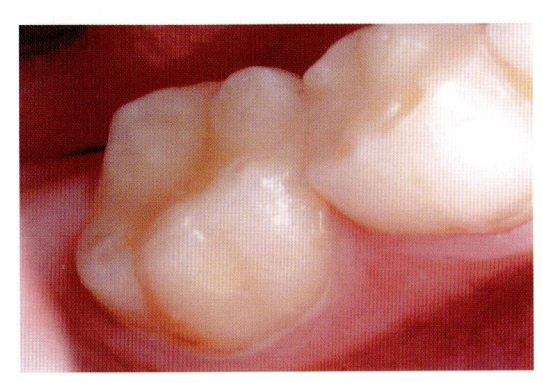

図18-12 約1週間後の所見

たがエックス線で確認されたように第一乳臼歯隣接面ではかなり深いう蝕であった．しかし，誘発痛はなかった．

・低出力の10Hz，1W，100mJでう蝕除去を行ったので治療時間が3分25秒かかった．誘発痛を防ぐため，低出力でう蝕除去を行った．

作用機序：Er：YAGレーザーの波長は2.94μmであるため，ハイドロキシアパタイトに吸収されやすいので歯質が蒸散されてう蝕が除去される[1]．う蝕除去時に誘発痛が生じ難い理由としては，乳歯のラシュコフの神経叢の発達が悪く，痛みが出難いこととレーザーの瞬間的，間歇的な神経終末部の刺激効果によると思われる[1,2]．永久歯の臨床成績に関しては約80％の症例が無痛下で処置が可能である，との報告がある[1]．

2 う蝕予防

レーザーを用いたう蝕予防に関する基礎的，臨床的研究は数多くなされてきた．その結果，レーザー単独よりもフッ素製剤やアンモンニア銀溶液を併用する方法が効果的であることが明らかになっている．

そこで，今回はEr：YAGレーザーとフッ化ナトリウムリン酸酸性溶液を併用したう蝕予防に関する臨床症例報告を中心に解説する．

1 隣接面う蝕の予防

患者：K.H，17歳11カ月，女子
主訴：前歯部隣接面のう蝕予防（図18-13）
診査：特記すべき臨床症状はなかったが，歯列矯正治療を行う前に隣接面の初期う蝕を増悪させない目的でレーザー治療を行うことにした．
診断：浅在う蝕C_1，臨床的正常歯髄
レーザー照射条件：Deka社のSmart2940を用い10Hz，1W，100mJとサファイヤチップを使用してレーザーを照射した．
術式：①保護者と患者にレーザー治療について説明し了解を得た．

②患者，術者，補助者は保護メガネを着用した．
③隣接面にリン酸酸性フッ化ナトリウムゲルを塗布して，レーザーを照射し易くするために歯間離開を行った（図18-14）．
④う蝕予防剤として，2％リン酸酸性フッ化ナトリウムゲルを使用した．
⑤レーザーの出力を10Hz，100mJに設定した．
⑥歯面を清掃した．
⑦レーザーは，サファイヤチップを用いて歯間に照射した（図18-15）．
⑧2％リン酸酸性フッ化ナトリウムゲルを塗布した．歯間にはフロスで塗布した（3分間）
⑨3分後，すべての2％リン酸酸性フッ化ナトリウムゲルを拭き取り，30分間，飲食およびうがいをしないよう指示した．

結果：
・照射時の誘発痛はなかった．
・照射時間は各々の部位に36〜45秒間であった．
・治療に要した時間は前歯分で約6分であった．

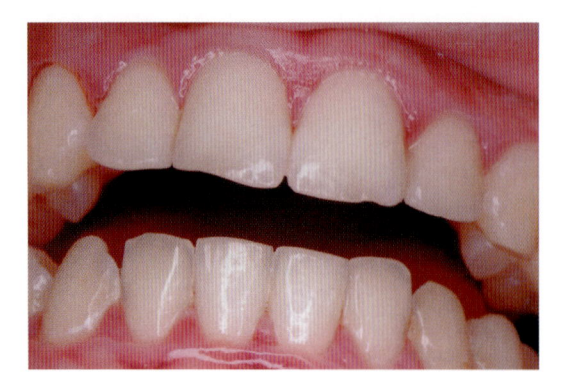

図18-13 初診時の患歯の口腔内所見

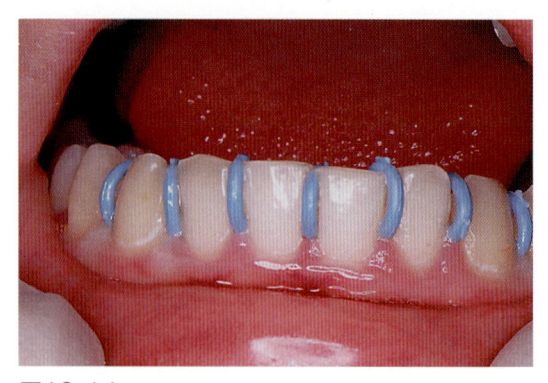

図18-14 歯間離開を実地

経過：約1週間後に来院した．診査の結果，触診で歯間歯質に硬化が確認された．他に臨床的に問題はなかった．その後の経過も良好である．

コメント：
- 歯間離開法による隣接面のう蝕予防法について，レーザーが十分全領域に照射できる方法について再検討する必要がある．
- サファイアチップの先端が更に細くできれば，隣接面へのレーザー照射が容易になるであろう．
- 今回は切削力が最も小さい出力の10Hz，100mJでレーザー照射を行ったが更に，検討する必要がある．

作用機序：
- リン酸酸性フッ化ナトリウムゲル中のフッ

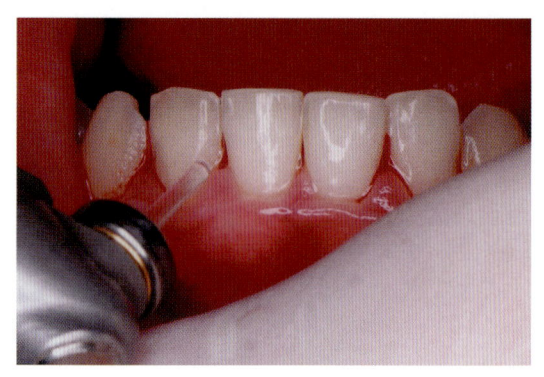

図18-15 サファイヤレーザーチップを用いてレーザーを照射中

素が歯質内に浸透して，耐酸性効果が生じう蝕予防効果が発揮される．
- レーザーによるリン酸酸性フッ化ナトリウムゲルの歯質への浸透促進を助長した．

3 初期う蝕の再石灰化と予防

患者：Y.K，14歳7カ月，女子
主訴：左側上顎側切歯のう蝕処置
診査：特記すべき既往歴はなかった．視診により左側上顎側切歯部にう窩が観察された（図18-16）．エックス線所見では，隣接部に極めて軽度な透過像が観察された（図18-17）．
診断：浅在う蝕C_1，臨床的正常歯髄
レーザー照射条件：Deka社のSmart2940を用い10Hz，1W，100mJ，サファイヤチップを使用して注水下で照射した．

術式：
① 保護者と患者にレーザー治療について説明し了解を得た．
② 患者，術者，補助者は保護メガネを着用した．
③ レーザーの出力を初め10Hz，100mJに設定した．
④ 歯面を清掃した．
⑤ レーザーを照射した（図18-18）．
⑥ 2%フッ化ナトリウム溶液を3分間塗布した．

⑦術後30分，洗口，飲食を禁止した．

結果：
- 照射時の誘発痛はなかった．
- 治療に要した時間は1分22秒間であった．
- 患者はレーザー照射中恐怖感を訴えなかった．
- 3級の隣接面う蝕予防効果が得られた．

経過：約1週間後の診査の結果，触診で歯質に硬化が確認された．他に問題はなかった．その後の臨床経過も良好である（図18-19）．

コメント：
- 視診で浅いう蝕が観察され，再石灰化の可能性がある症例には，積極的にレーザーによるう蝕予防法と再石灰化治療法を行うべきである．
- 低出力の10Hz，1W，100mJで行ったので治療時間が3分25秒かかった．高い出力で行うと，歯質に実質欠損が起こるので，再石灰化を期待する場合，低出力で行うべきであろう．

作用機序：
- Nd：YAGレーザーなどの併用法では，耐酸性効果が促進されることが確認されている．
- Er：YAGレーザーの波長は2.94μmでNd：YAGレーザーの波長1.064μmとは異なるが，レーザーの熱エネルギーの点から考えれば十分同じような耐酸性効果は期待できる．

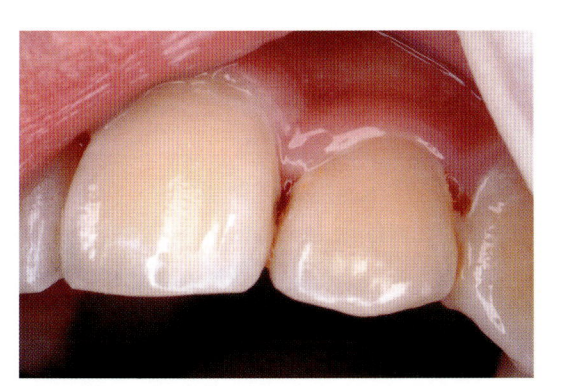

図18-16　初診時の患歯の口腔内所見

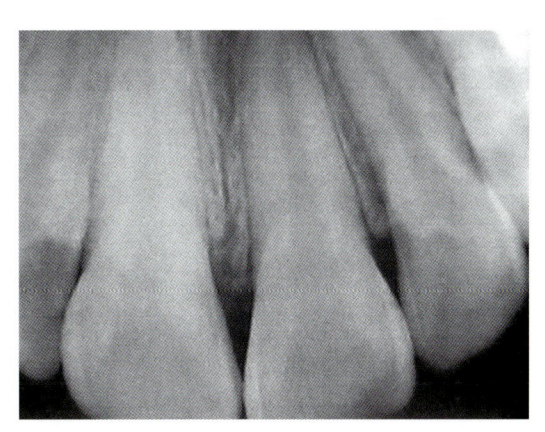

図18-17　エックス線写真

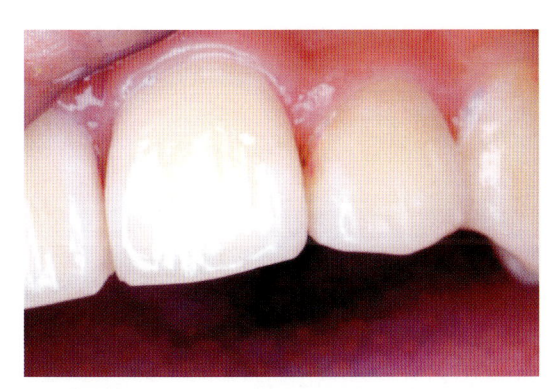

図18-18　レーザー処置後の所見

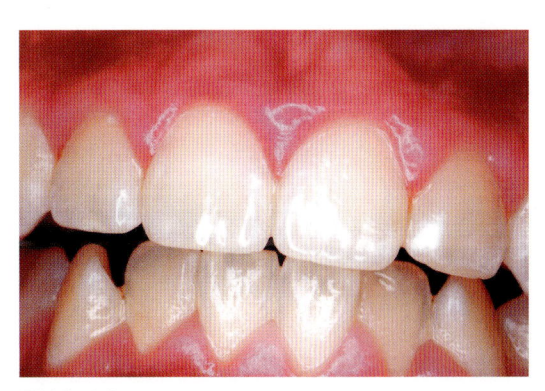

図18-19　再石灰化した歯面

4 レジン充塡とう蝕予防

患者：Y.K, 11歳, 女子
主訴：右側上顎側切歯のう蝕処置
診査：特記すべき既往歴はなかった．視診により右側上顎側切歯面にう窩が観察された(図18-20)．
診断：浅在う蝕C₁，臨床的正常歯髄
レーザー照射条件：Deka社のSmart2940を用い10Hz，1W，100mJ，サファイヤチップを使用して注水下で照射した．
術式：① 保護者と患者にレーザー治療について説明し了解を得た．
② 患者，術者，補助者は保護メガネを着用した．
③ レーザーの出力を初め10Hz，100mJに設定した．
④ レーザーでう蝕を除去した(図18-21)．
⑤ 定法に従ってレジン充塡を行った(図18-22)．
⑥ フッ化ナトリウム溶液を塗布後照射した．
結果：
・照射時の誘発痛はなかった．
・窩洞形成に要した時間は約2分39秒間であった．
・フッ化ナトリウム溶液塗布後1分39秒間レーザーを照射した．
・患者はレーザー照射中恐怖感を訴えなかった．
・う蝕処置が問題なく終了した．
・レジン充塡処置が問題なく完了した．
・2%リン酸酸性フッ化ナトリウムゲルを3分間レジン充塡部とその周囲に3分間塗布しその後拭掃した．
・30分間の洗口，飲食を禁止した．
経過：約1週間後の診査の結果，特に問題はなかった．その後の臨床経過も良好である(図18-23)．
・発赤，膨張のみられた歯肉も正常に改善された
コメント：
・視診では，歯の唇側面に浅いう蝕を推察されたがう蝕を除去すると，比較的深いう蝕であったが覆髄処置を行うほどではなかった．
・低出力の10Hz，1W，100mJでう蝕除去を行ったので治療時間が3分25秒かかった．もう少し高い出力で行えば治療時間は短縮された．
作用機序：
・レーザーによる熱と圧作用によるリン酸酸性フッ化ナトリウムゲルの歯質深部への浸透促進効果と考えている．
・リン酸酸性フッ化ナトリウムゲルの耐酸性効果も期待している．

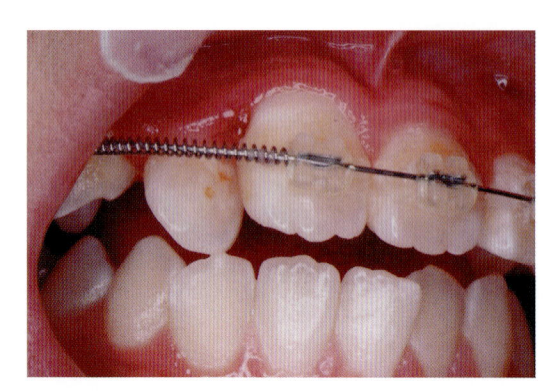

図18-20 初診時の患歯の口腔内所見

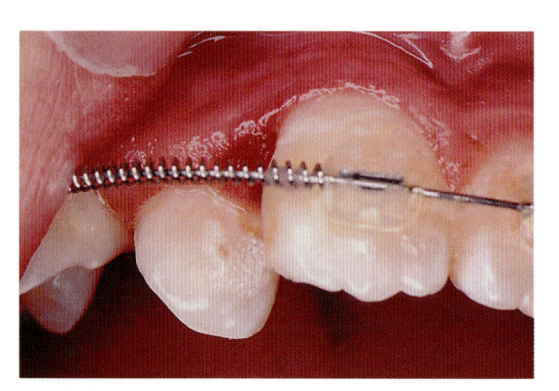

図18-21 う蝕除去後の所見

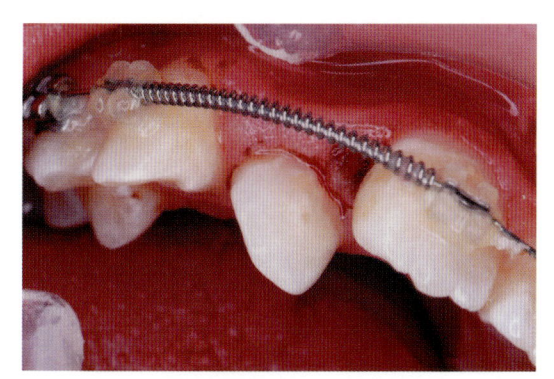

図18-22 レジン充塡，フッ素溶液塗布，レーザー照射後の所見

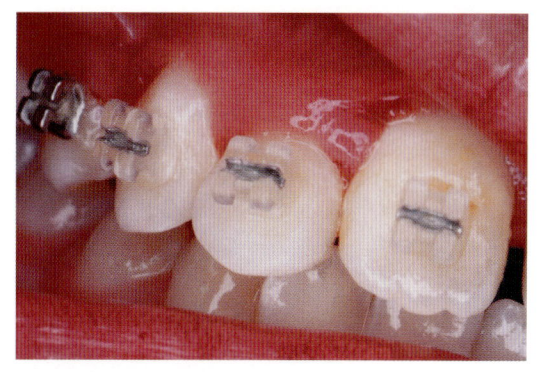

図18-23 経過観察後の所見

5 象牙質知覚過敏の鎮痛消炎効果

　象牙質知覚過敏は不思議な臨床症状である．象牙質には知覚はないのに，あたかも神経が直接刺激されるかのような痛みが生じる．原因もさまざまである．歯頸部象牙質知覚過敏やう蝕，窩洞形成による象牙質知覚過敏の原因は理解しやすいが，全身的な原因で生じる象牙質知覚過敏は理解が困難な場合もある．

　レーザーによる象牙質知覚過敏の治療法は大変興味深い．特に，患部のみならず歯冠部，さらに歯肉や粘膜，経穴にレーザーを照射しても痛みが軽減する．

　今回は，フッ化ナトリウムペーストを併用した象牙質知覚過敏のレーザー治療法について解説する．

1 フッ素製剤を併用した症例

患者：Y.K，8歳，女子
主訴：前歯がしみる
診査：特記すべき既往歴はなかった．視診により，前歯部にエナメル質形成不全による歯の変色と軟化が観察された（図18-24）．気銃，水銃により中程度の知覚過敏を示した．
診断：上下前歯部の象牙質知覚過敏症，臨床的正常歯髄
レーザー照射条件：Deka社のSmart2940を用い10Hz，1W，100mJ，サファイヤチップを使用して注水下で照射した．

術式：① 保護者と患者にレーザー治療について説明し了解を得た．
　　　② 患者，術者，補助者は保護メガネを着用した．
　　　③ レーザーの出力を初め10Hz，100mJに設定した．
　　　④ レーザーを照射後2％リン酸酸性フッ化ナトリウムゲルを塗布した（図18-25,26）．

結果：
・照射時の誘発痛はなかった．
・フッ化ナトリウム溶液塗布後2分39秒間レーザーを照射した．
・患者はレーザー照射中恐怖感を訴えなかった．

経過：約1週間後の診査の結果，しみる自覚症状が消失した．また触診で歯質の硬化が確認された．その後の臨床経過も良好である（図18-28）．

コメント：
・低出力の10Hz，1W，100mJでう蝕除去とフッ素浸透処置を行ったので治療時間が3分25秒かかった．
・低出力で行ったので術中の疼痛は発現しなかった．

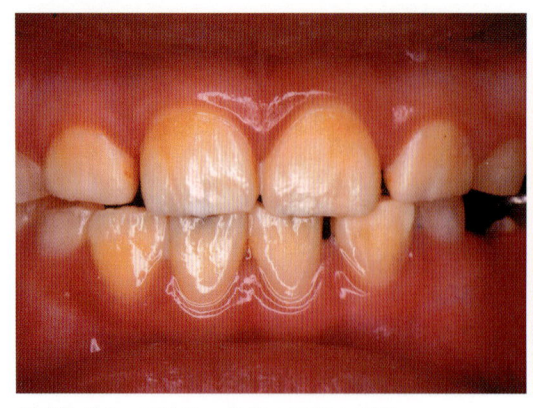

図18-24　初診時の患歯の口腔内所見

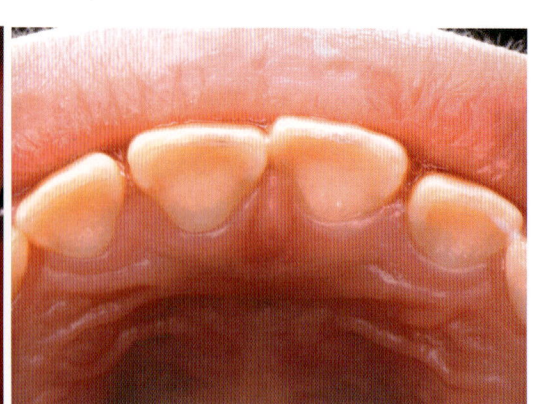

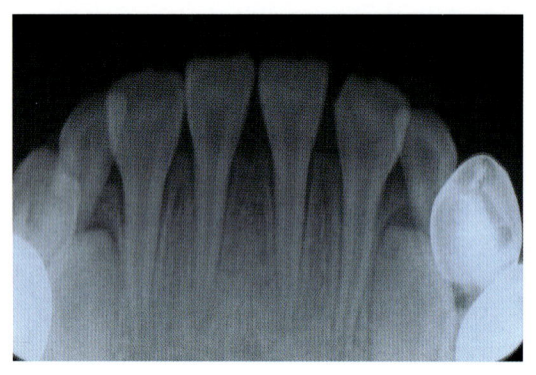

図18-25　レーザー照射後の所見

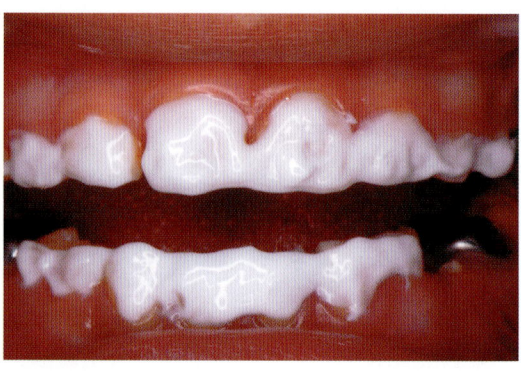

図18-26　フッ素溶液塗布，レーザー照射後の所見

作用機序：
- レーザーによる熱と，圧作用によるフッ化物の歯質深部への浸透促進効果と考えている．
- フッ化ナトリウム溶液の耐酸性効果も期待している．

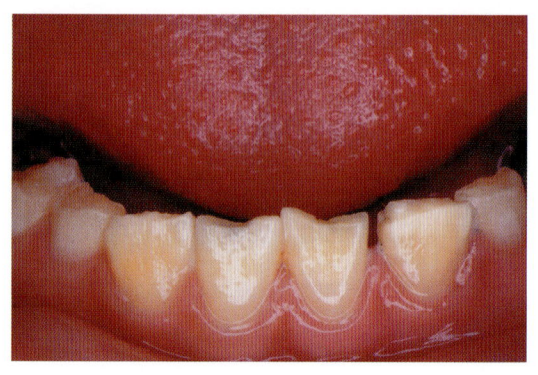

図18-27　経過観察後の所見

6　歯周疾患の治療

小児歯科領域での歯周疾患としては，歯の萌出時や充填物が原因の歯肉の炎症，口腔清掃不足による歯肉炎であり大人のような慢性辺縁性歯肉炎にまで進行した症例はほとんどない．以下，歯肉炎の症例について解説する．

1　歯肉炎の治療

患者：Y.K，11歳4カ月，男子
主訴：歯肉の腫脹
診査：特記すべき全身的，局所的既往歴はなかった．視診により特に前歯部の歯肉に発赤，

腫脹が観察された(図18-28).
診断:歯肉炎
レーザー照射条件:Deka社のSmart2940を用い10Hz, 1W, 100mJ, サファイヤチップを使用して注水下で照射した.
術式:① 保護者と患者にレーザー治療について説明し了解を得た.
② 患者, 術者, 補助者は保護メガネを着用した.
③ レーザーの出力を10Hz, 100mJに設定した.
④ レーザーを 2+2 の歯肉辺縁部に照射した(図18-29).

結果:
・軽度の出血が生じたが数分で止血した(図18-30).
・照射時に照射音がした.
・照射された歯肉の表面が白濁した.
・照射時の誘発痛は無かった.
・治療に要した時間は約1分間であった.
・患者はレーザー照射中恐怖感を訴えなかった.

経過:翌日の所見では軽度の発赤, 腫脹が観察された. 約1週間後の診査の結果では肉眼的に発赤, 腫脹は観察されなかった(図18-35). その後の臨床経過も良好である.

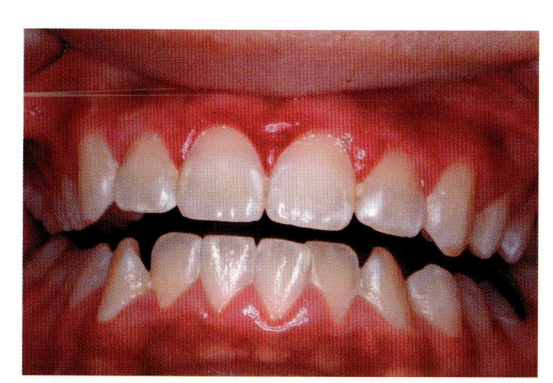

図18-28 初診時の患歯の口腔内所見

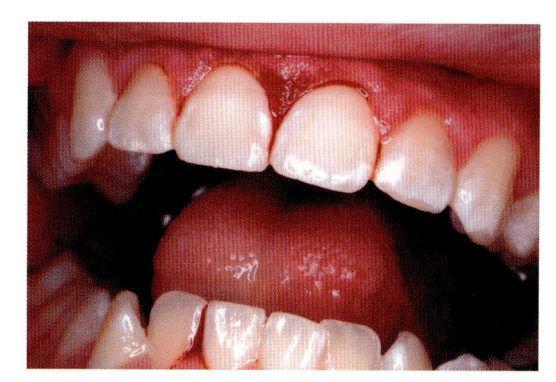

図18-29 治療直後の所見

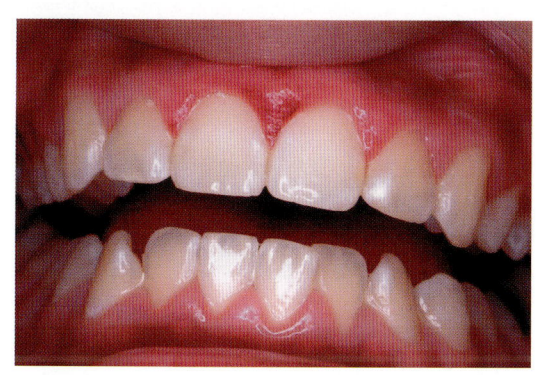

図18-30 レーザー治療翌日の所見

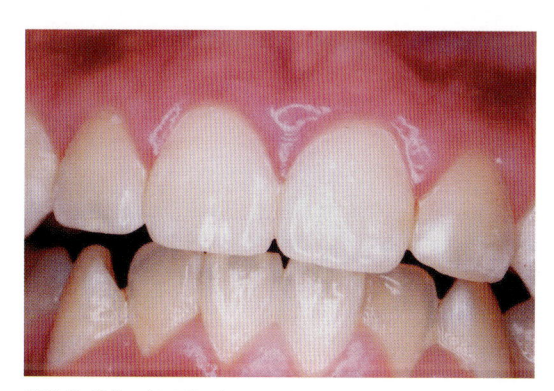

図18-31 経過観察1週間後の所見

7 歯内治療

1 感染根管治療

患者：Y.K，11歳3カ月，女子
主訴：下顎右側第一小臼歯根尖部の腫脹
診査：特記すべき全身的，局所的既往歴はなかった．視診により特に前歯部の歯肉に発赤，腫脹が観察された（図18-32,33）．
診断：急性根尖性歯周炎
レーザー照射条件：Deka社のSmart2940を用い10Hz，1W，100mJ，サファイヤチップを使用した．
術式：① 保護者と患者にレーザー治療について説明し了解を得た．
② 患者，術者，補助者は保護メガネを着用した．
③ レーザーの出力を10Hz，100mJに設定した．
④ サファイアチップを使用した．
⑤ 常法の根管洗浄後レーザーを根管内に照射した（図18-34）．
⑥ 1～2週間間隔で1～2分間レーザーを3回照射した．
⑦ 定法に従って水酸化カルシウムペーストを根管内に貼薬後，仮封した．

結果：
① 照射時の誘発痛は無かった．
② 治療に要した時間は1～2分間であった．
③ 発赤，腫脹，打診痛は14日で消失した．
④ 治療は1～2週間間隔で3回行った結果症状は次第に改善した．
⑤ 根尖部だけで根管充填した（図18-35）．
⑥ 約1カ月後に歯冠修復を行った（図18-36）．歯根未完成と思われるため，既製冠により暫間処理で経過観察中である．
⑦ 根管内の水酸化カルシウムペーストは，エックス線ではみられない．

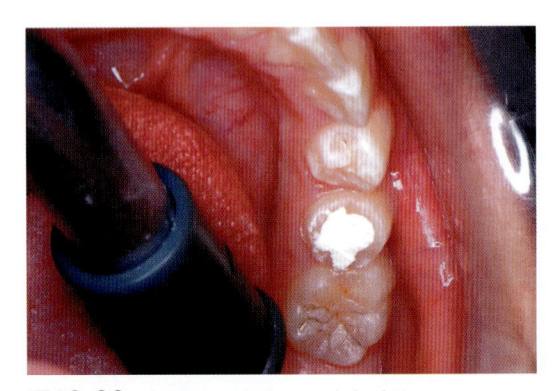

図18-32　初診時の患歯の口腔内所見

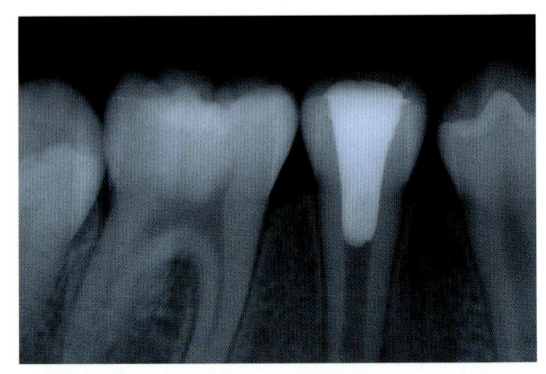

図18-33　初診時のエックス線写真

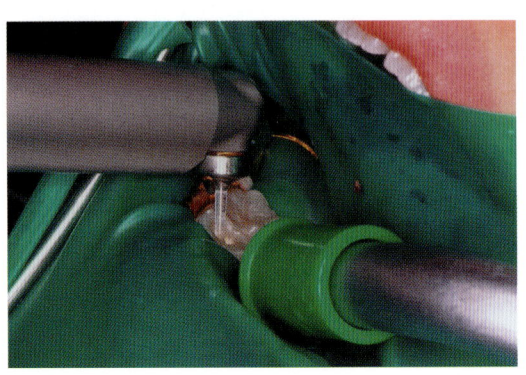

図18-34　レーザー照射時の所見

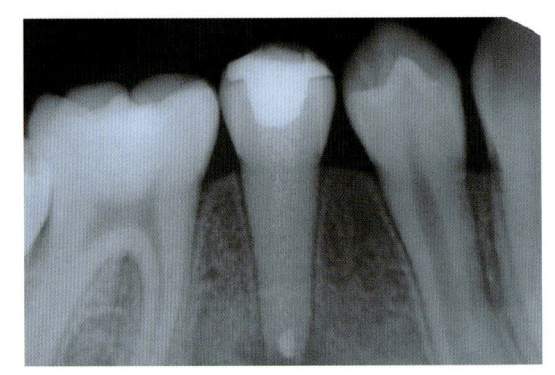

図18-35　根管充填時のエックス線写真

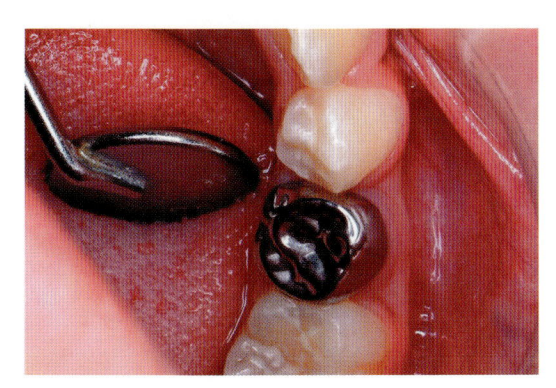

図18-36　歯冠修復後の所見

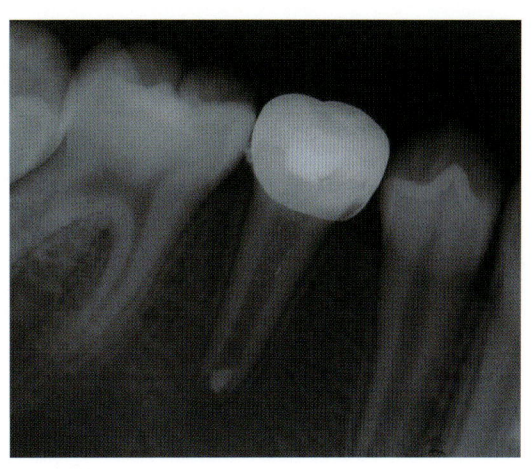

図18-37　1カ月後のエックス線写真

経過：暫間的歯冠修復後1週間の診査の結果，特に問題は無かった．その後の臨床経過も良好である（図18-37）．

コメント：
① 根尖部未完成歯であるので水酸化カルシウムペーストを貼薬し，アペキシンフィケーション法を行った．
② 低出力を10Hz，1W，100mJで根管の洗浄，消毒を行ったがもう少し出力を上げても良いと思われる．照射条件を今後検討する必要がある．根管内に使用するサファイヤチップの改良が必要であると思われた．

作用機序：
① レーザーによる洗浄効果があった．
② 熱作用による殺菌効果があった．
③ レーザー刺激による根尖部歯周組織の活性化による．

（大津智子）

参考文献

1) 松本光吉：レーザーに強くなる本，クインテッセンス出版，増補改訂版，東京，2003．
2) Wkabayshi H, Hamba M and Matsumoto K：Effect of irradiation by semiconductor laser on responses evoked in trigeminal caudal neurons by tooth pulp stimulation, Lasers Sug Med, 13：605〜610, 1993.
3) Matsumoto K, Nakamura Y, Mazeki K and Kimura Y：Clinical dental application of Er：YAG laser for class 5 cavity preparation, J of Clinical Laser Medicine and Surgery, 14(3)：123〜127, 1996.
4) Matsumoto K, Mozamal H, Iqubal H and Kawano H and Kimura Y：Clinical assesment of Er,Cr：YSGG laser application for cavity preparation, J of Clinical Laser Medicine and Surgery, 20(1)：17〜21, 2002.
5) 松本光吉編：歯科用レーザーの最前線，デンタルダイヤモンド社，東京，1999．

索引

あ

アーンツ・シュルツの法則　101
悪性黒色腫　121
圧接　34
アパタイト　96
アパタイト塡入後　78
アレクサンドライトレーザー　99
安全な治療　140
アンダーカット部　31
アンダーカット部のう蝕　29
アンモニア銀溶液　11
異物巨細胞　120
う窩が殺菌　31
う窩に接触　30
う窩へのアクセス　39
う蝕円錐　25, 28, 29
う蝕検知液　26, 27
う蝕の無痛治療　22
内毒素（endotoxin）　98
エナメル—象牙質　40
エナメル質の切削　35
エネルギー密度　124
炎症性物質の蒸散　90
円錐加工　89, 92
エンドトキシン　73, 94
帯状の着色　123
音響効果　8

か

開口時にクリック音　142
開口障害　141
回転切削器具　31
回転切削器具の併用　29
ガイド光　26, 27
可逆的な保存的療法　137
顎関節症　137
過剰照射　39
活性物質　3
窩洞が殺菌　29
窩洞形成　33
窩洞内の殺菌　32
窩洞辺縁部　17

痂皮　102
関節雑音　138, 142
感染歯質除去　39
観血処置　124
気化　94
器質的障害　142
基底細胞層　119, 122
急性化　140
急性歯周炎　74
キュレット処置　99
凝固法　108
強酸性水　123
金属小片　120
クォーク　3
楔状欠損　43
クリック音　141
クレーター状　124
黒色の着色　123
ゲートコントロール説　101
幻歯痛　115
口角炎　105
咬合調整　41
後出血　109
口唇炎　106
高速切削レーザー　33
光量子仮説　2, 3
高齢化時代　33
骨粗鬆症　99
根管拡大　63
根管形成　69
根管清掃　66
コンタクト・ハンドピース　124
コンタクトチップ　26, 28, 30, 90
コンタクトハンドピース　28
コンビネーション　79

さ

彩度（Croma）　133
サファイヤチップ　144
サファイアチップ型　33
酸化チタンの乳液　76

三叉神経痛　115
色素依存性　109
色相（Hue）　133
止血効果　44
歯根端切除　91
歯根端切除術　93
歯根破折　93
歯質　146
歯周—歯内疾患　78
歯周病の鎮痛消炎療法　73
歯周ポケット内の蒸散　90
歯髄炎の鎮痛消炎　56
歯髄腔穿孔　57
歯髄刺激　16
歯髄震盪作用　25, 28, 29
歯石除去　94
歯石　94
歯肉炎　83
歯肉縁下　37
歯肉膿瘍穿孔　91
歯肉膿瘍の切開　88, 90
歯肉の除去　80
ジャストフォーカス　35, 43
重金属　120
集光ミラー型　33, 35, 41
腫瘍の切除　113
症候性三叉神経痛　115
蒸散　8, 108, 147
照射方向　28
上唇小帯　110
小帯切除　110
焦点　27
上皮下結合組織　120
真性（本質性）三叉神経痛　115
軽度の沈着　120
深部凝固法　109
スプーンエキスカベータ　28, 30, 32
スミヤー層　98
生活歯髄切断時　62
脆弱な変性層　28, 30, 32
正常　120
生理的色素沈着　121
切削片の跳ね上がり　35
切除　108
切端　41
接着力　40
穿孔　91
象牙質知覚過敏症　22
象牙質知覚過敏症の治療　51

象牙質知覚過敏症の治療法の必要条件　51
象牙質の切削　35
増殖性歯肉炎　86
相対性理論　3
即時加重　126
組織凝固力　88
組織浸達性　25
組織深達性　109
組織表面吸収型レーザー　137
即効性　138
即効性のある疼痛緩和作用　137

た

多因子性疾患　137
妥協的メインテナンス　76
打診痛の軽減　71
知覚過敏　44, 96
力による加減　34
智歯周囲炎　82
チップ先端を保護　37
チップと形成面との距離　34
チップの角度　34
チップの種類　34
注水量　34
超音波スケーラー　96, 100
直接覆罩　31
チロシナーゼ　119
鎮痛消炎療法　101
鎮痛療法　139
低温火傷　139
低出力　43
ディスインテグレーション　126
デフォーカス　44
デフォーカス状態　138
点状に掘削　34
取り残し　40

な

斜め照射　35
軟組織の外科処置　19
ニアコンタクト　88
ニシカカリエスチェック　26, 27
乳歯のう蝕除去　144
熱力学的効果　94
ノンコタクトハンドピース　26
ノンコンタクト・ハンドピース　121, 123, 124

は

破折　41

波長　24
抜歯即時埋入　128
歯の漂白　131
パルス幅を可変　74
ヒートショックプロテイン　73, 122
光生物学的活性化反応（PAR）　88, 103
光生物学的破壊反応（PDR）　103
光力学的効果　94
微小爆発　8, 96
微少漏洩　17
ヒッグス粒子　3
瀰漫性メラニン色素沈着　121
ファイバーチップ　81
ファイバー導光　74
付着歯肉部　123
プラーク　94, 98
ブラウン運動の理論　3
フラップレス　126
フリーランニングパルス型　25
プロフェッショナルケア　130
ベベル　41, 42
ヘルペス　104
辺縁性歯周炎　84
辺縁隆線部　37
ホームケア　130
他の療法を併用　142

ま

マトリックス　40
マニピュレーター方式　33
マニュピレーター導光　74
慢性辺縁性歯周炎　75, 77
ミラー型チップ　145
明度（Value）　133
メタルタトー　120
メラニン色素　119
メラノサイト　119

や

焼畑治療　122
焼畑照射　83
誘発痛　144
遊離エナメル質　37, 39
予備照射　88, 91

ら

ラシュコフの神経叢　147

リポポリサッカロイド（LPS）　94
隣接面　37
レーザー光　32
レーザー刺激法　90
レーザーチップのアクセス　37
レーザー麻酔　25
レンズチップ　81
露髄　31

わ

ワインド　アップ　22

A

abrasion　8
acoustic effect　8
Albert Einstein　2
Assisted Bleaching　132
CO_2　24
Contact Handpiece　33
Cr：YSGGレーザー　2
Cファイバー　73
DIAGNODENT（KAVO）　99
Diode　24
Distance Handpiece　33
ER　2
Er,Cr：YSGG　24
Er,Cr：YSGGレーザー　15
Er：YAG　2, 24
Er：YAGレーザー　33
HLLT（High reactive Level Laser Treatment）　80
HSP（Heat Shock Protein）　101
In-Office Bleaching　131
LASER：Light Amplification by Stimulated Emission of Radiation　3
microexplosion　8
Nd：YAG　24
periodontal debridement　98
Phantom Tooth Pain　115
Power Bleaching　131
root-planing　98
Smart2940D　121
SMART2940Dプラス　122
Symptomatic Trigeminal Neuralgia　115
True, Essential Trogeminal Neuralgia　115
wind up　22

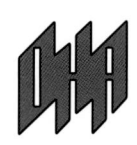

著者一覧

松本　光吉（昭和大学歯学部齲蝕・歯内治療学講座）

井上三四郎（徳島県歯科医師会）
岩田　尚子（岩田歯科医院）
大津　智子（(医)宏育会 育小児歯科医院）
大貫　徳夫（群馬県甘楽郡開業）
河原優一郎（河原歯科医院・長野市）
古森　孝英（神戸大学大学院 医学系研究科口腔外科学分野）
坂田　篤信（愛知県豊明市開業）
庄司　　茂（東北大学病院歯内歯周科）
鳥山　　栄（たんぽぽ小児歯科）
似鳥　達雄（千葉県歯科医師会）
蓮見　　聰（東京都中央区開業）
廣江　雄幸（広江歯科）
深田　高史（深田歯科医院・さいたま市開業）
宗像　宏行（東京都板橋区開業）

（五十音順）

デザイン：吉田　和男（有限会社カイ）

歯科用Er：YAGレーザーの基礎と臨床 ―作用機序と臨床応用を徹底追及―

2008年4月18日　第1版・第1刷発行

編　集　松本　光吉
発　行　財団法人　口腔保健協会

〒170-0003　東京都豊島区駒込1-43-9
振替 00130-6-9297　Tel.03-3947-8301（代）
Fax.03-3947-8073
http://www.kokuhoken.or.jp/

印刷・製本／三共グラフィック

乱丁・落丁の際はお取り替えいたします．
©Koukichi Matumoto, et,al 2008. Printed in Japan [検印廃止]
ISBN978-4-89605-243-5 C3047

本書の内容を無断で複写すると，著作権・出版権
の侵害となることがありますのでご注意下さい．